누구나 할 수 있는
소통과 존중의

그림책
성교육

그림책 성교육

초판 1쇄 발행 2021년 10월 7일
초판 2쇄 발행 2022년 11월 10일

지은이 | 김경란, 신석희

발행인 | 최윤서
편집장 | 최형임
디자인 | 김수경
마케팅 | 최수정
펴낸 곳 | (주)교육과실천
도서문의 | 02-2264-7775
인쇄 | 031-945-6554 두성 P&L
일원화 구입처 | 031-407-6368 (주)태양서적
등록 | 2020년 2월 3일 제2020-000024호
주소 | 서울특별시 중구 창경궁로 18-1 동림비즈센터 505호
ISBN 979-11-91724-03-5 (13370)

값은 표지에 있습니다.
저작권법에 따라 한국 내에서 보호를 받는 저작물이므로 무단 전재와 복제를 금합니다.

누구나 할 수 있는
소통과 존중의

그림책
성교육

김경란, 신석희 지음

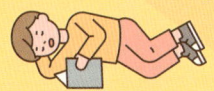
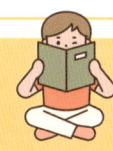
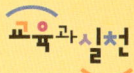

다양한 그림책에 대한 설명과 연령별 교육 내용, 그리고 그림책을 직접 수업에 활용할 수 있는 활동까지 친절하게 기록한 책입니다. 이런 결과물이 나오기까지 저자들이 학교에서 성교육 담당 교사로서 얼마나 많이 생각하고, 고민하고, 연구하고, 현장에 적용하는 과정을 거쳤을까 싶어 존경의 박수를 보냅니다. 좀 더 아이들에게 쉽고, 재미있게 다가갈 수 있는 성교육을 하고 싶은 선생님이나 학부모님이라면 이 책이 큰 선물이 될 것이라 믿어 의심치 않습니다.

· 조순희, 부광초등학교 교사

제 교육 범위의 기준 중 하나는 '감당할 수 있으면 한다' 입니다. 거기에 '성교육'은 포함되지 않았지요. 그런데 이 책을 읽는 시간은, 우주에서 우리가 어떻게 생명으로 태어났는지를 사유하면서 자신의 내면을 들여다볼 수 있는 마음챙김의 순간이 되었습니다. 이 책은 전문가의 손으로 매끄럽게 다듬은 방패와 예리하게 벼린 칼을 들고 자신을 지키며 몸의 성장과 함께 마음의 성장도 도울 수 있는 '그림책 성교육'의 결정체입니다. 이제 저도 책을 들고 아이들과 함께 성교육의 범위를 넘나들 수 있게 되었습니다. 소중히 사용하겠습니다.

· 김용찬, 『마음으로 떠나는 그림책 여행』 저자

학교 현장에서의 고군분투만으로도 벅찬 와중에 대학원 공부까지 정성껏 해내고야 마는 선생님이 그간의 경험과 연구 성과를 모아 '그림책을 교재로 활용한 초등학생 성교육'을 주제로 한 책을 냈다. 문자와 문맥에 대한 이해를 버거워하는 초등학생에게 그림책은 최고의 교육 자료이다. 성교육처럼 쉽게 다가가기 어려운 주제를 다룰 때 그림책은 편안하고 친근한 접근을 도와준다. 각 주제별로 좋은 그림책을 제안하고 필요한 발문과 내용 포인트를 친절하게 짚어주는 이 책이 널리 활용되길 바란다.

· 임상수, 경인교육대학교 교수

디지털 미디어 시대에 학생들은 성과 관련된 정보도 자유롭게 접하는 시대이다. 한편, 여전히 많은 교사에게 성교육은 부담스럽고 까다로운 주제이다. 어떻게 하면 성에 대해 치우치지 않고, 삶의 일부로 소중하게 여기는 태도를 자연스럽게 형성할 수 있을까? 저자는 그림책을 소재로 하여 질문을 만들고 질문에 대한 답을 토론으로 찾도록 하면서 이 고민에 대한 답을 실천으로 제시하고 있다. 성에 대한 가치관이 내재화되는 시기에 학생 스스로 논리적 사고를 할 수 있도록 토론교육을 펼치는 이야기가 이 책에 드라마틱하게 펼쳐진다. 그림책과 토론교육이 만나는 성교육은 이래서 더 의미가 있다.

· 김진익, 경기도교육청 장학사

머리말

성교육에 대한 고민

성은 태어나서 죽을 때까지 우리 삶과 함께하며 개인, 사회, 문화에 따라 성을 느끼는 결이 다르다. 그래서 성교육은 힘들다. 성교육의 중요성과 필요성은 누구나 공감하지만, 다양한 가치관 앞에서 무엇을 어떻게 가르쳐야 할지에 대한 고민이 생기고, 수업으로 이어지기까지 망설여지기도 한다. 그렇다고 성교육을 멈출 수는 없다. 물이 위험하다고 아이를 물가에 보내지 않는 것은 최선책이 아니다. 오히려 물을 잘 다룰 수 있는 능력을 길러줘야 한다. 성 또한 마찬가지다. 염려하여 감추고 억압할 것이 아니라 제대로 알려주어 옳고 그름을 판단할 수 있는 비판적 능력을 기르고 자기 삶의 주체성 안에서 성을 온전히 누릴 수 있어야 한다.

오랫동안 아이들과 성교육을 하며 고민한 것은 아래의 4가지이다.

첫째, 어떻게 하면 아이들과 자연스럽게 성에 대해 이야기할 수 있을까?

둘째, 어떻게 하면 성에 대한 긍정적인 가치관을 심어주고 이를 자기 삶으로 연결할 수 있을까?

셋째, 어떻게 하면 어린 시절부터 체계적으로 성교육을 할 수 있을까?

넷째, 어떻게 하면 불건전한 미디어와 성폭력으로부터 아이들을 안전하게 지킬 수 있을까?

이에 대한 고민이 토의·토론을 활용한 그림책 성교육으로 열매를 맺게 되었다. 아이들과 함께 가정, 학교, 사회에서 적용할 수 있도록 주제를 선정했지만, 이 또한 저자의 생각이기에 누군가에게는 불편한 내용이 있을 수도 있다. 그러나 아이들의 성장을 위해 필요한 내용이기에 넓은 마음을 가지고 이해해주기 바라며 성교육을 고민하는 많은 분께 도움이 되었으면 한다.

성교육은 가치관 교육이고, 인성 교육이고, 생명(인간)존중 교육이다

성교육은 성에 관한 섹슈얼리티를 배우는 과정이다. 섹슈얼리티는 성에 관한 지식, 기술, 태도, 가치를 배워 자신과 타인을 이해하고 존중하며, 성적 관계 형성 능력을 길러 행복한 삶으로 연결되는 인지적, 정서적, 사회적 측면의 총체적 성을 말한다. 그래서 성교육은 인성 교육이고 가치관 교육이며, 생명(인간)존중 교육이다. 성과 관련한 가치관이 올바르게 형성되어야, 성인이 되어서도 자신과 타인을 존중하면서 삶의 중심을 잡고, 주체적으로 살아갈 수 있다. 또한, 성교육은 성숙한 민주시민을 길러내는 첫걸음이자 정치 교육이다. 성적 본능을 다루는 방식은 자아 형성에 결정적 영

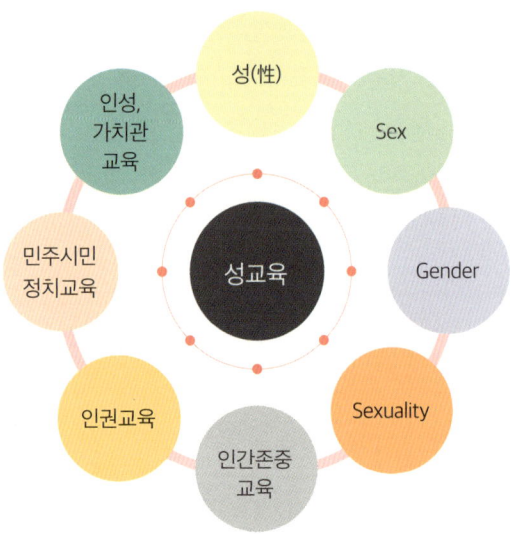

향을 미친다.

 프로이트는 본능인 성적 욕망(Libido)을 죄악시하고 공격하고 억제하면 인간의 자아는 죄의식을 내면화하고 에고가 죄의식을 갖게 된다고 했다. 내면화된 죄의식은 약한 자아를 만들어 권력에 복종하는 자를 만든다. 그래서 독일의 사회학자 테오도르 아도르노(Theodor Adorno)는 민주주의의 최대의 적은 약한 자아라고 말했다.*

 우리가 열심히 하는 성교육은 단순한 성교육이 아니라 인성 교육을 넘어 민주시민을 길러내는 교육이고 정치 교육이기도 하다. 그래서 자부심을 가지고 용기 있게 성교육을 적극적으로 실천하면 좋겠다.

---

* 김누리, 『우리의 불행은 당연하지 않습니다』, 해냄(2020)

그림책 성교육과 토의·토론

토의·토론 또한 바른 인성을 지닌 민주시민을 길러내는 중요한 방법이다. 성교육 그림책에 토의·토론을 적용한 이유도 여기에 있다. 최근 개정 교육과정에서 추구하는 인재상은 '바른 인성을 갖춘 창의 융합형 인재'이다. 이를 위한 핵심역량으로는 자기관리, 지식정보처리, 창의적사고, 심미적 감성, 의사소통, 공동체 역량을 제시하고 있다. 이 역량은 4차 산업혁명 시대에서 필요로 하는 인재를 길러내는 데도 꼭 필요한 역량이라고 할 수 있다.

그림책은 일상에서 일어나는 다양한 상황을 잘 표현하고 있고 생각할 거리가 많아 심미적 감성을 기르는 데는 단연 최고다. 책에 등장하는 인물과 상황을 통하여 동일시나 감정이입을 통해 사고가 확장되고 이를 통해 자연스럽게 의사소통하며 공동체 역량을 기를 수 있다. 토의·토론의 목적 중의 하나는 '올바른 판단과 좋은 결정을 내리는 방법을 배우는 것'이다. 성교육에 토의·토론을 적용하면 성과 관련한 다양한 가치관에 대해 질문하고 경청하면서 생각의 폭을 넓힐 수 있다. 또한, 성 고정관념이나 편견을 없애고, 미디어를 통해 난무하는 성 정보를 비판하고 올바른 선택을 할 수 있는 역량도 키워준다.

비주얼씽킹	조하리의 창	찬·반	청어가시 구조도
에르디아	이야기식	핫시팅	PMI
질문을 활용한 토의	육색생각모자	창문 만들기	만다라트
가치 수직선	소크라틱 세미나	브레인 라이팅	잘못된 가치관 찾기
도덕적 딜레마	선 위(아래)에 살기	라파엘 질문법	Why-How
수레바퀴 모형	월드 카페	SWOT	5WHY

『그림책 성교육』에 적용된 토의·토론기법

왜 '그림책 성교육'일까?

교과서 외의 주제로 수업하고 싶을 때나 교과서가 없는 학년은 주제를 이끌어갈 매개체의 부재로 항상 아쉬움이 있었다. 그러다 발견한 그림책과 토론 교육연구회에서 오랫동안 배운 토의·토론 기법과 이론을 그림책에 연결해 적용해보았다. 일단 아이들이 그림책을 너무 좋아했고, 그림책과 연결하여 성교육을 진행하니 자연스럽게 받아들이며, 학년이 올라가도 오랫동안 배운 내용을 기억했다. 저학년 수업 후에는 도서관에서 해당 그림책을 읽기 위해 예약 사태가 일어나기도 하고, 담임교사들도 그림책 성교육에 관심을 갖고 궁금해하며 물어보았다.

그림책은 글과 그림의 상호작용을 통해 이야기를 전달하는 구조로 되어 있다. 단순히 글을 읽고 그림을 보는 것을 넘어 감정이 이입되고, 상상과 추론을 더해 자신만의 해석으로 내면화 과정을 거쳐 실생활로 연결된다. 그래서 그림책 성교육이 참 좋다.

다음은 그림책 성교육의 좋은 점을 정리해본 것이다.

- 짧은 시간(40~50분 수업)에 삶에서 배워야 할 가치, 철학, 지식 등을 다루기에 아주 유용하다. 수업 준비를 위해 따로 읽어 올 필요가 없다.
- 성과 관련하여 다소 예민한 내용도 소통할 수 있고, 거부감 없이 쉽게 그림책에 빠져든다.
- 가르치는 사람도 성교육에 대한 부담감이 줄어들고 어렵지 않게 주제에 접근할 수 있다.
- 글과 그림이 함축하는 생각하는 힘은 오랫동안 기억에 남는다.
- 일회성 성교육에 그치지 않고, 수시로 그림책을 보며 내면화할 수

있다.
- 글과 그림의 상호보완적 의미 전달은 아이들의 감정을 자극하고 마음을 표현하는 과정을 통해 치유의 역할을 한다.
- 남녀노소 누구나, 같은 그림책이라도 연령에 따라 질문과 깊이를 달리하여 성교육을 할 수 있다.
- 가정에서도 그림책으로 자연스럽게 성에 대해 교육할 수 있다.
- 상상과 추론이 가능하고, 토의·토론으로 이어지며, 비판적 사고능력이 향상된다.

그림책 성교육을 활용하여 성에 관한 이미지를 긍정적으로 바꿔주고 성폭력 예방만을 강조하는 이벤트성 교육이 아니라 성장 발달에 따라 체계적, 지속적으로 개별 수준에 맞는 교육이 자연스럽게 이뤄지길 바란다. 학교, 가정, 사회 어디서든 누구든지 그림책을 활용하여 성교육을 해보는 것을 추천한다.

성교육에 미디어 리터러시는 왜 필요할까?

시대는 빠르게 변하고 아이들의 요구도 달라지고 있다. 어른들이 만들어 놓은 기준에 우왕좌왕하는 사이 디지털 원주민인 아이들은 클릭 몇 번으로 성과 관련한 정보를 얻는다. 이런 정보는 인간의 성(性)이라는 가치를 깨닫기 어렵고, 성에 관한 포괄적이고 심오한 깊이를 이해하기에는 역부족이다. 또한 잘못된 성 가치관, 왜곡된 인식, 편향된 생각, 디지털 성폭력에 노출될 위험도 있다. 따라서 미디어의 속성을 잘 알지 못하면 미디어의 주인이 되지 못하고 미디어 뒤에 숨겨진 의도에 우리 삶이 조종당하게 된다.

'미디어(media)'란 정보를 전송하는 매체를 말한다. '리터러시(literacy)'의 전통적 개념은 인간으로 살아가기 위해 갖추어야 할 가장 기본적인 능력인 3R, 즉 읽기(Reading), 쓰기(wRiting), 셈하기(aRithmatic)를 의미했다. 이후 인쇄 매체의 시대에는 문자 언어를 분석하기 위한 능력이, 영상 매체의 시대에는 영상 언어를 분석하기 위한 미디어 리터러시 능력이, 디지털 시대에는 디지털 언어가 구성하는 메시지를 분석할 수 있는 능력을 의미하는 새로운 디지털 미디어 리터러시가 요구되고 있다. 최근에는 미디어를 통해 전달되는 광고, 게임, 뉴스, 1인 방송, SNS, 디지털 영상 콘텐츠 속의 언어 형태에 문자, 영상, 정보, 네트워크 등이 리터러시의 대상이 되고 있다.

미디어 리터러시 능력을 키운다는 것은 미디어를 활용할 수 있는 능력뿐만 아니라, 올바르게 사용하기 위한 비판력, 분별력, 민주시민 능력을 배양하는 것이라 할 수 있다. 미디어가 발전하고 다양해져도 그것을 올바르게 사용할 수 있도록 하는 힘의 원천은 비판력이다.

『그림책 성교육』에서는 미디어와 리터러시에 대한 이해를 돕기 위한 설명과 비판력을 키우기 위해 노력했고, 구체적인 내용으로는 올바른 스마트폰 사용, SNS, 가짜뉴스, 비속어와 악성 댓글, 디지털 성범죄(디지털 그루밍)로 학생들과 수업한 내용을 다루었다.

이 책을 어떻게 활용할까?

각 주제에 맞는 그림책을 선정하고 수업에 맞게 재구성하여 적용하는 과정이 쉽지만은 않았다. 성에 관한 지식 위에 생각할 수 있는 가치와 철

1장	궁금해, 성	탄생 · 성장	· 너는 어떤 씨앗이니? · 아기는 어디서 오는 걸까요? · 우리 몸의 구멍
		사춘기	· 나, 꽃으로 태어났어 · 이상한 곳에 털이 났어요 · 여자아이의 왕국
2장	건강해, 성	성과 삶의 가치	· 나의 첫 질문 책, 왜냐면 · 종이 봉지 공주 · 생명의 무게
		자존감 · 정체성	· 너는 누구니? · 나는 다른 동물이면 좋겠다 · 100만 번 산 고양이
3장	소중해, 성	사랑 · 우정	· 미안해 그리고 사랑해 · 여우 · 적당한 거리
		가족	· 악어오리 구지구지 · 우리 가족 만나볼래? · 돼지책
4장	안전해, 성	성폭력	· 빨간 모자 · 내 몸은 나의 것 · 쥐구멍에 숨고 싶은 날
		성인권 · 성역할	· 꽃 할머니 · 줄리의 그림자 · 메리는 입고 싶은 옷을 입어요
5장	함께해, 성	동의 · 거절	· 동의 · 좋아서 껴안았는데, 왜? · 사자가 작아졌어!
		미디어 리터러시 · 성교육	· 감기 걸린 물고기 · 나무꾼과 선녀 · 말들이 사는 나라

학을 담고 공존을 위한 실천과 미디어를 바라보는 비판의식을 담고자 노력했다. 생명, 발달, 가족, 성역할, 성 인권, 성평등, 경계 존중, 동의, 성폭력, 성적 욕설, 성적 수치심, 진정한 사과 등 성교육의 깊이와 넓이를 다양하게

머리말 **13**

다루었다.

　각 주제의 시작에 중요 질문 및 내용을 제시해 전체적인 생각거리와 어떤 활동이 이루어질지 미리 안내했다. 하나의 주제마다 3가지 이야기로 구성되어 있다. 첫 번째는 주제와 관련된 이론적 배경을 담아 교육자로서 알고 있어야 할 성교육 이론을 담았고, 두 번째는 그림책에 담겨있는 글과 그림을 읽어내고 해석하여 어떻게 성교육에 적용할지를 실었다. 세 번째는 그림책을 활용하여 아이들과 함께 나눈 수업 실제를 실었다. 수업 실제에는 많은 질문과 토의·토론 기법을 활용하여 수업의 전문성을 신장시킬 수 있도록 했다. 누구든지 수업 예시자료를 보며 바로 활용할 수 있고, 더 좋은 자료로 업그레이드하여 적용하길 바란다. 실제 적용 대상은 초등학교 1학년부터 6학년까지 다양하지만, 독자의 이해에 따라 대상층을 달리하여 얼마든지 달리하여 적용할 수 있다.

　많은 분이 이 책을 활용하여 막연하고 부담스러운 성교육에 대한 물꼬를 트고, 자연스럽게 아이들과 소통할 수 있기를 바란다. 또한, 성에 관한 가치관이 내재화되기 시작하는 아동·청소년 시기에 자연스러운 성, 소중한 성, 행복한 성, 함께하는 성에 대해 마음껏 나누고, 아이들이 사회와 미디어로부터 안전하고 행복하게 성장하길 바라는 바람을 여기에 담았다.

차 례

추천사 • 004   머리말 • 006

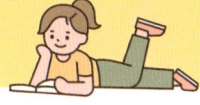

1장. 궁금해, 성(性)

탄생과 몸의 성장

정자와 난자_『너는 어떤 씨앗이니?』 • 020

생명의 탄생_『아기는 어디서 오는 걸까요?』 • 030

아기가 나오는 곳과 털이 나오는 구멍_『우리 몸의 구멍』 • 040

사춘기

성과 사춘기_『나, 꽃으로 태어났어』 • 050

2차성징_『이상한 곳에 털이 났어요』 • 060

월경(초경), 여자아이에서 여성으로_『여자아이의 왕국』 • 070

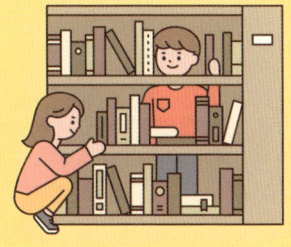

2장. 건강해, 성(性)

성과 삶의 가치

질문해도 괜찮아_『나의 첫 질문 책』, 『왜냐면』 • 082

진정한 아름다움_『종이 봉지 공주』 • 092

생명의 존엄과 가치_『생명의 무게』 • 102

자존감과 정체성

자아존중감_『너는 누구니?』 • 114

자기 이해, 자기 긍정_『나는 다른 동물이면 좋겠다』 • 124

사춘기 자아정체성과 주체성_『100만 번 산 고양이』 • 134

3장. 소중해, 성(性)

사랑과 우정

이성 교제_『미안해 그리고 사랑해』 • 144

소속감과 애정_『여우』 • 154

너와 나의 심리적 거리_『적당한 거리』 • 164

가족

가족의 의미_『악어오리 구지구지』 • 174

다양한 가족_『우리 가족 만나볼래?』 • 182

가족의 역할_『돼지책』 • 192

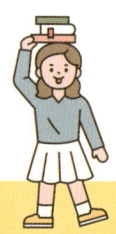

4장. 안전해, 성(性)

성폭력
그루밍 성폭력_『빨간 모자』 • 204
내 몸의 느낌_『내 몸은 나의 것』 • 216
성적 수치심과 죄의식 그리고 용기
_『쥐구멍에 숨고 싶은 날』 • 226

성인권과 성역할
성인권_『꽃 할머니』 • 236
성역할 고정관념_『줄리의 그림자』 • 244
성평등 VS 성차별_『메리는 입고 싶은 옷을 입어요』 • 254

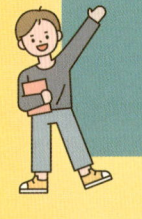

5장. 함께해, 성(性)

동의와 거절
동의_『동의』 • 266
경계 존중_『좋아서 껴안았는데, 왜?』 • 278
진정한 사과_『사자가 작아졌어!』 • 290

미디어 리터러시와 성교육
인터넷 세상 속 성 표현물_『감기 걸린 물고기』 • 300
디지털 성폭력_『나무꾼과 선녀』 • 310
욕과 비속어, 인터넷 댓글_『말들이 사는 나라』 • 322

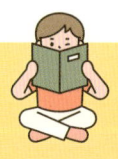

이 책에 소개된 그림책들 • 333   참고 자료 • 335

1장

궁금해, 성(性)

탄생과 몸의 성장

정자와 난자

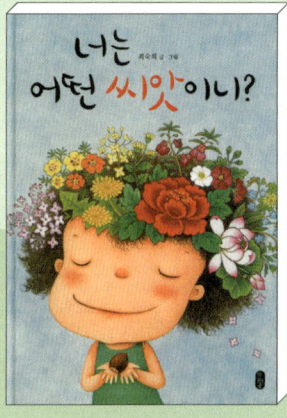

너는 어떤 씨앗이니?
최숙희 글·그림, 책읽는곰

중요 질문 및 내용

✖ 나는 어떤 잠재력을 가지고 있을까?

✖ 나의 씨앗이 어떻게 피어날지 상상하며 표현하기

우리 몸의 씨앗

인체에서 난자는 가장 큰 세포이고 정자는 가장 작은 세포이다. 정자가 난자와 만나기 위해서는 3억분의 1이라는 경쟁률과 험난한 과정을 거쳐야 한다. 정자와 난자는 어떤 모습이고 어떻게 생성되는지 살펴보자.

정자는 머리, 몸통, 꼬리로 이루어졌다. 정자의 머리에는 핵이 있고 그 안에 유전 정보가 들어있어 부모와 비슷한 모습을 자식에게 물려준다. 또한, 난자를 뚫고 들어갈 수 있게 도와주는 화학물질이 있고, 꼬리를 활발히 움직여 난자가 있는 곳까지 이동한다. 정자는 사정 후 자궁에서 3일 동안 살아남아 수정할 수 있는 능력을 갖춘다. 그리고 난자는 자궁 좌우에 있는 난소에서 만들어진다. 크기는 정자보다 1,000배 정도 크며 지름이 0.1~0.2mm로 육안으로도 볼 수 있다. 난자 또한 어머니의 유전 정보를 전하는 염색체가 들어 있다. 사춘기 여성의 난소에는 약 40만 개의 원시난포가 있지만, 일생 400~500개 정도 배란되고 나머지는 폐경기를 맞이할 무렵에 사라진다. 가임기 여성의 난소에는 난포가 수없이 형성되어 있는데, 이 난포 중 한 개가 성숙하여 배출되는 것을 배란이라고 한다. 배란은 월경이 시작되고 14일 후에 되는데, 좌우 난소에서 번갈아 가며 한 달에 한 개씩 나온다. 배란된 난자의 수명은 보통 1일(하루)이다.

남성과 달리 여성의 주요 생식기는 몸 안에 있다. 여성의 생식기인 자궁과 난소는 따뜻하게 유지해야 한다. 여성의 하복부에 피하지방이 많은 이유는 자궁과 난소 등 여성 생식기를 따뜻하게 보호하기 위해서이다. 차가운 기운이 하복부에 들어가게 되면 생리 이상은 물론이고 각종 자궁과 관련한 질환이 생길 수 있다. 미니스커트와 같이 하체를 많이 노출하면 복부가 차가워져 생식기 건강에 좋지 않은 영향을 준다. 미니스커트의 경우

치마 길이가 2cm 짧아질 때마다 체감 온도가 0.5℃ 떨어진다. 평소 월경통, 월경불순 등이 있다면 몸을 따뜻하게 하면 좋다.

여자의 생식기는 몸 안에 있는데 왜 남자의 생식기는 몸 밖에 있을까? 아이들에게 정자에 관해 설명하기 전에 하는 질문이다. 우리 몸은 평균 36.5℃를 유지하게 되어 있는데 정자는 체온보다 1~2℃ 낮은 온도에서 가장 활발하게 생성된다. 정자는 고환에서 생성되고 이 고환을 감싸고 있는 주머니의 이름은 음낭이다. 시원한 환경을 유지하기 위해 고환을 감싸고 있는 음낭은 몸 밖에 있다. 음낭의 표면은 미세한 주름들이 있는데 운동, 더운 날씨, 감염 등으로 인한 발열로 체온이 상승하면 주름이 펴지고 늘어져, 체표면적을 넓혀 열의 발산을 많게 한다. 또한, 뜨거운 몸으로부터 고환이 멀어지도록 하여 고환 온도를 낮춘다. 반대로 날씨가 추우면 고환의 적정 온도를 유지하기 위해서 주름이 쪼그라들어 음낭이 몸에 달라붙는다. 음낭에 있는 두 개의 고환이 나란히 있지 않고 비스듬히 있는 이유도 걸을 때 부딪쳐서 생길 수 있는 마찰열을 줄이기 위해서다.

우리 몸의 생식기 하나하나가 그냥 있는 것이 아니라 각자의 역할과 기능이 있음을 과학적으로 설명하면 아이들은 신기하게 생각하고, 내 몸을 더욱 가치 있게 느낀다. 생식기 관리도 이런 과학적 원리와 이해를 바탕으로 하면 좋다. 몸에 밀착되는 삼각팬티와 스키니 바지는 몸 사이 공간 여유가 적어 혈액순환을 방해하고 몸에 열이 날 때 음낭 속 고환이 몸에서 멀어지는 것을 방해한다. 따라서 여유공간이 많은 사각팬티와 바지를 입는다면 이런 부분을 개선할 수 있어 생식기가 건강하게 성장하는 데 도움이 된다.

사춘기 남자아이 중에는 활동량이 많아지며 땀이 차거나 가려워서 주변 사람은 생각하지 않고 생식기를 긁는 경우가 있다. 때론 긴장하거나 심심할 때, 욕구 부족이거나, 만질 때의 느낌이 좋아서 생식기에 손이 가기도 한다. 학교에서도 이런 상황이 종종 있는데, 교실에서 생식기를 만지는 친구를 보면 하지 말라고 말하기도 어렵고, 그렇다고 계속 지켜보기엔 마음이 불편하다. 불편한 마음을 참다가 담임선생님이나 부모님에게 말하는 경우가 있다. 이런 상황에서 일방적으로 꾸짖거나, 하지 말라고 훈계하기 전에 왜 그러한 행동을 하는지 먼저 이유를 들어보는 것이 좋다. 일방적인 훈육은 수치심과 부정적 인식을 줄 수 있기 때문이다. 혹시 땀이 차서 가렵고 불편해서라면 다른 종류의 속옷을 입어보게 하거나, 만져야 하는 상황이라면 잠시 화장실에 다녀오거나, 심호흡, 숫자 거꾸로 세기, 애국가 부르기 등 관심을 다른 데로 돌려서 해결해보도록 알려준다.

다른 사람과 함께 있는 공간에서는 지켜야 할 예의가 있다. 주변에 사람이 있을 때는 어떤 상황이든 생식기를 만져서는 안 된다는 것을 방귀를 참았다가 사람이 없을 때 뀌는 것을 예를 들어 설명하면 아이들은 쉽게 이해한다. 성적인 의도가 없었어도 누군가가 그걸 보고 성적 수치심을 느꼈다면 성희롱이 될 수 있기에 조심해야 한다. 우리 몸의 씨앗 정자, 난자가 자라고 있는 생식기를 잘 관리하고 소중하게 대하는 마음도 나를 사랑하는 방법이다.

너는 어떤 꽃을 피울래?

『너는 어떤 씨앗이니?』에서는 여러 가지 씨앗이 성장하여 예쁘게 핀 각각의 꽃을 볼 수 있다. 우리 몸 안에도 씨앗이 있다. 우리 몸의 정자, 난자를 씨앗과 비유하여 자연스럽게 설명하기에 좋은 책이다. 양평의 용문사

은행나무는 약 1,100~1,500살로 추정되는데, 한국에서 가장 나이가 많고 키가 큰 나무이다. 하나의 씨앗이 성장하여 천년이 넘도록, 천 개의 꿈을 가지고 커가듯, 정자와 난자도 하나의 씨앗이지만 무한한 잠재력을 가지고 있다. 그리고 그 안에는 멋지게 꽃 피울 각자의 꿈이 들어있다.

표지에 화관을 쓴 아이를 보면서 아이들에게 꽃 이름을 물어본다. 아이들이 쉽게 알 수 있는 꽃도 있고 그렇지 않은 꽃도 있다. "책에는 어떤 씨앗들이 나오죠? 그 씨앗들은 어떤 꽃으로 피었나요? 어떤 씨앗이 마음에 드나요?"라고 질문해본다. 아이들은 쪼글쪼글 못생긴 씨앗은 수수꽃다리로, 꽁꽁 웅크린 씨앗은 모란으로, 가슬가슬 가시 돋친 씨앗은 섬마리로, 수줍어 숨던 씨앗은 접시꽃으로 피어난다고 대답한다. 씨앗만 보아서는 어떤 꽃으로 피어날지 알 수 없다.

"못생겨서, 가시 돋쳐서, 수줍었던 씨앗도 예쁜 꽃을 피우듯, 지금의 나는 키가 작을 수도 있고, 체육을 못 할 수도, 못생겼을 수도, 수학을 못 할 수도 있어요. 하지만 여러분은 엄마 아빠의 소중한 씨앗이고, 세상에 하나밖에 없고, 앞으로 어떤 꽃을 피우게 될지 아무도 모른답니다. 여러분은 무한한 가능성과 잠재력을 가지고 있어요"라고 설명한다.

사실 '모든 아이는 저마다 무한한 가능성을 지녔다' 라는 말은 누군가와 비교되기 시작하면서 그 소중한 진실을 자주 잊어버리고 무시되기 쉽다. 또한, 어른들은 아이들이 장미꽃처럼 화려한 꽃으로만 피어나기를 강요하고 있지는 않은지 자문해보아야 한다.

"그럼, 여러분도 씨앗일까요? 여러분도 씨앗입니다. 여자는 여자 아기씨, 남자는 남자 아기씨를 가지고 있습니다. 여자 아기씨의 이름은 '난자'고 '난소'라는 곳에서 살아요. 남자의 아기씨는 '정자'이고 '고환'에서 살지요. 이곳은 아기씨들을 만드는 소중한 곳입니다. 소중한 곳이기에 누가 보여 달라고 해도 안 되고, 보여줘서도 안 됩니다. 만지려고 하면 만지지 못하게 해야 합니다. 나의 소중한 곳을 사진 찍어서 누군가에게 보내면 될까요? 절대 보내면 안 됩니다. 나를 사랑하는 사람들은 내 소중한 곳을 지켜줍니다. 장난으로도 보여달라고 하지 않습니다. 혹시 장난치거나 만지려고 하면 단호하게 '안 돼'라고 말합니다. 그리고 우리 몸의 생식기 이름도 음경, 음순 이렇게 정확하게 불러주세요. 나의 몸이 소중한 사람은 '고추', '거시기'와 같이 부르지 않습니다."

아이들이 각자 가지고 있는 씨앗과 씨앗을 잘 키워 꽃을 피우기 위해서는 어떻게 보호해야 하는지 알려준다. 그리고 생식기의 정확한 명칭과 생식기가 왜 소중한지, 소중한 곳을 지키는 방법을 설명해준다. 아이들은 생식기의 명칭이 낯설어 부르는 것을 어색해하거나, 정확한 이름을 몰라서 못 부르기도 한다. 자연스럽게 부를 수 있도록 분위기를 만들어주고 어른들도 정확한 이름으로 부르도록 한다. 그리고 각자 가지고 있는 생명의 씨앗을 어떤 꽃으로 피어나게 할지 상상하며 그려보게 한다. 미래에 되고 싶은 꿈과 소망, 어떤 사람으로 크고 싶은지 마음껏 표현해보게 하자. "그래, 너도 씨앗이야. 꽃을 품은 씨앗. 너는 어떤 꽃을 피울래?" 아이들은 자신의 꿈이 담긴 다양한 꽃들을 활짝 피운다.

그림책이 수업과 만나면

◨ 나의 씨앗 그리기

민들레, 수수꽃다리, 모란, 봉숭아, 섬마리, 접시꽃, 연꽃 씨앗 중 마음에 드는 씨앗을 골라 그려보고 특징을 적어본다. 그리고 나의 씨앗도 그려보고 특징을 적는다.

좋아하는 씨앗	나의 씨앗
- 둥글다. 쭈글하다. 못생겼다. 색이 짙다. - 안과 밖의 색이 다르다.	- 찌그러진 공 모양이다. - 꼬리가 있어 헤엄을 잘 친다.
수수꽃다리	정자
툭건드리면 터진다. 씨앗이 많다	올챙이 같다 바늘이 휘어 진것 같다
봉숭아	정자

■ 소중한 나의 몸 - 생식기 명칭 알기

그림의 주요 생식기 명칭을 괄호로 제시한다.

| 나의 몸의 각 부분은 이름이 있어요. 볼 수 있는 곳은 '눈'이고 냄새를 맡는 곳은 '코'예요. 아기씨가 자라고 있는 생식기에도 이름이 있어요. 생식기의 이름을 알고 정확히 불러봅시다. |

남자 명칭 : 음경, 고환, 음낭, 정자	여자 명칭 : 난소, 자궁, 질, 난자

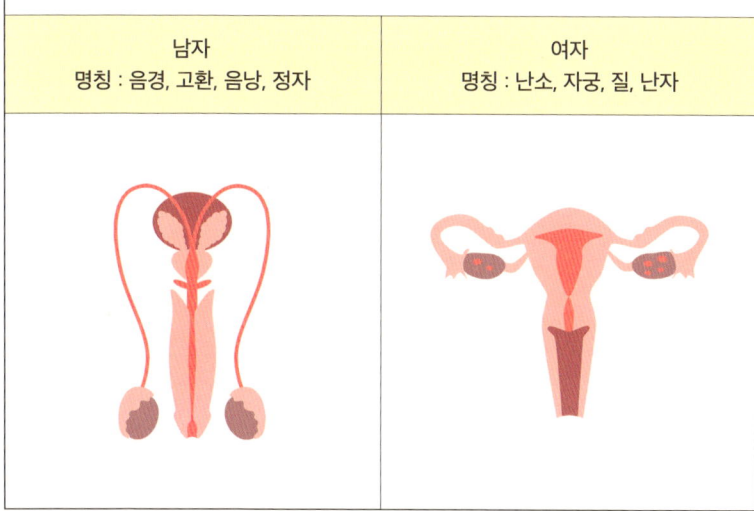

[출처: Shutterstock.com/SmartBox]

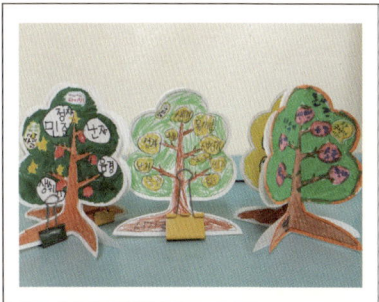 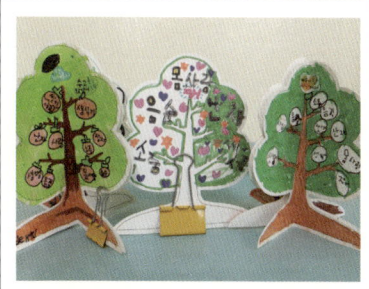

소중한 나의 몸 - 생식기를 표현해요

1장. 궁금해, 성(性)

◼ '꽃을 품은 씨앗. 너는 어떤 꽃을 피울래?'

『너는 어떤 씨앗이니?』에는 일곱 개의 씨앗이 자라서 어떤 꽃을 피우게 되는지 이야기하고 있습니다. 씨앗만 보고는 어떤 꽃을 피울지 모르듯, 여러분도 어떤 꿈을 펼치게 될지는 아직 아무도 모릅니다. 여러분은 세상에 하나뿐이고 또한 부모님의 사랑스러운 씨앗이고 꽃이랍니다. 나는 어떤 꽃으로 피어나고 싶은가요?

땅속에 있는 여러분의 씨앗을 어떤 꽃으로 피어나고 싶은지 상상하며 그려보세요.

예) '나는 (자신감) 꽃으로 피어나고 싶습니다.'
　　'왜냐하면 (나는 자신감이 부족하기) 때문입니다.'

씨앗

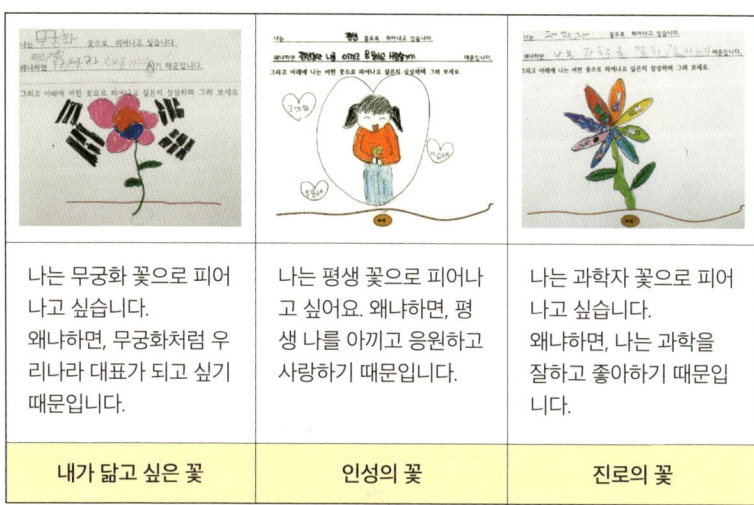

나는 무궁화 꽃으로 피어나고 싶습니다. 왜냐하면, 무궁화처럼 우리나라 대표가 되고 싶기 때문입니다.	나는 평생 꽃으로 피어나고 싶어요. 왜냐하면, 평생 나를 아끼고 응원하고 사랑하기 때문입니다.	나는 과학자 꽃으로 피어나고 싶습니다. 왜냐하면, 나는 과학을 잘하고 좋아하기 때문입니다.
내가 닮고 싶은 꽃	인성의 꽃	진로의 꽃

탄생과 몸의 성장

생명의 탄생

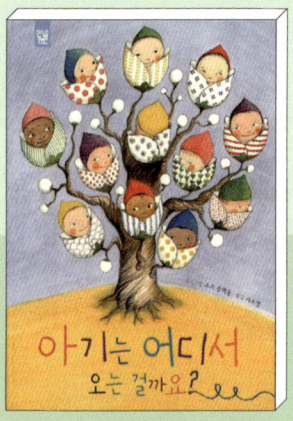

아기는 어디서 오는 걸까요?
소피 블랙올 글·그림, 서소영 옮김, 키즈엠

중요 질문 및 내용

- 생일은 왜 축하하는 걸까?
- 그림과 신체활동으로 엄마 배 속의 나를 표현하고 감사하는 마음 갖기

아기의 탄생 과정_수정에서 출산까지

"여러분 여자와 남자가 손을 잡고 자면 아기가 생길까요?" 정자와 난자가 어떻게 만나 아기가 생기는지 얼마나 알고 있는지 파악하기 위해 초등학교 고학년 아이들에게 질문하곤 한다. 아이들은 단호히 아니라고도 하고, 피식 웃기도 하고, 솔직히 잘 모르겠다고 말하기도 한다. 어떤 아이는 진짜 아기는 어떻게 생기는지 궁금하다며 교사의 얼굴을 쳐다보기도 한다.

보통은 아기가 생기는 과정을 설명할 때 배 속에 있는 태아부터 설명을 하기 때문에 아이들은 정자와 난자가 어떻게 만나는지를 궁금해한다. "여자와 남자의 사랑에는 마음으로 하는 사랑도 있고, 몸으로 하는 사랑이 있습니다. 마음으로 사랑한다는 것은 상대를 배려하고, 기쁘게 해주고, 책임을 지는 것입니다. 몸으로 사랑한다는 것은 손잡기, 뽀뽀하기, 안아주기 등 신체접촉으로 상대방과 친밀감을 나누는 것을 말합니다. 사랑하는 사람과는 안전하므로 서로 마음을 주고 벗은 몸까지도 다 보여줄 수 있습니다. 그래서 사랑하는 사람을 만나면 손만 잡아도 기쁘고 행복합니다. 부모님이 서로 손을 잡기도 하고 안기도 하고 뽀뽀하는 것이 이상하지 않듯 사랑하는 사람들은 사랑을 마음과 몸으로 표현합니다. 이때 남녀의 생식기가 만나 정자와 난자가 만나게 됩니다."

남성은 성적 자극이나 운동, 옷의 자극 등 여러 이유로 달걀 1개만큼의 혈액이 음경으로 모여 커지고 딱딱해져 발기된다. 이런 변화는 음경이 여성의 질 안에 들어가 자궁 가까이에 사정하여, 산성 환경인 질에서 정자가 좀 더 살아남도록 하고 자궁으로 더 많은 정자가 갈 수 있도록 거리를 단축해 정자의 희생을 최소화할 수 있게 해준다. 정자는 74일 전에 만들어진

정자가 성장하여 사정할 때 배출된다. 그리고 한 번 사정으로 3억 마리 정도가 배출된다. 2~3cc로 티스푼 하나만큼의 양이다. 이 중 약 15%는 기형적인 정자이며, 임신을 가능케 할 능력이 없어 대부분 난자를 만나러 가는 중 도태된다.

여성의 생식기는 산성의 질 분비물, 끈끈한 자궁 점액, 백혈구, 나팔관 내 섬모가 이물질의 침입을 방어한다. 정자도 여성의 몸 입장에서는 이물질이기 때문에 정자가 난자를 만나기 위해서는 이 방어벽을 뚫어야 한다. 정자는 산성을 띠는 여성의 질 속에서 견디지 못하고 75~95%가 죽고 자궁경부에 도달하는 수는 100분의 1 정도이다. 산성 환경을 통과하며 죽은 정자들과 정액이 산도를 낮춰 다른 정자들이 통과할 수 있는 길을 만들어 주는 역할을 한다. 또한, 자궁경부는 두꺼운 점액질로 되어 있어 정자가 들어가는 것을 쉽지 않게 해놓았다. 운동량이 일정 수준에 다다르지 못하는 정자는 두꺼운 병목 모양의 좁은 통로인 '자궁목'(자궁경부)을 통과하지 못한다. 이렇게 자궁경부를 통과한 정자는 자궁 안에서 선택의 갈림길에 서게 된다. 왜냐하면 난소는 오른쪽과 왼쪽에 각각 1개씩 있고 배란은 양쪽에서 매달 번갈아 가면서 이루어지는데 배란이 어느 쪽에서 되었는지 모르기 때문이다.

정자는 난자를 만나러 가는 도중에 대부분 죽기 때문에 수가 많아야 난자를 만날 확률이 높아진다. 이렇게 정자는 난자를 만나기까지 18cm를 가는 데 70분이 걸린다. 이 길이는 자기 몸길이의 3천 배에 해당한다. 난자가 있는 나팔관까지 도달하는 정자는 200마리 정도이다. 이때 가장 먼저 도착한 정자가 수정에 유리하지만, 난자의 표면에는 투명대라는 막이 있어 이 막을 가장 먼저 뚫고 들어가는 정자가 수정된다.

수정되었을 때의 크기는 볼펜으로 마침표를 찍었을 때의 크기를 생각하면 된다. 수정된 후 5~6일 후 자궁내막에 자리 잡는다. 1개월에는 심장도 생기고, 몸통의 팔과 다리도 생긴다. 2개월에는 얼굴의 눈, 코, 귀가 생기면서 사람의 모습을 가지게 된다. 3개월 정도 되면 심장 뛰는 소리를 들을 수 있다. 7개월 정도 되면 머리를 아래로 향하여 세상에 나올 준비를 한다. 9개월 정도 되면 숨을 쉴 때 필요한 폐의 기능이 완성되고 소변을 만들고 배출할 수 있는 신장의 기능이 완성된다.

자궁에서 270일 정도를 보낸 태아는 자궁경부와 질을 통과하여 세상에 나온다. 아기가 태어나기 위해 엄마의 자궁경부가 열릴 때 엄마는 아주 극심한 진통을 느낀다. 출산에 따른 엄마의 고통과 달리 태아의 고통에 대해서는 잘 다루지 않는다. 태아가 좁은 질을 통과하여 나올 때 아기 머리뼈가 겹쳐지는데 이때 태아가 느끼는 고통은 산모보다 10배 정도 더 크다고 한다.* 태아에게 고통이 없어서가 아니라, 말을 못 하여 표현하지 못하기 때문에 덜 다뤄지는 것이다.

정자가 난자를 만나러 가는 여정은 우리 눈에 보이지 않지만 멀고 험난하다. 3억 대 1의 경쟁을 뚫고 질 속 산성 환경을 이겨내고 자궁경부의 좁은 문도 통과한다. 배란된 난자가 있는 곳으로 가기 위해 선택과 집중을 한다. 이렇게 하여 수정된 정자와 난자는 10달 동안 엄마 자궁에서 잘 자란 후 탄생의 고통을 이겨내며 내가 세상에 온 것이다. 생명의 신비이고 기적과 같은 일이다.

---

* 이흥우, 『헤르트비히가 들려주는 성과 사랑이야기』, 자음과모음(2015), 134~140쪽

아기는 세상에 어떻게 올까요?

"아기는 세상에 어떻게 올까요?"라고 물어보면 아이들은 "황새가 물어다 줘요", "만화영화 〈보스 베이비〉에서는 택시 타고 와요", "다리 밑에서 데려와요" 등의 대답을 한다. 모든 아이가 이렇게 말하는 것은 아니다. 아기가 어떻게 세상에 오는지 정확히 말하는 아이도 있다. 임신과 출산의 과정을 어떻게 설명할지 몰라 어른들도 두루뭉술하게 대답하는 경우가 있다. 『아기는 어디서 오늘 걸까요?』는 아기의 탄생 과정을 유치원과 초등 저학년의 눈높이에 맞게 그림과 내용으로 잘 설명하고 있어, 아이들의 궁금증을 자연스럽게 해결해줄 수 있다.

표지에 있는 그림만으로도 아이들은 호기심을 갖는다. 보자기에 싸여 나무에 걸려 있는 작은 아기들, 얼굴색도 표정도 제각각이지만 너무 귀엽고 사랑스럽다. "이 그림은 무엇을 표현한 걸까요?", "왜 아기들은 나무에 걸려 있는 걸까요?", "아기는 어디서 오는 걸까요?" 교사의 질문에 아이들도 무한한 상상력을 발휘하며 다양한 대답을 한다.

어느 날, 엄마와 아빠는 로이에게 집에 곧 아기가 올 거라고 말한다. 그러자 머릿속이 복잡해지며 수백 가지 궁금한 것이 떠오른다. 그런데 아이는 질문하지 않고 엉뚱하게 엄마에게 초코 과자를 더 달라고 말한다. 동생이 생긴다는 것은 신나고 좋은 일이지만, 당황스러운 일이기도 하다. 엄마의 말에 전혀 다른 행동을 보이는 로이를 통해 아이의 복잡한 마음을 짐작할 수 있다. 동생이 생긴다는 것은 아이에게도 준비할 시간이 필요하다.

로이는 마음이 복잡해졌지만, 한편으로는 아기가 어디서 오는 건지 궁금해졌다. 그래서 올리브 누나, 클레어 선생님, 집배원 로베르토 아저씨, 할아버지 등 주위 사람에게 아기가 어디서 오는 건지 물어본다. 그런데 모두 각각 다른 대답을 한다. 올리브 누나는 아기 씨앗을 심으면 아기 나무가 된다고 말한다. 표지의 그림은 올리브 누나의 대답을 상상한 것이다. 클레어 선생님은 병원에서 태어난다고 하고, 집배원 아저씨는 알에서 태어난다고 한다. 그리고 할아버지는 황새가 보자기에 싼 아기를 현관문에 놓아둔다고 한다. 로이가 계속 다른 사람에게 같은 질문을 하는 것은 각자의 설명이 만족스럽지 않기 때문이다. 물어볼수록 더 헷갈리자 곰곰이 생각한다. 그리고 엄마 아빠에게 물어본다. "아기는 어디서 오는 거예요?" 자녀가 있는 부모, 어른, 교사라면 집이나 학교에서 꼭 듣게 되는 질문이다.

엄마는 엄마, 아빠의 아기 씨앗이 만나서 엄마의 배 속에 들어와 자라는 과정을 로이의 눈높이에 맞게 설명해준다. 저학년이라면 로이 엄마의 설명이 적당하다. 그러나 고학년이라면 좀 더 자세한 설명이 필요하다.

다 읽은 후에는 궁금증이 해소되었는지, 더 궁금한 건 없는지 물어보고, 아이가 원한다면 그림책 속 아기가 어디서 오는지 엄마가 설명하는 부분에 대해 좀 더 자세하게 이야기 나눌 수 있다. 여러 가지 지식을 전달하기보다 아이가 궁금해하는 부분을 아이의 수준에 맞게 설명해주는 것이 좋다. 그리고 "아기가 엄마 배에서 나올 때 엄마가 더 힘들까요? 아기가 더 힘들까요?"라고 질문해보자. 대부분 엄마가 더 힘들다고 대답한다. "엄마도 정말 정말 힘들지만, 여러분도 엄마보다 몇 배 더 힘들었답니다. 물론 기억을 못 하지만요. 그 힘든 것을 이겨내고 태어나, 잘 자라고 있기에 해마다 생일을 축하하는 거예요. 태어나게 해주신 부모님께도 물론 감사해야 하지만, 여러분 스스로 대단하다고 생각해야 해요. 여러분 세상에 태어난 거 축하해요"라고 말하며 함께 손뼉을 치며 축하한다. 아이들은 자신이 대단하다고 생각하며 이어지는 활동에서도 진지하게 자신을 표현한다.

아이가 부모에게 성과 관련한 궁금증을 질문하는 것은 아이가 잘 성장하고 있고 부모님과의 관계가 좋게 형성되었다는 증거이다. 야한 생각을 해서 질문하는 것이 아니다. "얼룩말은 어떻게 생겼어? 왜 이름이 얼룩말이야?"라고 떠오르는 자기 생각을 그냥 질문하는 것처럼 단순히 궁금하여 질문하는 것이다. 아이들은 인터넷과 스마트 기기의 발달로 부모 세대에 비해 이른 시기에 성에 눈을 뜬다. 따라서 성에 대한 다양한 질문을 해올 때 어른들은 아이들이 성에 대한 잘못된 정보로 왜곡된 가치관을 가지지 않도록, 최대한 진심을 담아 자연스럽게 설명한다.

그림책이 수업과 만나면

▣ 엄마 배 속 여행 - 나를 그림으로 표현하기

"아기는 어디서 오는 걸까요?" 로이의 질문에 엄마는 아래와 같이 태아의 성장 과정을 설명한다. 그림책을 보며 '태아의 성장 과정'을 그려보자.

태아의 성장 과정	그림으로 그려봐요
"아기는 엄마와 아빠의 몸속에 있는 아기 씨앗들이 만나서 생기는 거야."	
"엄마와 아빠가 사랑을 나누면, 아빠의 아기 씨앗이 엄마 몸속으로 들어와서 엄마의 아기 씨앗과 만나 하나의 알이 된단다. 그리고 엄마 배 속의 아기집에 자리를 잡지."	

"아기는 아기집에서 아홉 달 동안 무럭무럭 자라고, 태어날 준비를 해."	
"아기는 집에서 태어나기도 하지만, 보통 병원에서 태어난단다."	

◼ **엄마 배 속 여행 - 나를 신체활동으로 표현하기**

　개월 수에 따른 태아의 특징을 교사가 읽어주면 말을 하지 않고 신체를 활용해 표현해본다.

태아의 성장 과정	신체활동으로 표현해요
여기는 엄마 배 속이에요. 난 2개월이 되었답니다. 심장이 생기고, 팔다리도 있어요. 얼굴에는 눈, 코, 귀가 생겼어요. 그런데 너무 작아서 잘 보이지 않아요.	예시) (심장을 만지고, 팔, 다리, 눈, 코, 귀가 생기는 모습을 표현한다.) (몸을 작게 움츠린다.)
3개월이 되었어요. 키는 8cm 정도예요. 손가락, 발가락이 구별되고 엄마는 저의 심장 소리를 병원에서 들을 수 있어요. 하루종일 잠을 자요.	(손가락, 발가락 움직이기) (심장 뛰는 표현) (잠자는 표현)

1장. 궁금해, 성(性)

5개월이에요 키는 25cm가 되었어요. 엄마가 내 이름을 불러요. 내가 대답해요. 손발을 움직이면 엄마도 느껴요. 양수에 떠서 수영해요. 밥을 먹어요.	(이름에 대답하기-눈 끔뻑, 고개 끄덕) (손, 발 움직이기) (수영하기) (밥 먹기)
7개월이에요 키가 38cm예요. 밤에는 잠을 자고 아침이면 눈을 떠요. 팔다리를 쭉쭉 펴서 운동하고, 고개도 앞뒤 좌우로 흔들어요.	(잠자기, 눈뜨기) (팔, 다리 뻗기, 고개 흔들기)
9개월이에요 키는 45cm예요. 엄마 배 속이 이제 작게 느껴져요. 팔다리를 크게 움직여 운동해요. 몸통을 회전해요. 하품도 해요. 이제 나갈 준비를 해야 해요	(크게 움직이기, 하품하기)

☞ 개월 수의 크기만큼 물건으로 표현해보고 신체활동을 이어가라고 안내한다. 지우개, 연필, 자 등 여러 가지 물건이 등장하고 신체로 표현하기 위해 책상 위로 올라가거나 바닥에 눕는 아이들도 있다. 끝나고 느낌을 말해보면 생명의 신비함과 엄마에 대한 사랑을 느낄 수 있다.

◉ 세상에 태어나게 해주신 부모님께 '감사 편지' 써보기

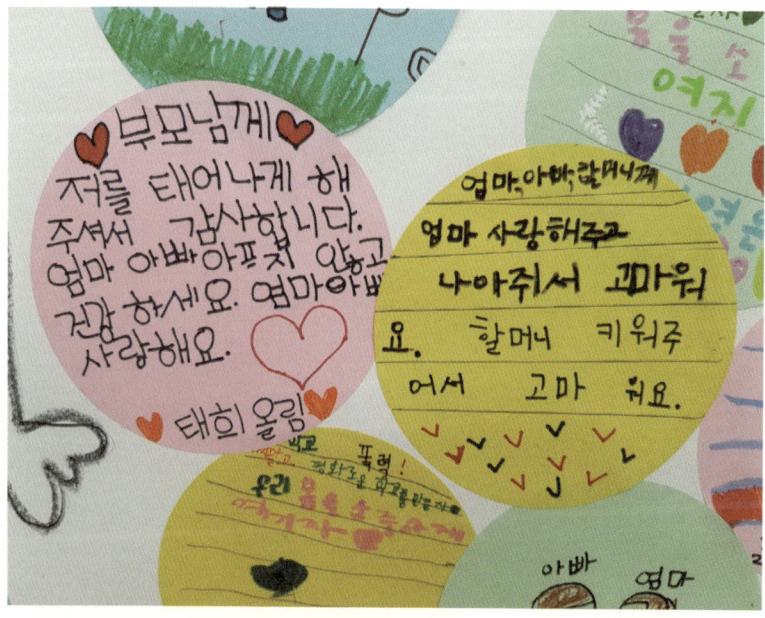

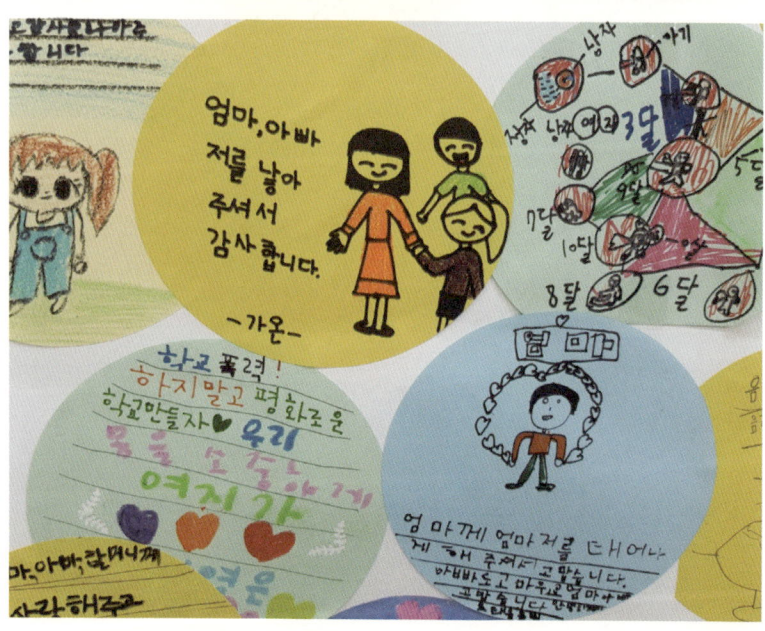

탄생과 몸의 성장

아기가 나오는 곳과
털이 나오는 구멍

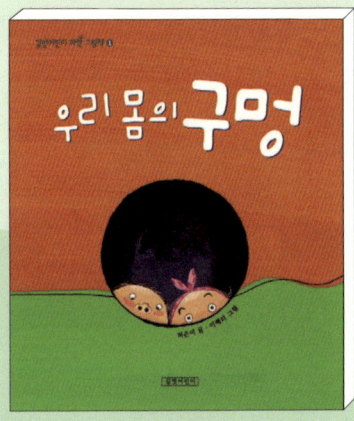

우리 몸의 구멍
허은미 글·그림, 길벗어린이

중요 질문 및 내용

- ✖ 우리 몸의 구멍은 어디에 있을까?
- ✖ 우리 몸에 털은 왜 있을까?
- ✖ 우리 몸의 구멍과 털을 상상하며 표현하기

우리 몸의 다양한 구멍과 역할

구멍은 안과 밖을 나누는 경계를 오갈 수 있는 통로이다. 우리 몸에도 콧구멍, 귓구멍, 땀구멍, 숨구멍, 항문 등 다양한 구멍이 있다. 이 통로를 통해 숨을 쉬고, 보고, 듣고, 먹고, 배설한다. 그래서 한 곳이라도 없거나 막히면 생명이 위태로워진다. 이 중에서 사춘기 전후의 아이들에게 설명해주어야 할 인체의 구멍이 있다면, 여성의 질, 여드름과 털이 나는 모공일 것이다.

여자와 남자 모두 소변 나오는 곳과 대변이 나오는 곳이 있고, 이 사이에 남자에게는 없고 여자에게만 있는 아기 나오는 곳이 있다. 이곳의 이름은 질이다. 질은 자궁과 외부를 연결하는 곳으로, 수많은 주름으로 되어 있다. 평소에는 세균 침입을 막기 위해 소음순으로 덮여 있다. 질에 침입한 세균은 산성의 질 분비물을 이겨내지 못하고 죽는다. 질 분비물은 배란이 될 때 산성이 약화된다. 자궁 점액이 질을 통해 나오는 양이 많아지면서 질 내 산도가 떨어져 정자가 질을 통과할 때 도움을 준다.

이런 인체의 자연 방어를 깨뜨리지 않기 위해서 주의할 점이 있다. 비누나 여성청결제를 지나치게 사용하지 말아야 한다. 비누 성분은 알칼리로 질 내 산도를 약화시켜 이물질이 들어왔을 때 방어력을 떨어트릴 수 있기 때문이다. 물로만 씻거나 비누로 가볍게 음모나 대음순 정도만 닦아준다. 대변을 본 후 뒤처리할 때도 화장지를 소변 나오는 요도와 질 입구 쪽 방향으로 닦으면 대장균이 이곳을 통하여 들어가 감염을 일으킬 수 있으니 뒤쪽 방향으로 닦아야 한다.

태아는 자궁에서 270일 정도 되면 인체 기관들이 완성되어 탯줄에 의존하지 않고도 스스로 숨을 쉬고 먹은 것을 소화할 수 있게 된다. 세상에 나올 준비를 마치고 엄마 배 속에서 나올 때는 질을 통해서 나온다. 출산 시 엄마의 뇌하수체에서 옥시토신이라는 호르몬이 나온다. 이 호르몬이 자궁 근육을 수축시켜 태아가 밖으로 밀려 나가도록 돕는다. 태아는 머리, 어깨, 몸통, 다리 순으로 나와야 한다. 사지부터 나오면 질을 통과할 때 태아의 사지가 걸려 위험할 수 있다.

모공(毛孔)은 털의 구멍이다. 모공은 두피에 가장 많으며 손바닥과 발바닥, 입술 등을 제외하고 피부 전체에 있는데, 얼굴과 목, 가슴에 많이 분포한다. 모공의 지름은 보통 0.02~0.05mm 정도이며, 피지의 과다 분비나 노화 등에 의해 확장되기도 한다. 모공을 통하여 모낭에서 만들어진 털이 올라온다. 모낭은 모근(毛根)을 감싸고 털에 영양을 공급하는 주머니다. 모낭은 진피층에 위치하며 표피층으로 뻗어 나온다. 모발의 색은 멜라닌 생산 비율에 따라 유전적으로 결정된다. 모발 성장은 주기적으로 성장기, 퇴행기, 휴지기, 발생기를 거친다. 국소 또는 전신 스트레스는 성장주기를 변화시켜 일시적인 모발 상실을 초래할 수 있다. 사춘기의 지나친 학업 스트레스는 원형탈모의 원인이 될 수 있다. 건강에 변화가 있는 경우 모발은 평소와 다르게 많이 빠지고, 가늘어지고, 푸석푸석해지고, 끝이 갈라지거나 원형탈모가 발생할 수 있다. 따라서 모발은 건강의 지표로도 사용된다. 추위나 공포감에 의해 근육이 수축하면 모낭과 모발이 서게 된다. 모발의 성장은 혈액 공급과 호르몬의 영향을 받으며, 사춘기에 현저한 변화가 나타나고 남성 호르몬의 영향을 받아 촉진된다.

여드름은 가장 흔한 만성 염증성 질환으로 피지샘에 생긴 붉은 농포성 발진이다. 피지샘의 활동이 활발한 사춘기에 많이 생기며, 여성보다 남성에게 심하게 나타난다. 관련 원인과 악화 요인이 있으며 유전적 경향도 있다. 피부 자극은 피지 생산을 증가시키고, 모낭의 여드름 원인균

(propionibacterium acnes)의 활동성을 증가시킨다. 내분비계 불균형, 경구 피임약, 호르몬(coticosteroid, androgen), 약물(dilantin, lithium), 정신적 스트레스 등과 관련이 있다. 대개 가을과 겨울에 악화되고, 덥고 습한 날씨와 불결함은 여드름을 더욱 악화시킨다. 여드름 증상을 완화시키기 위해서는 강한 화장품, 의약성 화장품, 피부 세정제, 모직이나 거친 옷감을 피한다. 세수는 중성 비누를 사용하고 피부를 건조시키는 것이 좋다. 또한, 지방성 화장품을 피하고 여드름을 짜내지 않도록 하며, 기름기가 많은 머리와 피부는 자주 씻는다. 지나친 긴장과 피로, 발한은 피하도록 한다. 지방이 많은 식사, 초콜릿, 아이스크림, 너무 단 음식 등은 피하며 비타민 A가 많은 음식을 먹도록 한다. 가끔 햇빛에 노출시키는 것이 유익한 경우도 있다.* 보통 여드름은 사춘기에 시작되어 20대 중반에는 사라지지만 최근에는 성인 여드름이 증가하고 있다. 성인 여드름은 사춘기보다 유병 기간이 길고 치료 반응이 느린 특징이 있다. 가벼운 여드름은 자연적으로 소멸할 수도 있고, 치료하지 않아도 좋아졌다 나빠졌다 하기도 한다.

아기가 어떻게 태어나요?

『우리 몸의 구멍』은 유아나 초등학교 저학년 아동이 "아기가 어떻게 태어나요?"라고 질문할 때나 아기가 엄마 배 속에서 어떻게 성장하고 어디로 나오는지 설명할 때, 엄마가 임신한 장면을 보여 주며 대답해 줄 수 있어 좋다.

---

* 전시자 외 9인 공저, 『성인 간호학(하)』, 현문사(2005), 780, 816~817쪽

유아 중에 성교육을 받고 온 날 또는 엄마랑 목욕하다가 엄마의 생식기를 보여달라고 하는 경우가 있다. 아이는 그냥 호기심일 뿐이므로 혼내거나 당황하지 말고 "그곳은 아기 만드는 소중한 곳이라서 엄마 자신도 보이지 않는 곳에 숨겨 놓아서 잘 보이지 않아"라고 설명한다. 아이가 이런 호기심을 가질 때 『우리 몸의 구멍』을 같이 읽으면서 아이가 궁금해하는 것에 대해 이야기를 나눈다.

『우리 몸의 구멍』은 아동의 수준에 맞게 몸의 구멍들을 설명하면서 그것의 간략한 해부학적 그림과 기능을 알려준다. 그림책에는 없지만, 추가로 자궁과 질 등 생식기 명칭을 알려준다. 또한, 『털이 좋아』 또는 『우리 몸 털털털』을 함께 이용하여 설명하면 더욱 도움이 된다.

그림책을 읽기 전 먼저 아이들과 우리 주변에 있는 구멍을 찾아보고, 다음으로 우리 몸에 있는 구멍을 찾는다. 『우리 몸의 구멍』에서는 처음부터 무슨 구멍인지 알려주지 않는다. 구멍만 보여주고 무엇의 구멍인지 상상하게 한다. 물 빠지는 구멍, 샤워기의 구멍, 터널의 구멍 등 주위에서 흔히 볼 수 있는 구멍에서 몸의 구멍으로 넘어간다.

그림책을 읽은 후에 아이들에게 우리 몸의 구멍을 실제로 막아보거나, 구멍이 막힌다면 어떻게 될까? 하고 질문을 한다. 콧구멍을 막아 숨을 못 쉬는 것을 경험하고 나면 아이들은 헉헉거리며 콧구멍을 막으면 숨을 쉴 수 없고 냄새도 맡지 못한다고 말한다. 눈구멍을 막으면 볼 수 없고, 입을 막으면 먹을 수 없다고 말한다. 이렇게 우리 몸의 구멍의 역할과 소중함을 상기시킬 수 있다. 저학년에서 똥구멍에 대해 말할 때 유난히 여기저기서 소리를 지르는데, 똥에 대해 유난히 반응을 보이는 이유는 더럽고 냄새나기 때문이기도 하지만 유치원이나 저학년 시기는 심리적으로 똥을 자신의 분신이라고 생각하기 때문이다. 똥구멍이 막히면 똥이 우리 몸에 가득

차게 되고, 독소가 우리 몸을 공격해 죽는다는 것을 알려주면 똥구멍도 아주 중요한 곳이라고 인식한다. 여기에서 더 나아가 똥구멍이 아니라 '항문'이라는 정확한 명칭을 알려준다. 오줌 구멍에 대해 말해줄 때도 남자아이의 경우 '음경'이란 명칭에 대해 알려준다.

아기가 나오는 구멍에서는 배 속 아기의 머리가 땅을 향하여 있는 모습을 보고 왜 몸이 거꾸로 있는지 질문하는 아이들이 있다. 질문이 없다면 어른이 먼저 "왜 아기의 머리가 아래를 향하고 있을까?"라고 질문한다. 아기는 10개월 동안 엄마 배 속에서 성장한 후 태어나는데, 7개월 정도 되면 나올 준비를 한다. 7개월 전에는 머리가 하늘을 향하지만, 7개월 후부터는 머리가 아래로 향하게 된다. 이유는 다리부터 나오면 다리나 팔 등이 구멍(산도)에 걸릴 수 있어 위험하므로 안전하게 나오기 위해서라고 말해 준다. 마지막으로 아기가 열 달 동안 자라는 곳의 명칭은 '자궁'이고, 아기가 나오는 구멍은 '질'이라는 것도 알려준다. 자궁과 질은 생명(아기)을 만드는 곳이라 소중하게 보호해야 하므로 장난으로 친구의 생식기 이름을 불러서도 안 되고, 다른 사람들에게 보여주거나, 보여달라고 해도 보여주지 말아야 한다고 말해준다.

초등 저학년에서 성교육 책을 읽거나 부모로부터 성교육을 받아 월경에 대해 표현하는 아이들이 가끔 있다. 수업 시간에 이 부분에 관해 이야기가 나와 다른 아이들이 궁금해하거나 설명이 필요한 상황이라면 월경에 대해서도 같이 알려준다.

털이 나는 것에 대해 아이들은 많이 궁금해한다. 털과 관련해서는 초등 1, 2학년에서는 그림책 『털이 좋아』로 수업하면 좋고, 사춘기 직전인 3, 4학년에서는 『우리 몸 털털털』로 5, 6학년에서는 『이상한 곳에 털이 났어요』로 하면 좋다. 부모님과 목욕을 하다가 또는 어떤 이유로 아이가 겨드랑이나 생식기 털에 대해 질문을 해올 때 털의 기능을 설명하며 같이 읽으면 좋다. 우리 몸에 나 있는 머리털, 솜털, 눈썹 털과 사춘기가 오면 나는 겨드랑이털, 생식기 털에 대해 자연스럽게 알려줄 수 있다.

    털에 대한 그림책을 읽기 전에 털에 대해 거부감을 표현하는 아이들이 있다. 하지만 털이 우리 몸에서 하는 일을 설명하고 나면 '털은 우리 몸에 필요해서 있는 것이구나' 생각하게 된다. 털의 기능을 설명할 때 시작은 머리털부터 한다. 머리털 없다면 어떻게 될까? 눈썹이 없다면 어떻게 될까? 질문을 하고 아이들의 답변을 들은 다음 각 부위 털의 기능을 설명하는 식으로 진행한다. 머리털의 역할은 머리를 충격, 추위, 더위 등으로부터 보호하고 나의 모습을 예쁘게 한다. 위 눈썹은 이마에 흐르는 땀이 눈으로 들어가지 않게 하여 눈을 보호하고, 속눈썹은 눈에 먼지나 이물질이 들어가는 것을 막기 위해 있다. 겨드랑이와 생식기에 난 털은 사춘기가 되면서 몸이 커지고 움직임이 많아지면서 땀도 많이 나고 마찰이 생겨 피부를 상하게 할 수 있다. 이때 털이 땀을 흡수하고 마찰을 줄여 겨드랑이와 생식기를 보호해준다.

    이렇게 털이 왜 필요한지 설명하고, 『털이 좋아』를 읽고, 그림책에서처럼 나에게도 내 소원을 들어주는 털이 생긴다면 어떤 털이 생기면 좋을지 '소망의 털' 주제로 그림책 활동을 한다. 아이들은 '하루 동안 힘이 들 때 오늘도 수고했어라고 말해주는 털(수고 털)' '엄마 아빠가 싸우지 않고 매일 행복할 수 있는 털' '누구나 날 보면 사랑에 빠지게 되는 털(남자친구가 생기고 싶어서)' 등이 있으면 좋겠다는 소망을 자유롭게 표현한다.

그림책이 수업과 만나면

◾ 우리 주변에 있는 구멍 알아보기(그림책 읽기 전 활동)

우리 주변에는 많은 구멍이 있습니다. 아래 그림은 어떤 구멍인지 상상하며 그려보세요.			우리 몸에도 구멍이 많습니다. 구멍이 어디에 있을까요? 생각나는 대로 써보세요.
	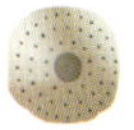	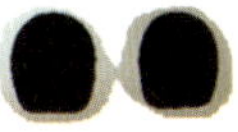	
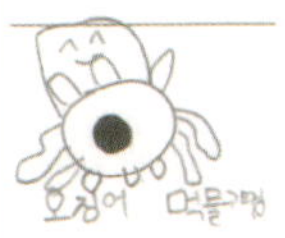	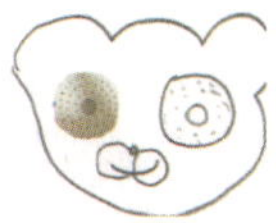	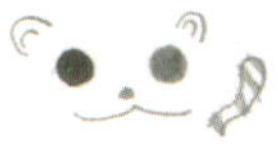	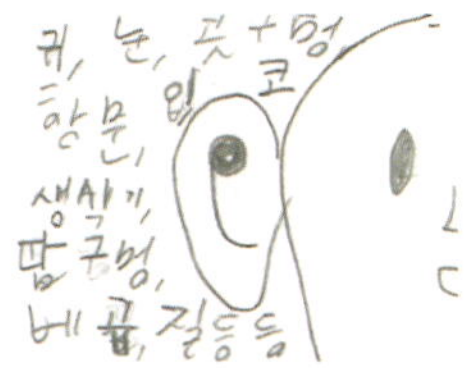

◾ 우리 몸의 구멍이 막힌다면 어떻게 될까?

실제 몸의 구멍을 막아보거나, 질문을 통해 역할과 기능을 알아보고, 중요성을 알아본다.

■ 보이는 구멍

얼굴에 있는 구멍들을 하나하나 손으로 실제로 막아보고, 막았을 때의 느낌을 말해본다.

- 코(숨구멍)를 막아보라고 한다. (막았을 때의 느낌을 질문한다.)
- 눈(눈구멍)을 막아보라고 한다.
- 귀(귓구멍)를 막아보라고 한다.

■ 옷으로 가려진 구멍

- 대변이 나오는 구멍이 막힌다면 어떻게 될까?

1장. 궁금해, 성(性)　**47**

- 소변이 나오는 구멍이 막힌다면 어떻게 될까?

▣ 『우리 몸의 구멍』과 성교육

'아기는 아기 구멍으로 나와 아기 구멍은 여자만 있지.'

- 왜 아기는 머리가 아래로 향하고 있을까?
- 아기는 엄마 배 속에서 몇 개월 동안 살까?
- 신체의 명칭 알려주기

  "아기가 자라는 곳은 '자궁'이고, 아기가 나오는 곳의 이름은 '질' 입니다."

- 아이를 가지기 전 엄마의 자궁은 어떤 준비를 할까?(이 질문은 저학년에서 설명이 필요한 상황일 때 한다.)

  자궁에서는 아기가 생기기 전에 아기에게 필요한 영양분 같은 것들을 자궁벽에 준비하고, 아기가 생기지 않으면 준비한 것들이 오래되어 몸 밖으로 내보내 버리고 다시 새로운 것을 준비한다. 밖으로 내보낼 때 상처가 나서 아프고 피가 난다. 아프고 피가 날 때 밴드를 붙이는 것처럼 이때는 밴드 대신 패드와 같은 여성 물품을 사용한다고 설명하며 사춘기 몸의 변화에 자연스럽게 다가선다. 이러한 몸의 변화는 한 달에 한 번씩 일어나고, 그래서 '월경'이라고 부른다고 알려준다.

▣ 『털이 좋아』 또는 『우리 몸 털털털』

- 머리털(눈썹, 속눈썹)이 없다면 어떻게 될까?
- 겨드랑이와 생식기 털은 어떤 기능을 할까?

【소원을 들어주는 털】

- 나에게도 소원을 들어주는 털이 생긴다면 어떤 털이 있으면 좋을까? 어떤 털이 있으면 좋을지 써본다.

"나도 그런 털이 있으면 좋겠어."
그러면 무거운 것도 번쩍 들고 / 멋지게 수영도 하고 / 친구에게 자전거도 태워 주고 / 맛있는 빵도 만들 수 있을 테니까./ 엄마 아빠처럼 멋진 어른이 될 수 있을 테니까

나에게는 어떤 털이 있으면 좋을까요? 글이나 그림으로 표현해본다.

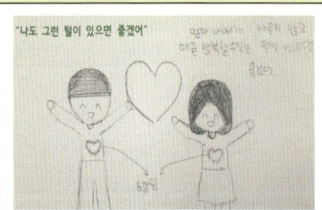	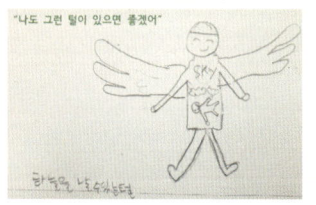
엄마, 아빠가 싸우지 않고 매일 행복할 수 있는 털이 있으면 좋겠어.	하늘을 날 수 있는 털

사춘기

성과 사춘기

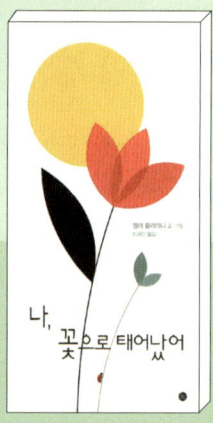

나, 꽃으로 태어났어
엠마 줄리아니 글·그림, 이세진 옮김, 비룡소

중요 질문 및 내용

- 나는 사춘기일까?
- 성(sex)의 어원을 알아보고 성이란 무엇인지 이미지 카드로 표현하기
- 사춘기(思春期)의 의미를 알고 사춘기 진단하기

성과 사춘기의 개념

고대 그리스 철학자 플라톤의 대표작 가운데 『향연』에 소개된 신화 이야기에서 섹스(Sex)의 어원을 살펴보자. '향연'이란 그리스어로 '함께 마신다'라는 뜻이다. '향연'에서 그리스 지식인들이 술잔을 주고받으며 열띠게 토론한 주제 중의 하나는 '사랑(에로스)'이다. 그중에서도 극작가인 아리스토파네스의 남녀 사랑의 기원에 관한 이야기는 크게 주목을 받았다.* 이 이야기에 따르면, 인간의 성은 남, 여 둘만이 아니라 남녀추니(남자의 생식기와 여자의 생식기를 둘 다 가지고 있는 사람)를 합해 셋이었다. 이들이 엄청난 힘으로 하늘에 올라와 신들을 공격하자 신들은 인간을 어떻게 처벌할까 고민하기 시작했다. 멸망시키기보다는 힘을 약화시키기로 결정한 제우스는 인간을 두 조각으로 나눈 뒤 아폴론에게 치료하라고 명령했다. 아폴론은 상처를 치료하면서 배꼽을 만들어 인간의 과거 잘못을 상기하도록 했다. 원래 하나였던 몸이 양쪽으로 갈라졌기 때문에 한쪽은 다른 쪽을 그리워하는 것이라고 한다.

그렇게 분리된 생물학적 성(性)을 가리켜 sex(섹스)라고 하는데, 이는 분할(分割)을 의미하는 라틴어 sexus에서 나온 말이다. sex라는 영어 단어는 14세기 『성경』을 영어로 번역하면서 처음 사용되었으며, 오늘날처럼 성교(sexual intercourse)라는 의미로 사용된 것은 20세기부터다. 1929년 데이비드 로렌스(David. H. Lawerence)의 소설에서 처음 나온 것으로 알려져 있다.**

보통 '섹스'하면 떠오르는 생각을 말해보자고 하면 아이들은 순간 멈

---

* '인간과 성' 교육연구소, 『성교육 상식사전』(2015), 80쪽
** 강준만, 『인문학은 언어에서 태어났다』, 인물과 사상사(2018), 169쪽

칫하기도 하고 '야해요' '이상해요' '변태가 생각나요'라고 말을 하기도 한다. 섹스는 일차적으로 개인이 태어나면서부터 가지는 생물학적인 성별을 의미한다. 그래서 성별을 표기하는 문서 등에 성별을 'Sex'라고 쓴다. Sex라는 단어가 야하고 부정적인 이미지를 갖게 된 이유 중 하나는 성을 상품화하거나 몸의 이미지를 지나치게 강조하는 문화 때문이다. 제품의 특성과 전혀 관계없는 몸의 노출과 자극적인 섹스 어필 카피가 광고에 등장하기도 한다. 이런 방법은 쉽게 사람들의 관심을 불러일으켜 제품의 구매로 이어지게 만든다.

한자에서 성(性)은 마음(心)과 몸(生)이 합쳐져서 만들어진 합성어로서 마음과 몸을 합쳐 인간 전체를 이룬다는 의미로서 전인적인 인간을 말한다. 어원으로 볼 때 성이란 마음과 몸이 같이 있는 것으로 단순한 성행동이나 육체적인 성의 결합만을 의미하고 있지 않다는 것이다.

사춘기(思春期)라는 한자를 살펴보면 생각 사(思), 봄 춘(春) 기약할 기(期)이다. '봄을 생각하는 시기', '생각이 봄처럼 활짝 피는 시기'로 풀이할 수 있다. '봄을 생각하고 봄처럼 생각이 활짝 핀다'라는 의미는 무엇일까? 봄이 오면 아무것도 없던 산과 들의 나무와 땅에서 싹이 나고 꽃이 피듯 사람에게도 사춘기라는 봄이 오면 얼굴에는 여드름이라는 꽃이 피고, 겨드랑이와 생식기에 털이 나고, 가슴이 나오고, 남자는 정자가, 여자는 난자가 나온다. 마음에는 이성에 대한 그리움이라는 싹이 난다. 나는 누구인가에 대한 근본적인 물음을 하면서 나를 알아가기 시작한다. 같은 봄이어도 개나리처럼 일찍 피는 꽃이 있는가 하면, 영산홍처럼 늦게 피는 꽃이 있듯 사춘기 변화도 개인차가 있고 남녀 차이가 있다. 나무에 봄이 오면 새싹이 나고 꽃이 피는 것이 자연스럽듯 사춘기 몸과 마음의 변화는 봄이 오듯 자연스럽고 건강하다는 의미이다.

생물이 자기와 같은 종류의 개체를 새로이 만들어내는 것을 생식(生殖)이라고 한다. 생식기(生殖器)는 날 생(生), 자라다 식(殖), 그릇 기(器)로 생명이 자라나는 기관을 말한다. 생명이 자라는 곳이기 때문에 소중하다.

성징(性徵, sexual characteristics)은 남자, 여자를 구별할 수 있는 성의 징표다. 갓 태어났을 때 생물학적으로 남녀를 구별할 수 있는 징표는 생식기이다. 따라서 생식기는 남녀를 구분할 수 있는 첫 번째 징표, 1차성징이라 할 수 있다. 생식기는 아니지만, 성별을 구분할 수 있게 하는 특징(예컨대 인간의 경우 수컷의 수염과 암컷의 유방)을 2차성징이라 한다. 1차성징은 태어나서부터, 2차성징은 사춘기에 확인할 수 있다.

성에 대해 올바른 인식을 가진다는 것은 내 몸을 이해하고 사랑하는 것에서 시작된다. 더 나아가 다른 사람의 성에 대해서도 존중하고 예의를 갖춰야 한다. 성적으로 건강한 사람은 일생 자신의 성을 바람직한 방향으로 즐기고 표현하며, 삶에 도움을 주는 성행위와 자신이나 타인에게 해를 끼치는 성행위를 구분할 줄 안다. 그리고 다른 사람들의 권리를 인정해 주면서 자신의 성을 자유롭게 표현한다.

꽃과 사춘기

『나, 꽃으로 태어났어』는 2014년 볼로냐 라가치상 오페라 프리마 부문 우수상을 받은 그림책이다. 꽃이 할 수 있는 멋진 일들이 그림과 함께 펼쳐진다. 책 속 접혀 있는 꽃잎을 펼치기 전에는 전체적으로 흑백으로 되어 있다. 아직 피지 않은 꽃봉오리를 접어놓아 종이 꽃잎을 펼쳐, 피워내는 즐거움이 있다.

꽃은 하루아침에 피지 않는다. 까만 밤 별빛 한 모금, 뜨거운 햇살 한 모금, 거센 비바람 한 모금을 모아 빨강, 노랑, 보라 각양각색의 꽃이 핀다. 또 까만 밤 달빛의 축하를 받으며 피고, 밝은 햇빛 아래에서도 핀다. 봄에도 피고 여름에도 피고 가을에도 핀다.

꽃은 사람을 가깝게 이어주기도 하고, 내 마음속 사랑을 전해주기도 한다. 내 앞에 있는 사람이 가장 근사하게 보이도록 꾸며주기도 하며, 세상의 마지막 안녕을 같이 하기도 한다. 꽃은 가녀리고 연약하지만, 세상을 아름답게 만들고 누군가에게 위안이 된다. 꽃은 서로에게 의미 있게 오래도록 기억되길 바라는 마음을 담기도 한다. 이 마음을 시인 김춘수는 '꽃'으로 표현하였다. '내가 그의 이름을 불러주기 전에는 그는 다만 하나의 몸짓에 지나지 않았다. 내가 그의 이름을 불러주었을 때, 그는 나에게로 와서 꽃이 되었다. 내가 그의 이름을 불러준 것처럼 나의 이 빛깔과 향기에 알맞은 누가 나의 이름을 불러 다오. 그에게로 가서 나도 그의 꽃이 되고 싶다.' 사춘기는 나의 빛깔과 향기를 찾아가는 시기이다. 나는 누구이며 앞으로 어떻게 살아갈까를 고민하는 시기이다.

식물에서 꽃은 생식기다. 꽃이 생식기라고 말하면 아이들은 한참을 생각한다. 꽃만큼 생명을 만드는 곳을 아름답게 보여주는 생물은 많지 않다.

인간의 생명은 성(sex)을 통해 태어난다. 하지만 자본주의 시대에는 성을 상품화하여 판다. 상품은 잘 팔려야 돈을 벌 수 있다. 잘 팔리게 하기 위해서는 평범해서는 안 된다. 유혹적이고 자극적이고 가볍게 웃고 즐길 수 있는 오락거리로 만들어야 한다. 이렇게 만들어진 오락거리는 인터넷과 대중매체 발달로 파급력이 극대화되어 성인뿐만 아니라 어린아이들에게 나쁜 영향을 미치고 있다. 섹스의 의미도 음란물이나 대중문화의 영향으로 쾌락적이고 성교로만 인식하게 만들고 있다.

희랍어 'sexus'에서 '자른다'는 의미를 곰곰이 생각해보면 또 다른 의미를 찾게 된다. 무엇을 자른다는 걸까? '탯줄을 자른다'는 의미를 생각해볼 수 있다. '탯줄을 자른다'는 의미는 무엇일까? 엄마 배 속에 있을 때는 엄마가 먹고 숨 쉰 것이 탯줄을 통해 들어와 태아는 숨 쉬지 않아도, 먹지 않아도 되었다. 말 그대로 편안한 환경이다. 편안하다고 엄마 배 속에 계속 있다면 어떻게 될까? 엄마도 아이도 모두 위험하게 된다. 그래서 세상에 나오고 탯줄을 자름으로써 스스로 숨을 쉬고 먹는 생명의 독립을 하게 된다. 세상에서 스스로 살아가는 첫 독립이다. 점차 크면서 정서적, 정신적, 경제적으로, 자신을 책임질 수 있게 되고, 사랑하는 사람을 만나며 결혼도 하여 가정도 꾸려 독립하게 된다. 따라서 성(sex)은 단순히 생물학적 남녀나 육체적인 성관계만을 의미하지 않고, 한 사람으로서의 독립을 의미하고, 독립된 후에야 비로소 더 많은 선택과 자유를 누릴 수 있게 된다.

사춘기는 인생에 있어 꽃이 피기 시작하는 시기이다. 사춘기를 맞이한 아이들에게 『나, 꽃으로 태어났어』를 통해 마음껏 아름다움을 뽐내라고 응원하고, 어른으로 독립을 준비하는 아이들을 축하하고, 성의 의미를 다시 생각해보게 할 수 있다.

그림책이 수업과 만나면

▣ 성(sex)이란 무엇일까? 이미지 카드를 이용해 표현해보기

'성은 ~ 것이다. 왜냐하면 ~ 때문이다.'

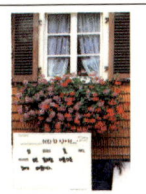	성은 꽃이다. 왜냐하면, 성은 꽃처럼 아름다운 것이기 때문이다.
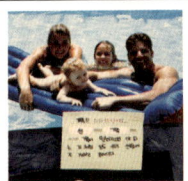	성은 가족이다. 왜냐하면, 가족이 멀어지면 안 되는 것처럼 성도 우리 생활에 꼭 필요한 존재이다.
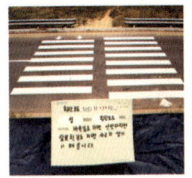	성은 횡단보도이다. 왜냐하면, 바른길로 가면 안전하지만 잘못된 길로 가면 사고가 생기기 때문이다.
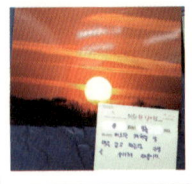	성은 일출이다. 왜냐하면, 떠오르는 해처럼 생명을 가질 수 있고, 책임으로 인생을 살아가기 때문이다.

☞ 자신이 생각하는 성의 이미지와 가까운 카드를 고른 후 포스트잇으로 '성은 ~ 것이다. 왜냐하면 ~ 때문이다.' 로 자신의 생각을 표현한다.

▣ 나는 이 시기부터 '사춘기'라고 생각한다

5학년, 6학년, 중학교 1학년, 중학교 2학년, 중학교 3학년 항목 중에서 자신이 생각하는 사춘기 시기에 포스트잇을 붙인다. 여자는 노란색, 남자는 초록색 포스트잇으로 색을 달리하여 남자와 여자의 생각 차이를 알아본다.

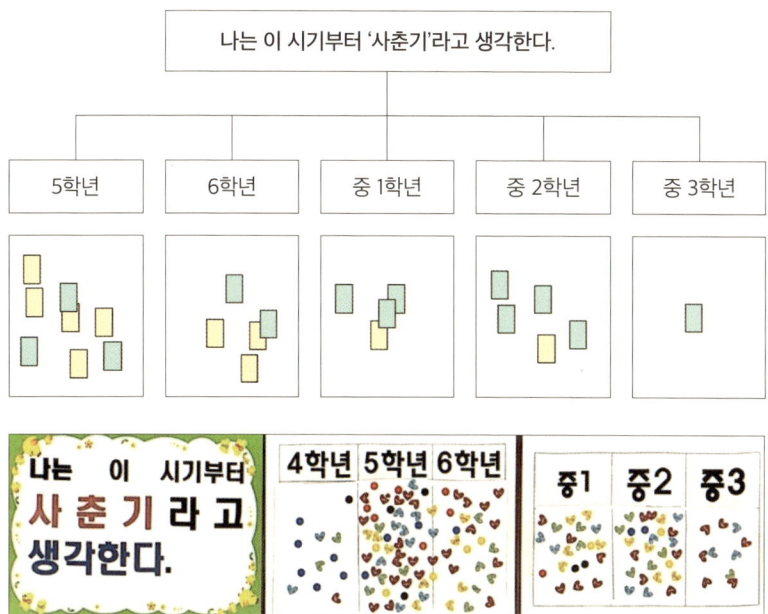

◙ 나는 '사춘기일까?' 진단하기(마음)

테스트 항목을 보고 '예'로 답한 개수를 세어 자신의 개수에 해당한 칸에 포스트잇을 붙인다.

여자는 노란색, 남자는 초록색 포스트잇으로 색을 달리하여 남자와 여

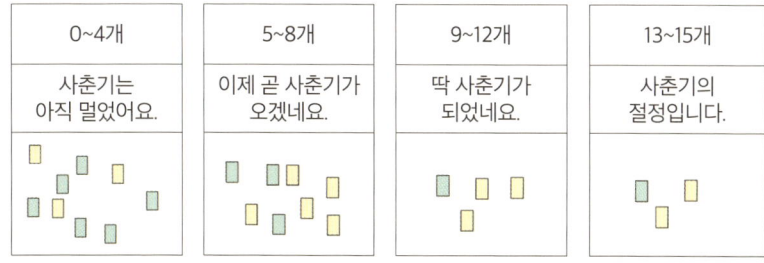

자의 생각 차이를 알아본다.

테스트 항목(항목에 표시하세요)	
1. 부모님과는 이야기가 안 통해요.	예( )
2. 엄마가 잔소리하면 신경질 나요.	예( )
3. 부모님은 나를 잘 이해하지 못해요.	예( )
4. 친구들 전화번호나 생일을 예쁘게 정리해 두었어요.	예( )
5. 거울을 보는 일이 많아졌어요.	예( )
6. 새로운 친구를 사귀는 것이 점점 힘들어요.	예( )
7. 어떤 일을 결정할 때 친구의 말을 잘 따르는 편이에요.	예( )
8. 거짓말을 한 적이 많아요.	예( )
9. 혼자 있고 싶을 때가 많아요.	예( )
10. 친구들과 전화나 SNS를 자주 해요.	예( )
11. 부모님보다 친구들과 있는 것이 더 좋아요.	예( )
12. 동생(혹은 형)과 다투는 일이 많아졌어요.	예( )
13. 옷차림에 신경이 많이 쓰여요.	예( )
14. 좋아하는 남자친구(혹은 여자친구)가 있어요.	예( )
15. 가수나 연예인 팬클럽에 가입한 적이 있어요.	예( )
결과('예'에 답한 개수) _____개	

◨ '사춘기'를 맞이한 우리, 축하 노래 부르기

"사춘기는 꽃으로 피어나는 시기입니다. 여러분 지금까지 잘 자라서 사춘기를 맞이한 것을 축하합니다. 여러분의 향기와 빛깔을 잘 찾아 앞으로 여러분만의 꽃을 활짝 피워보기 바랍니다."

'모두가 꽃이야'

(작사/작곡/편곡: 류 형선)

산에 피어도 꽃이고 들에 피어도 꽃이고 길가에 피어도 꽃이고 모두 다 꽃이야
아무 데나 피어도 생긴 대로 피어도 이름 없이 피어도 모두 다 꽃이야
봄에 피어도 꽃이고 여름에 피어도 꽃이고 몰래 피어도 꽃이고 모두 다 꽃이야
아무 데나 피어도 생긴 대로 피어도 이름 없이 피어도 모두 다 꽃이야
산에 피어도 꽃이고 들에 피어도 꽃이고 길가에 피어도 꽃이고 모두 다 꽃이야
아무 데나 피어도 생긴 대로 피어도 이름 없이 피어도 모두 다 꽃이야(후렴).

사춘기

2차성징

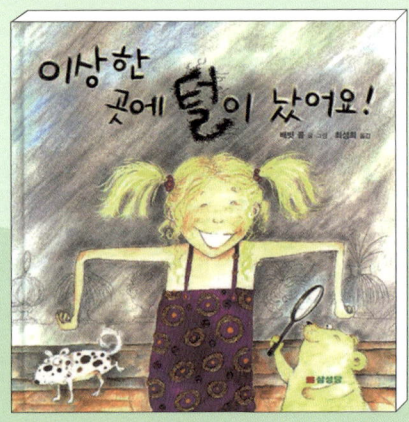

이상한 곳에 털이 났어요
배빗 콜 글·그림, 최성희 옮김, 삼성당

중요 질문 및 내용

✖ 사춘기에는 어떤 변화가 일어날까?

✖ 사춘기 변화의 공통점과 차이점을 모둠 비주얼씽킹으로 토의하기

사춘기의 몸과 마음의 변화

사춘기를 표현하는 단어만 살펴봐도 사춘기 아이들에게 나타날 여러 가지 변화를 짐작할 수 있다. 'Puberty'는 라틴어의 'pubescere'에서 유래된 말로 털이 많아진다는 뜻이고, 'Adolescence'는 청소년기를 의미하는 단어로 '성장, 성숙'을 의미한다. 또한 청소년 심리학자 스탠리 홀은 아주 빠르게 부는 바람과 무섭게 소용돌이치는 물결이라는 뜻으로 '질풍노도'라는 단어를 사용하여 격동적인 감정변화가 일어나는 시기로 표현했다.

그럼 사춘기에는 왜 이런 변화가 일어나는지 살펴보자. 1차성징(Primary sexual character)은 남자 여자를 구별하는 성징의 차이로 성염색체에 의해 수정 후 6주쯤 이미 결정된다. 2차성징(Second sexual character)은 신체의 성장과 함께 성적기능이 활발해지고 생식기능이 완성되어가는 변화를 의미한다. 바로 우리가 사춘기라고 부르는 시기이다. 사춘기는 대략 여자는 10세경, 남자는 12세경에 시작하는데, 개인마다 다른 이유는 뇌가 2차성징을 촉진하는 호르몬을 언제 분비할 것인지 결정하기 때문이다. 뇌의 시상하부에서 생식선 자극 호르몬을 분비하면, 뇌하수체에서 여포자극호르몬과 황체형성호르몬을 분비한다. 이의 자극으로 난소에서는 여성호르몬을 대표하는 에스트로겐을, 고환에서는 남성호르몬을 대표하는 테스토스테론을 분비한다. 그렇다고 여자에게는 에스트로겐만, 남자에게는 테스토스테론만 분비되는 건 아니다. 남녀 모두 두 호르몬을 가지고 태어나지만, 사춘기가 되면 여자는 에스트로겐이 더 많이 분비되고 남자는 테스토스테론이 더 많이 분비된다. 그래서 여자는 여성으로서의 신체적 특징이, 남자는 남성으로서의 신체적 특징이 도드라진다.

여자는 유선과 지방조직이 발달하여 유두가 돌출되고 유방 전체가 흥부에서 돌출되기 시작한다. 보통 16세를 전후하여 성인 여성의 유방 형태를 갖추게 된다. 또한 골반이 넓어지며 엉덩이가 커지고, 피하지방이 증가하면서 몸무게가 늘어난다. 남자는 고환이 커지고 음낭이 착색되면서 점점 짙어지다 16세 전후에 성인 남성의 크기만큼 자란다. 남성호르몬인 테스토스테론은 지방을 감소시키고 근육량을 증가시키며 근력을 강화시킨다. 그래서 여자에 비해 남자들이 어깨와 가슴이 넓어지며 몸집이 커지고, 손발과 사지가 길어진다. 또한 남녀 모두 땀과 피지의 왕성한 분비로 여드름이 생기거나 땀을 흘린 후 몸에서 냄새가 나기도 하므로 청결에 각별히 신경을 써야 한다.

몸의 여기저기 나기 시작하는 '털' 또한 아이들의 관심을 사로잡는 변화이다. 'Puberty'는 털, 음모, 수염 등을 의미하는 단어이다. 아이들이 보통 '겨털'이라고 부르는 겨드랑이에 나는 털은 '액모'라 하고, 턱에 나는 털을 수염, 생식기에 나는 털을 음모, 가슴에 나는 털을 흉모라 한다. 물론 팔, 다리에도 털이 나오기 시작한다. 털은 우리 몸을 보호하고 체온을 유지시켜 주며 마찰을 줄여주는 등 중요한 역할을 한다. 그래서 아이들이 몸에 나는 털을 귀찮아하거나 쓸모없는 것으로 생각하여 무조건 밀어야 한다고 생각하지 않도록 해야 한다.

사춘기의 심리변화 또한 중요하다. 사춘기는 구속이나 간섭받기를 싫어하고 정서와 감정이 불안정한 시기이다. 인간의 뇌는 3층 구조로 이루어져 있다. 가장 안쪽부터 1층은 생명의 뇌, 2층은 감정의 뇌, 3층은 이성의 뇌이고, 발달 순서도 1층, 2층, 3층 순으로 이루어진다. 생명의 뇌인 뇌간은 호흡, 맥박 등 인간의 기본적 생명과 관련된 기능을 담당하고, 감정의 뇌인 변연계는 기억, 감정 등을 관장한다. 그리고 이성의 뇌인 전두엽은 자기를 인식하고 행동을 계획하며 감정, 충동, 욕구 등을 조절한다. 전두엽은 사춘기가 지나 훨씬 늦은 나이에 완성되는데, 이때 전두엽이 제대로 작동하지 못하면 감정과 욕구를 잘 조절하지 못해 충동을 억제하기 어려워진다. 즉 감정의 뇌보다 이성의 뇌 발달이 서서히 일어나고, 즉각적이고 강렬한 감정을 처리하는 편도체(Amygdala)의 발달이 두드러지며 질풍노도의 심리적 변화를 맞이하게 된다. 사춘기의 뇌는 쉽게 말하면 '공사 중'이고 전두엽의 기능이 제대로 작동하기에는 아직은 미숙하고 불완전한 상태이다. 그렇다고 충동적으로 행동하거나 내 맘대로 해도 된다는 뜻은 아니다. 공사 중인 뇌를 어떠한 모습으로 완성시켜 나갈지는 결국 자신에게 달려있다. 나는 누구인지, 무엇을 좋아하는지, 앞으로 어떻게 해야 하는지 고민하며 자신의 정체성을 찾아가야 한다.

사춘기 신체, 심리변화는 개인에 따라, 남녀에 따라 나타나는 시기는 다르지만 누구에게나 찾아온다. 2차성징이 나타난다는 것은 자연스러운 과정이고, 내 몸이 건강하게 성장하고 있다는 증거이다. 그러므로 감사하게 이러한 변화 과정을 받아들이고 어떻게 하면 좀 더 지혜롭게 대처할 수 있을지 생각해보아야 한다.

난 언제 커서 어른이 될까?

팔을 기역 자로 벌리고 있는 아이의 표정은 익살스럽고 발랄하다. 돋보기로 뽀송뽀송한 겨드랑이 털을 보고 있는 곰인형(테드)도 호기심 가득한 얼굴이다.

저자 배빗 콜은 '성'이라는 진지한 내용을 친근하고 유머러스하게 그림책으로 아이들과 소통하는 작가다. 그의 다른 책 『엄마가 알을 낳았대』

도 아이들을 푹 빠져들게 하는 매력이 있다. 부모님은 엄마가 낳은 알 속에서 아기가 나왔다고 알려준다. 아이들은 그게 아니라며 어떻게 아기가 생기는지 오히려 자신들이 그림을 그려 재치 있게 부모에게 설명한다. 이러한 과정을 통해 임신과 출산을 자연스럽게 받아들이도록 하고 있다.『이상한 곳에 털이 났어요』는 곰 인형 테드가 엄마, 아빠의 사춘기를 소녀에게 친절하게 설명해주는 내용이다. 그래서 2차성징을 자연스럽게 받아들이고 남녀의 차이를 알아가기에 안성맞춤이다. 여자아이가 엄마, 아빠의 웨딩사진을 보며 테드에게 '난 언제 커서 어른이 될까?' 라고 물어보며 이야기가 시작된다. 사춘기는 아이에서 어른으로 성장하는 과정이다. 부모 또한 과거 사춘기가 있었기에 부모를 통해 아이의 미래 모습을 볼 수 있고, 아이의 현재는 부모의 과거 모습이 들어 있다. 그래서 부모의 사춘기 시절 이야기를 함께 나누는 것은 자연스럽게 사춘기를 받아들일 수 있는 또 하나의 방법이다.

가장 좋은 성교육은 테드처럼 엄마, 아빠의 이야기를 자녀에게 들려주는 것이다. 부모가 어떻게 사춘기를 보냈는지, 엄마 아빠가 만나서 연애를 하고 결혼을 해서 나를 낳을 때 어떤 감정이었는지, 아이와 함께 자주 이야기할수록 자존감도 높아지고 사춘기를 긍정적으로 받아들인다. 테드는 아이의 눈높이에 맞게 호르몬 아저씨와 아주머니의 활약을 글과 그림으로 쉽고 재미있게 설명해준다. 남녀의 맨몸 그림도 전혀 이상하지 않고 귀여운 모습으로 친근하다. 험상궂은 털북숭이 괴물처럼 생긴 호르몬 아저씨와 아주머니는 아이를 어른으로 변화시킬 약을 제조하여 털, 가슴, 자궁, 뇌, 뼈, 피부, 관절로 보낸다. 여자는 가슴이 봉긋 솟아오르고 털이 나고 목소리가 깊고 아름다워지고 월경이 시작된다. 월경에 대해서는 무서운 기분이 들 때도 있고 힘들 수도 있다는 것을 사실적으로 말해준다. 사춘기가 지나고 다 자란 엄마의 몸은 근사하고 멋진 모습이다. 이를 보며 자신이 어른이 되었을 때의 모습을 상상하게 된다.

호르몬의 활약은 아빠의 사춘기에도 영향을 미친다. 8살 때는 남성, 여성 호르몬이 같이 나오지만 사춘기가 되면서 남성 호르몬이 더 많이 분비되어 어깨가 벌어지고, 음경이 커지고 털이 나고 이성에 관심을 갖는다고 설명한다. 그리고 몽정 설명도 빠지지 않는다. 거울에 비친 잘생긴 청년의 모습은 근사하고 멋있다. 그리고 엄마 아빠가 만나 첫눈에 반해 사랑에 빠지는 장면과 주인공이 태어났을 때의 모습까지 유쾌한 한 편의 성장 드라마 같다. 다 읽고 나면 막연하게 생각했던 2차성징이 두려움이 아니라 기대하고 기다리는 마음이 들게 만든다.

아이가 2차성징이 나타나기 전이거나 이제 막 시작한다면 책을 가볍게 끝까지 읽어보고 아이가 궁금해하는 것을 이야기 나누면 좋다. 그러나 2차성징이 진행되고 있는 고학년이라면 교사의 부가적인 설명이 있어야 한다. 가령 이 책에서는 호르몬 아저씨와 호르몬 아주머니가 여러 가지 변화를 설명해주지만 구체적이지는 않다. 그래서 호르몬이 우리 몸에서 어떻게 작용하고, 어떻게 하면 사춘기를 잘 보낼 수 있는지 뇌의 기능과 함께 설명해주면 도움이 된다.

뇌의 구조는 양손을 이용하여 설명하면 쉽게 이해할 수 있다. 왼손을 주먹 쥐고 그 위에 오른손 손바닥을 엎는다. 왼쪽 손목 아래를 뇌의 1층 뇌간, 주먹을 2층 변연계, 오른손바닥이 3층 대뇌피질이다. 3층 뇌인 전두엽을 발달시키기 위해서는 뇌를 많이 쓰는 일을 하면 좋다. 좋은 책을 많이 읽고, 열심히 공부하고, 운동하고, 새로운 경험을 많이 하면 할수록 뇌는 더욱더 발달한다. 그리고 월경, 몽정의 시작은 뇌와 함께 내가 건강하게 성장하고 있다는 뜻이므로 감사하게 받아들여야 한다.

마지막으로 이 책에 표현된 '고추'라는 표현보다는 '음경' 같은 생식기의 정확한 명칭을 쓰도록 지도해야 하고, 털이 나는 곳은 우리 몸의 이상한 곳이 아니라, 소중한 곳임을 알고 잘 관리하도록 해야 한다.

그림책이 수업과 만나면

▣ 엄마, 아빠의 사춘기 시절 공통점과 차이점 알아보기

『이상한 곳에 털이 났어요』를 읽고 책에 있는 엄마 아빠의 사춘기 시절 남녀의 차이점과 공통점을 찾아 분류한다. 그리고 자신이 알고 있는 새로운 내용도 추가한다.

남자	공통점	여자
어깨가 벌어짐 목소리가 굵어짐. 여자 애들에게 관심을 갖기 시작. 아빠가 될 능력 끈적한 것이 몸 밖으로 나옴. 수염. 가슴에 털남 다리에 털남 콧수염	호르몬 아이에서 어른으로 변화하는 것 키가 자람 여드름 기분 변화 (기분이 좋았다가 막 화냄.) 키와 몸무게 급성장	예민함 솟 목소리 생리 가슴이 봉긋 솟아오름. 한달에 한번 남친 앞에서 가슴이 두근

[사춘기 남녀의 공통점과 차이점]

☞ 자기 생각을 적어보라고 하면 몽정, 월경, 가슴 같은 예민한 이야기가 자연스럽게 나오지 않는데, 책에 있는 내용을 찾아서 분류하고 유목화하는 활동이므로 서로 협동하며, 즐겁게 참여할 수 있다. 가장 중요한

것은 남녀가 함께하며 자연스럽게 상대방의 변화를 알게 된다는 점이다.

책에서 찾은 사춘기 남녀의 공통점과 차이점은 위와 같다. 이성의 차이점을 아는 것은 매우 중요하다. 특히 2차성징의 가장 큰 변화인 몽정과 월경에 대해서는 같은 공간에서 서로 나눌 기회가 없기에 차이를 정확히 이해하고 서로 배려하고 존중할 수 있는 마음을 갖도록 해야 한다. 아이들은 갑자기 월경이나 몽정을 하게 되면 어떻게 하냐고 두려운 마음을 내비치곤 한다. 사춘기가 어떻게 진행되는지 알면 미리 마음의 준비를 할 수 있다. 개인에 따라 다르지만, 2~3년의 시간을 두고 서서히 변화되므로 내 몸이 어떻게 변화하고 있는지 평소에 자기 몸을 잘 관찰하는 것이 중요하다. 다음은 남녀의 사춘기 신체 변화 순서이다.

- 여자: 젖멍울 → 음모 출현 → 겨드랑이 털 출현 → 키 급증 → 초경
- 남자: 고환 커짐 → 음모 출현 → 겨드랑이 털 출현 → 사정 → 키 급증 → 얼굴 털

▣ 사춘기 변화를 비주얼씽킹으로 표현하고 토의하기
가운데 원은 사춘기 남녀의 공통점을, 바깥 원은 남녀의 차이점을 간단한 글과 그림으로 표현한다.

- 가운데는 남녀의 공통점을 적는다. 위의 활동에서 나타난 남녀의 공통점은 4가지이다.
  뇌에서 생각을 전달한다. 키가 큰다. 여드름이 난다. 감정변화

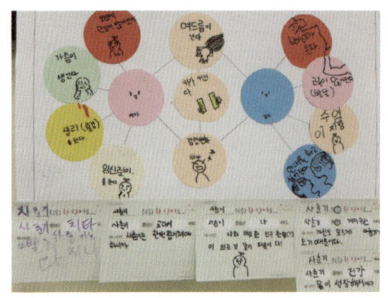 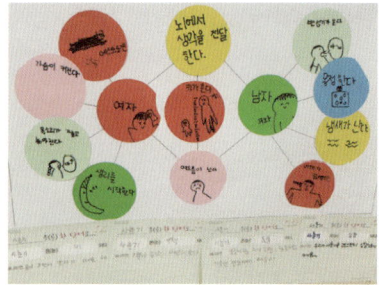

[(모둠) 더블 버블맵 비주얼씽킹 활동]

- 양쪽의 바깥 원은 남녀의 차이점을 적는다.
  「여자: 에스트로겐, 가슴이 커진다. 목소리가 가늘고 높아진다. 생리를 시작한다. 외모에 관심이 많아진다. 임신 준비」
  「남자: 변성기, 몽정, 냄새가 난다. 어깨가 넓어진다. 근육 발달, 수염, 연애를 하고 싶어진다」

☞ 비주얼씽킹(visual thinking)은 자신의 생각을 글과 이미지 등을 통해 체계화하고 기억력과 이해력을 키우는 시각적 사고 방법이다. 여러 가지 맵 중 더블 버블맵은 공통점을 찾고 차이점을 분류하여 시각적으로 체계화하기에 용이하다. 개인의 생각뿐 아니라 모둠에서 토의한 내용을 분류하고 표현하기 위해 아이들은 협동심을 발휘한다. 개인당 원 2개(학습지에 있는 원의 크기 만한)와 풀만 있다면 짧은 시간에 완성할 수 있다.

그림책의 내용과 교사의 부연 설명이 더해지니 훨씬 다양하게 아이들의 사고가 넓어졌다. 활동지를 옆 모둠으로 돌려 다른 모둠의 내용을 보면서 친구들의 생각을 공유하고 칭찬 댓글이나 '좋아요' 등의 공감하기 활동으로 이어진다면 더욱더 사고가 확장된다. 모든 활동 후 자신만의 언어로 사춘기를 정의하며 마무리한다.

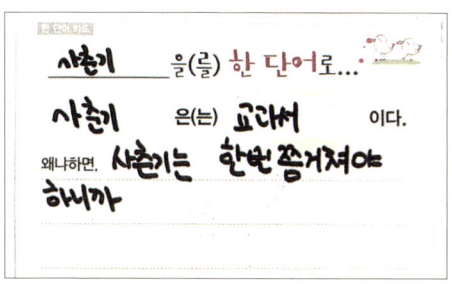

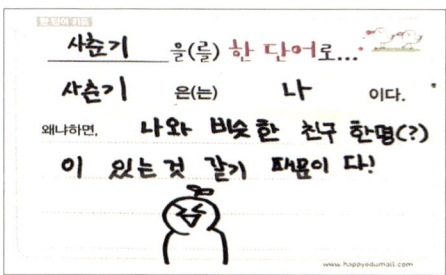

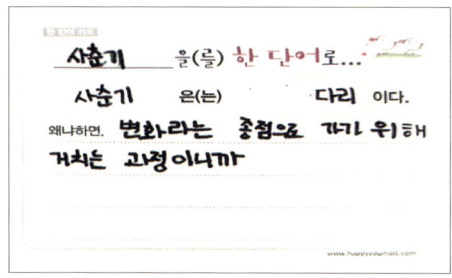

[사춘기는 ___이다. 왜냐하면 ___]

사춘기

월경(초경), 여자아이에서 여성으로

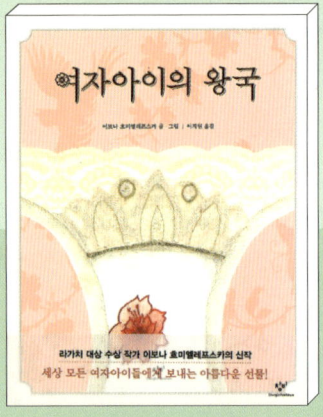

여자아이의 왕국
이보나 흐미엘레프스카 글·그림, 이지원 옮김, 창비

중요 질문 및 내용

✖ 초경은 어떻게 준비해야 할까?

✖ 소행성(소중하고 행복한 우리들의 성) 초경 토크

여성의 특별한 날, 월경

월경은 성숙한 여성의 자궁에서 약 28일을 주기로 출혈하는 생리현상을 말하는데, 성년기에 이른 여성에게 처음으로 있는 월경을 초경이라고 한다. 월경이 달마다 일어나는 일이라면 초경은 처음으로 겪는 일이다. 영어 단어를 살펴보면 달의 의미가 확실해진다. Menstruation(월경)은 '달의 변화'라는 뜻이고, Menarche(초경)은 '달의 시작', Menopause(폐(완)경)은 '달의 것이 없어짐'이라는 뜻이다. 모두 달을 의미하는 그리스어 멘스(mensis)에서 나온 말이다. 월경주기도 달이 변하는 주기(29.5일)와 거의 일치하기 때문에 달의 변화에 비유된다.

비슷하게 쓰는 단어 '생리'와는 어떻게 다를까? 생리(生理)는 생물체의 생물학적 기능과 작용을 일컫는 말이고, 월경은 여성의 신체적 변화(생리) 중 하나다. 생리는 월경이라는 직접적인 표현보단 막연하고 포괄적인 것이므로 월경이라는 단어를 쓰는 것이 올바르다. 사람들이 월경이라는 말 대신 생리라는 말을 많이 쓰는 이유는 월경이 은밀하고 부끄러운 것, 그래서 숨겨야 할 대상이라는 생각이 내포돼 있거나 생리현상이라는 단어에 은근히 묻어가고 싶은 심리가 있기 때문이다. 월경은 여성의 자연스러운 생리현상 중 하나일 뿐이고, 과거에 비해 인식도 많이 달라졌으므로 이제 당당하게 말할 수 있어야 한다.

한 달에 한 번, 약 30년 정도 겪게 될 몸의 변화를 처음 받아들이는 것은 무척이나 당혹스럽고 힘든 과정이다. 준비 없이 초경을 하게 되면 피를 보고 무척 놀랄 것이다. 그러나 초경을 맞을 준비가 되어 있으면 침착하게 받아들이고 반갑게 맞이할 수 있다. 여자라면 누구나 겪게 되는 과정이니 유별나게 굴지 말라거나 시간이 지나면 자연적으로 알게 된다는 식의 대처는 아이에게 도움을 주지 못한다. 여자라면 다 겪는 과정이니 자신이 경험한 초경을 자연스럽게 이야기하며 공감하는 시간을 갖는다면 막연한 두려움에서 벗어날 수 있다. 초경의 신호, 월경주기, 월경주기에 따른 몸의 변화, 월경통과 완화 방법, 생리대(월경대)* 종류 및 착용 방법과 처리법 등 알아야 할 것이 많다. 아이들이 궁금한 것은 언제든 물어보고, 충분히 준비할 수 있는 시간을 갖는다면, 월경에 대한 걱정은 줄어들고, 자연스럽게 맞이할 수 있다.

먼저 월경주기와 월경통에 대해 살펴보자. 사춘기 여자아이들은 월경통에 관심이 많다. 누구나 자신만의 월경주기에 따라 신체와 감정의 변화를 겪게 된다. 월경주기는 '월경기' – '배란 전' – '배란기' – '월경 전' 4단계로 이루어진다. 월경기는 월경혈이 질을 통해 서서히 배출되면서 자궁내막이 재생을 준비하는 시기이다. 월경 직후에는 신체 에너지가 상승하고 생동감이 넘치며, 외향적 활동이 많아진다. 배란 전기는 새로운 난자를 성숙시키는 시기로 심리적으로 긴장이 풀어지고 타인에 대한 관심과 배려가 높아지는 시기이다. 3단계 배란기에는 성숙한 난자가 난소에서 나오는 시기로 질에서 하얗고 끈적한 분비물이 나오며 축축해지는 걸 느낄 수 있다. 컨디션이 좋고 에너지가 최고 수준에 도달하는 시기이다. 4단계 월경 전은 여성호르몬이 감소하면서 월경을 준비하는 시기이다. 이때는 에너지가 감소하고 혼자 있고 싶은 욕망이 커진다.

월경통은 자궁이 내막을 배출하기 위해 근육이 수축과 이완을 반복하면서 생기는 아랫배나 허리의 통증이다. 사람에 따라 전혀 못 느끼기도 하

---

* 혼용해서 사용할 수 있으나 모든 제품의 이름, 광고 등 일반적인 명칭이 현재는 생리대로 사용되고 있어 이하 생리대라 칭함.

고 가볍게 지나가기도 하고, 참을 수 없을 만큼 아프기도 하다. 또 월경통이 심하다가 없어지기도 하고, 없다가 생기기도 한다. 그래서 자신의 몸의 변화를 잘 살펴보는 것이 중요하다.

초경이 시작되면 월경 다이어리에 시작한 날과 지속된 기간, 끝나는 날을 표시하고 자신의 신체, 심리변화를 기록해보게 한다. 월경하기 며칠 전부터는 가슴이 커지거나 민감해지기도 하고 만지면 아프기도 하다. 신경이 예민해져 짜증도 나고 우울하거나 졸음이 쏟아져 불안해지기도 한다. 몸이 수분을 축적하려고 해서 두통이나 변비가 있기도 하다. 이런 몸의 신호를 기록해보고, 주기적으로 반복된다면 지혜롭게 대처할 수 있는 방법도 알려주면 도움이 된다.

월경통을 다스리는 방법은 여러 가지가 있다. 아랫배를 따뜻하게 해서 근육과 혈관을 이완시켜주면 통증을 완화시켜 줄 수 있다. 또 따뜻한 차를 마시거나 뜨거운 물로 샤워를 하고, 복부나 허리를 마사지해주는 것도 도움이 된다. 통목욕은 질로 세균이 들어가 염증을 일으킬 수 있으므로 주의해야 한다. 비타민, 미네랄, 칼슘, 철분이 많은 음식을 먹고 탄산음료나 카페인 음료, 인스턴트식품을 멀리하는 것이 좋다. 신체 이완법으로 깊이 호흡하면서 근육을 이완시켜주는 체조를 하거나 자신만의 휴식 방법을 찾아 다른 일에 집중하면서 잊어버리는 것도 도움이 된다. 또 화학 성분이 적은 생리대를 선택하고 통증이 심해 참을 수 없을 때는 자신에게 맞는 진통제를 복용하는 것도 도움이 된다.

생리대 선택도 중요하다. 우리나라는 일회용 생리대를 많이 사용하지만 외국의 소녀들은 일회용 탐폰을 많이 사용한다. 천 생리대와 실리콘 생리컵도 환경과 건강을 위해 좋은 방법이다. 여러 가지 종류와 그것들의 장단점을 파악하고 자신에게 맞는 것을 선택할 수 있게 해주어야 한다. 생리대 착용법과 처리법 등은 도움을 주는 인터넷사이트*를 통해 아이들과 같이 보면서 자연스럽게 이야기할 수 있다. 월경이 부끄럽거나 숨겨야 하는 것이 아니라 자연스러운 내 몸의 변화로 당당하게 받아들이도록 하자.

왕국의 주인은 나

『여자아이의 왕국』은 초경을 시작한 아이의 마음을 은유와 상징을 통해 자연스럽게 풀어낸다. 섬세한 글과 그림으로 직접적으로 설명하지 않고, 지나치게 주제를 부각시키지 않으면서도 누구나 이해할 수 있게 표현했다. 그래서 모든 사람이 읽을 수 있는 책이다. 엄마와 딸은 물론 아빠와 딸이 같이 읽으며 이야기 나눌 수 있고 아빠와 아들이 함께 봐도 부담이 없다. 사실 초경을 설명하는 책은 대부분 해부·생리학적인 기초를 바탕으로 신체·생리적 현상을 강조해서 남녀가 함께 보며 이야기하려면 용기가 필요하다.

표지부터 눈길을 사로잡는다. 분홍색 벽지에 레이스 팬티가 그려져 있는데, 거기에 떨어진 빨간 꽃은 '초경'을 상징한다는 것을 금방 알 수 있다. 그러나 전혀 부담스럽거나 거북스럽지 않고 우아하고 부드러운 느낌이다. 첫 페이지를 펼치면 문 사이로 초경을 축하하며 작은 화분을 전하는 아빠의 손이 보인다. 오늘은 어른으로 성장하는 특별한 하루이다. 이 날을 함께하는 가족의 따스함이 느껴진다. 그러나 여자아이는 바닥에 웅크린

---

* https://www.youtube.com/watch?v=EeBoWAaVkf0 유한킴벌리 월경교육영상(생리대 교체방법)

채 그 손길을 외면한다. 말로만 듣던 초경이 실제로 찾아온 날이지만, 마냥 기쁘지만은 않다. 나만의 성에서 홀로 공주가 되어 나의 성을 다스려야 하기 때문이다. 과연 여자아이는 자기의 성을 잘 다스리고 공주에서 왕비로 성장할 수 있을까? 책장을 넘기며 아이가 어떻게 성장하고 지혜롭게 이겨내는지 살펴보자.

먼저, 초경을 맞이하는 아이의 복잡한 마음을 들여다볼 수 있다. 사실 지구상의 모든 여자라면 겪는 과정이지만, 누군가는 받아들이기 힘들고 버겁다. 아이들은 초경에 대해 뭔가 말로 표현할 수 없는 복잡한 마음을 가진다. 싫기도 하고, 귀찮기도 하고, 두렵기도 하다. 이런 신체, 심리 변화를 어렸을 때 많이 보았던 동화 속 공주 이야기를 빌어 독창적으로 해석했다. 월경통에 대해 지나치게 겁을 주거나 아무것도 아니라는 식으로 말하지 않고, 아이가 이해하고 느낄 수 있는 정도의 사실적인 비유를 들어 이야기한다. 아이들이 감정 이입하기에 제격이다. '잠자는 숲속의 공주'처럼 쉽게 피곤해지고 졸릴 수 있고, 독 사과를 먹은 '백설 공주'처럼 배가 아플 수도 있다. 또 '눈의 여왕' '완두콩 공주'처럼 예민하고 우울해진다. 책을 여러 번 읽다 보면 숨은그림찾기처럼 어렸을 때 보았던 여러 가지 동화 속 장면들을 발견하게 된다.

마지막 장면이 가장 중요하다. 드디어 왕국의 주인이 된 공주를 만날 수 있다. 여자아이는 아름다운 화관을 쓰고 말을 탄 채 문을 열고 당당히 밖으로 나간다. 움츠러들었던 여자아이의 마음이 세상을 향해 열리며, 여성으로서의 당당한 발걸음을 떼기 시작한 것이다. 공주가 고난을 극복하고 여왕이 되는 이 마지막 장면에는, 여자아이가 여성으로 용기 있게 살아가기를 바라는 작가의 마음이 잘 담겨 있다.

낡고 큰 코트와 높은 하이힐을 신고 어색해하는 주인공 아이처럼 첫 경험은 낯설고 힘들다. 나만의 왕국을 스스로 지키고 키워나가기가 버겁기도 하다. 왕국에는 세찬 물줄기와 폭포만 있는 것 같으나 시간이 흐르면 포근한 강가도 발견하고 따뜻한 호수에서 쉴 수 있는 여유도 생긴다. 그리고 비로소 나만의 왕국의 여왕이 되어 당당하게 세상으로 나간다. 첫 경험을 마주하는 여자아이에게는 희망과 용기를, 남자아이에게는 여성을 이해하고 배려해야 한다는 메시지를 준다.

그림책이 수업과 만나면

▣ 소행성 초경 토크

> 소행성 초경 토크(소중하고 행복한 우리들의 성)는 방과 후 시간에 여자아이들만을 대상으로 진행한 프로그램이다. 신체, 심리변화를 맞이하는 아이들의 솔직한 이야기로 공감을 나누고 실제적인 체험 위주로 진행하였다.

1. 『여자아이의 왕국』 읽고 공감 나누기 & 질문 사이다
   - 표지 그림 보고 주제 상상하기
   - 첫 장면, 나도 이런 경험 있나요? (아빠가 화분을 주는 장면)
   - 여자아이의 왕궁에서 일어난 일을 찾아보아요.
   - 자신이 생각하는 월경에 대한 두려움, 걱정 정도를 가치 수직선 카드에 표현해보세요.
     (0 - 10, 숫자가 커질수록 걱정이 많다는 의미)

- 질문 사이다 - 궁금한 건 뭐든지!

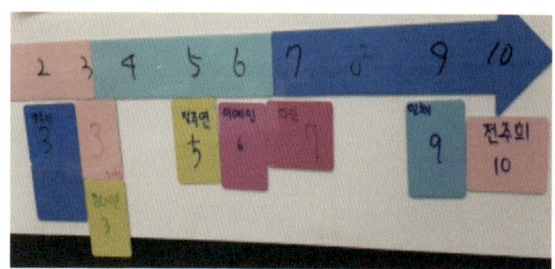

가치 수직선 카드

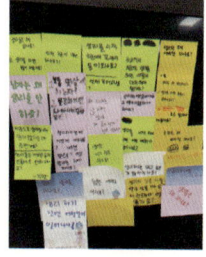

질문 사이다
포스트잇 활동

☞ 월경에 대한 걱정이나 부담은 개인차가 컸다. 0에서 7, 8까지 다양하게 나왔다. 궁금한 점은 월경통에 대한 질문이 가장 많았고 탐폰에 대한 질문도 있는 걸로 보아 다양한 생리대에 대해서 궁금해한다는 것을 알 수 있다. 주인공의 이야기를 따라가며 자연스럽게 자신의 초경 경험을 꺼내고 친구들의 상황도 공유할 수 있다.

2. 초경 박스 - 직접 보고 체험하기

> 초경 박스 - 일회용 생리대(소·중·대형), 탐폰, 천 생리대(소·중형), 월경 컵(소·중형), 팬티

생리대를 직접 뜯어서 어느 부분이 생식기에 닿는지 만져보고 냄새도 맡아본다. 접착제 부분을 자신의 얼굴에 붙여보거나, 햇빛에 비춰보는 친구도 있다. 작은 것부터 큰 순서대로 나열하고 양에 따라 사이즈를 달리 선택한다는 것도 알려준다. 그리고 10cc 약병에 빨간 물감을 준비해서 일

회용 생리대에 부어보면 실제로 월경혈이 어느 정도 나오는지 가늠할 수 있다. 탐폰은 일회용 종이컵에 담긴 물에 적셔서 모양이 어떻게 변하는지 살펴보고, 일회용 생리대는 직접 속옷에 붙여보고 돌돌 말아 휴지통에 잘 넣는 것까지 실습한다.

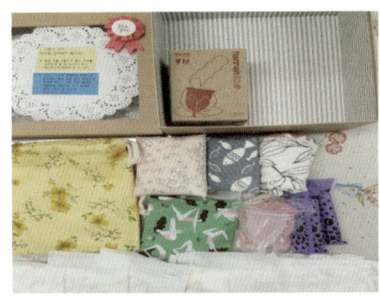

초경 박스

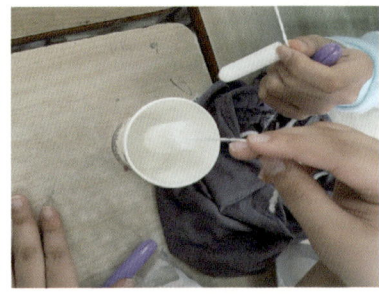

탐폰

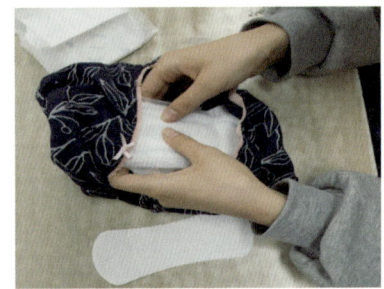

속옷에 착용하기

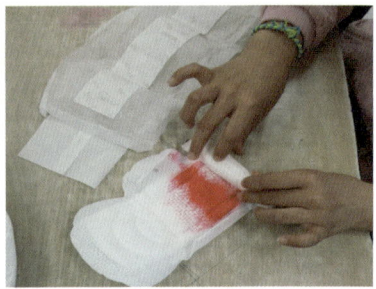

생리대 버리기

3. 나에게 쓰는 초경 편지

안네의 일기 읽고 나에게 초경편지 쓰기

월경은 감미로운 비밀, 내 몸에 일어나는 근사한 일

내 몸에 일어나고 있는 일들은 근사한 일이라고 생각한다. 단지 표면적인 몸의 변화만이 아니라 내면에서 일어나고 있는 모든 일이.(중략)월경이 있을 때마다(이렇게 말했지만 지금까지 겨우 세 번 했다) 귀찮고 불쾌하고 찝찝한 느낌이 들지만 그럼에도 감미로운 비밀을 간직한 기분이 든다. 어떤 의미에서는 성가신 일밖에 없지만 그때마다 그 은밀한 비밀을 다시 맛볼 수 있기를 고대하는 것도 아마 비밀을 간직한 기분 때문일 것이다.

— 1944년 1월 6일 목요일(안네의 일기)에서*

나와 비슷한 또래의 아이들이 미리 겪은 경험담은 아이들에게 좋은 교육 자료가 된다. 초경은 여자라면 겪는 특별한 경험이다. 초경은 소녀에서 여성으로의 성장을 상징하는 것으로 자랑스럽고 축하할 일이다. 세계 몇몇 부족의 풍습을 보면 초경을 한 소녀를 위해 성대한 잔치를 열어 축하해주고 여성으로의 성장을 응원해준다. 요즘은 가정에서 초경 파티도 해주는 문화가 생겼지만, 여전히 소외되고 어려운 환경의 아이는 이런 기회조차 없다.

그렇다면 스스로 자신의 몸의 변화를 인정하고 축하하는 자리를 마련해주면 된다. 안네의 일기를 함께 읽고 자신에게 쓰는 초경 편지를 써보도록 한다. 마지막 시간은 나를 긍정하는 시간으로 『자존감 수업』(윤홍균 저)의 양측성 나비 의자 기법으로 나를 칭찬해주는 시간을 갖고 조촐한 초경 파티까지 진행한다.

---

* 제2차 세계대전 중 유대인 소녀 안네 프랑크가 독일군의 히틀러 학살을 피해 은신처에서 지내면서 월경에 대해 쓴 일기(『성교육 상식사전』, 길벗스쿨 p.24 참고)

자존감 향상

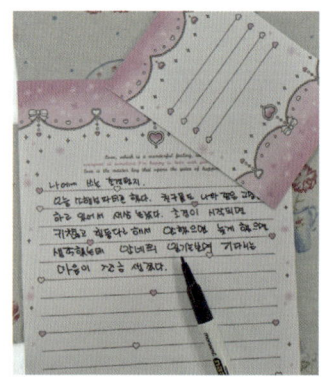

나에게 쓰는 초경 편지

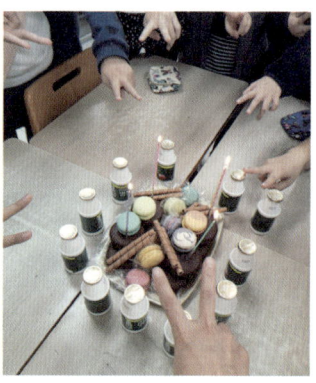

초경 파티

2장
건강해, 성(性)

성과 삶의 가치

질문해도 괜찮아

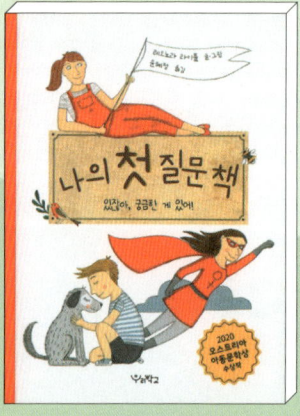

나의 첫 질문 책
레오노라 라이틀 글·그림,
윤혜정 옮김, 우리학교

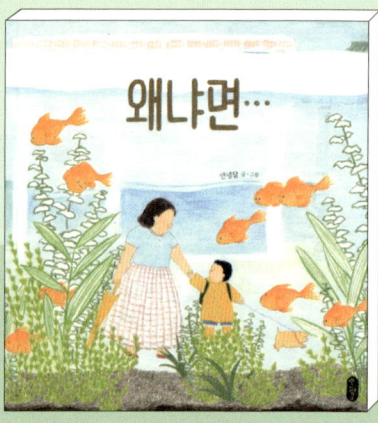

왜냐면
안녕 달 글·그림,
책읽는곰

중요 질문 및 내용

- ✖ 성(性), 궁금해요. 나의 질문은?
- ✖ 궁금한 성(性), 무엇이든 질문하고 여러 가지 토의로 궁금증 해결하기 (*질문을 활용한 성교육 활동)

아이들의 궁금한 성(性), 존중하고 공감하기

스웨덴은 1944년부터 유럽에서도 가장 먼저 공교육에서 성교육을 실시했다. 우리나라는 2000년에서야 '학교 성교육 기본계획'이 발표되고 학교 실정에 맞게 실시되기 시작했다. 스웨덴 성교육의 가장 큰 특징은 학생들의 질문과 궁금증에 귀를 기울인다는 점이다. 질문 상자(Question box)를 교실에 두고 성에 관한 질문을 수시로 넣고 그 내용을 토대로 수업자료를 만든다. 수업도 단순히 주입식 강의가 아닌 토론식으로 진행된다. 대표적인 스웨덴 성교육 기관인 RFSU(www.rfsu.se)와 UMO(http://www.umo.se) 같은 외부기관도 정부의 지원을 받아 학생들이 성에 관한 궁금증을 언제든지 질문하고, 성적 고민을 활발하게 해결할 수 있게 온라인 상담도 한다. 이처럼 다양한 방식으로 성에 관한 궁금증을 해결할 수 있도록 노력하고 있는데, 이는 청소년을 성적 자기결정권을 가진 성장의 주체로 바라보고 지원하고 있음을 알 수 있다.

아이들은 성에 관해 궁금한 것이 매우 많다. 이런 질문들이 잘 받아들여지지 않는다면 더 이상 질문하지 않고 인터넷으로 궁금증을 해결하려고 할 것이다. 모든 정보가 잘못됐다고는 할 수 없지만, 간혹 잘못된 정보나 편향된 자료로 인해 잘못된 성 가치관, 편협된 인식, 왜곡된 정보를 갖게 될 수 있다. 아이들의 안전하고 건강한 성을 위해 언제 어디서나 편하게 질문할 수 있고, 올바른 정보를 찾을 수 있는 환경을 마련해주어야 한다.

도서관이나 학급문고에서도 성 관련 도서는 항상 인기다. 그만큼 궁금하기에 많이 찾아본다. 아이들의 질문을 어른의 시각에서 해석하거나 "나중에 알려 줄게", "크면 다 알아"라고 하며 대화 자체를 회피하거나 미루는 것은 아이에게 전혀 도움이 되지 않는다. 또한, 대답의 내용도 중요하지만 대답하는 자세나 태도도 중요하다. 아이마다 생각하는 수준이 다르다. '이렇게 얘기하면 알아들을까?' 라는 생각이 든다면 아이에게 얼마나 알고 있는지 되물어서 이해 수준을 파악한 후 거기에 맞게 설명한다. 가령 '너는 ~에 대해 어떤 생각이 들었어?' '~에 대해 어떻게 이해했니?' '다른 친구들은 어떻게 이야기를 하니?' 라고 본인의 이야기를 할 수 있도록 대화를 이어 나가면 된다. 그리고 아이의 말을 잘 듣고 이해했다는 것을 표현해주면 아이는 안심하고 다음에 또 궁금한 것이 있으면 자연스럽게 질문한다. 만약 아이의 질문에 어떻게 대답해야 할지 잘 모르겠다면, 모른다는 것을 솔직히 인정하고 필요한 정보를 찾아서 가르쳐주는 것이 바람직하다.

'정자와 난자가 만나서 아기가 생기는 것은 알겠는데, 그럼 정자, 난자가 실제로 어떻게 만나나요?' 아이 입장에선 궁금하지만 쉽게 꺼내지 못하고, 어른 입장에서도 쉽게 대답하기 어려운 질문 중의 하나다. 2차성징이 나타나는 사춘기 아이들이라면 진지하면서도 사실적으로 말해주어야 한다. 애매하게 돌려 말해봐야 오히려 혼란만 줄 뿐이다. 그러나 저학년이라면 아이의 나이와 눈높이에 맞춰 설명해주어야 한다. 이 시기는 어른들이 생각하는 사실적인 대답을 원하는 것이 아니기 때문이다.

저학년이라면 "악수를 하려면 두 손이 만나야 하지? 정자와 난자도 마찬가지야" "두 개의 블록을 홈에 맞춰 결합하는 것처럼 엄마의 난자와 아빠의 정자가 서로 만나 합쳐지는 거야" 이런 식으로 비유와 상징을 들어 설명해주어도 충분히 이해한다.

그러나 고학년이라면 "엄마, 아빠가 서로 사귀면서 사랑을 하게 되고 결혼을 해서 너희가 태어났단다. 사랑하는 사람끼리의 스킨십은 상대의 몸을 알아가는 아주 자연스럽고 행복한 시간이야. 서로의 몸을 만지며 사랑을 나누다 보면 아빠의 음경이 엄마의 질 안으로 들어가 사정을 하게 되는데, 이때 정자 난자가 만나 수정을 하는 과정을 거친단다. 그래서 네가 생겨난 거야. 너는 엄마, 아빠의 사랑과 축복 속에 태어난 아주 소중하고 특별한 아이란다"*라고 말해준다. 생명, 사랑, 책임 등 가치관적인 내용이 더해지면 아이들은 더욱 진솔하고 소중하게 받아들인다.

실제로 수업 시간이 끝나갈 무렵 이 질문을 받은 적이 있는데, 쉬는 시간이 지났는데도 아이들이 매우 진지하게 들었다. 늦게 끝내서 미안하다고 했더니 맨 앞에 앉은 아이가 "선생님이 왜 미안해요. 우리가 꼭 알아야 할 것을 알려주셨는데요. 감사합니다"라고 말하며 웃어주었다.

사춘기 아이들은 남녀의 특성이 뚜렷해지고 자위 같은 성 행동 등이 나타나지만, 어른들의 시야에서 벗어나 이루어지므로 알아차리기가 어렵다. 가정이나 학교에서 성교육이 없다면, 아이는 아무런 준비도 되지 않은 채 정제되지 않은 많은 성 정보를 접하게 된다. 잘못된 성 가치관을 갖지 않도록 아이들의 특성을 고려해 직접적으로 질문하고 궁금증을 해결할 수 있는 믿을만한 온·오프라인 상담창구를 만들어 지원해야 한다.

성(性), 무엇을 질문하고 어떻게 대답할까?

'이 우주가 우리에게 준 두 가지 선물, ○○하는 힘과 ○○하는 능력.'**
○○에 들어갈 단어는 '사랑'과 '질문'이다. 이 짧은 문장만으로도 울림

---

* 마티아스 바이스 외, 『발도로프 성교육』, 씽크스마트(2019), 31쪽 참고
** 메리 올리버의 산문집 '휘파람 부는 사람'에서 인용

이 있고, 질문의 중요성이 느껴진다. 질문은 생각을 열게 하는 좋은 도구이고, 좋은 질문은 생각하는 힘을 길러준다. 『나의 첫 질문 책』은 31가지 질문을 통해 당연하다고 여겼던 것들을 다시 한번 생각해볼 수 있고, 현재와 미래의 삶과 세상에 대해 고민해볼 수 있는 질문들로 구성되어 있다. '다른 사람이랑 비슷하게 살면 늘 좋기만 할까?' '여자를 위한 직업과 남자를 위한 직업은 따로 있을까?' '학교에서 좋은 성적을 받는 게 중요할까' 등 나와 공동체의 행복을 위해 한 번쯤은 꼭 생각해봐야 할 질문들이 있다. 이러한 질문으로 서로 이야기하다 보면 평소에는 생각지 못했던 다양한 생각을 나눌 수 있다.

그림 또한 눈길을 사로잡는다. 그림을 보면 질문이 이해되고 질문을 보면 그림에 말을 걸게 된다. 어떤 그림은 '어?' 하며 고개를 갸우뚱하게 된다. 부모의 이혼, 동성애자 같은 다소 민감한 그림과 글도 볼 수 있는데 질문에 대한 답은 정해져 있지 않다. 현명한 질문은 답을 찾아가는 과정에서 나와 우리를 돌아보게 한다. 이러한 성찰의 힘이 질문이 가진 능력이자 본질이다. 책 속의 질문과 그림을 좀 더 살펴보자.

마트에서 장을 보고 나오는 부부와 아이, 그야말로 난장판이다. 아이가 카트에서 물건을 던져 여기저기 바닥에 뒹굴고 있다. 엄마가 들고 있는 수면 보조제를 통해 얼마나 육아가 힘들까 하고 공감하게 된다. 그런데 여기에 쓰여진 질문, '부모님은 아이들이 늘 사랑스러울까?' 어른이라면 할 말이 참 많은 질문이다. 머리에서 발끝까지 온통 분홍색으로 입고 나온 남자가 질문한다. '남자아이와 여자아이는 색깔이 따로 있을까?' 또 누군가 하늘을 날며 질문한다. '나는 어떤 커다란 꿈을 품을까?' 우리의 일상과 깊이 연관된 가족, 친구, 이웃, 우정, 사랑에 대한 질문도 있고, 취향이나 차이, 편견, 가치관을 돌아보고 생각을 정리할 수 있는 질문도 있다.『나의 첫 질문 책』은 잠자던 뇌를 깨워 마음의 키를 훌쩍 크게 할 수 있는 책이다.

『나의 첫 질문 책』이 질문에 관한 책이라면 『왜냐면』은 아이의 질문에 답하는 어른의 태도를 눈여겨볼 수 있는 책이다. 유치원에서 하원하는 아이의 엄마 손에 선생님이 종이가방에 뭔가를 넣어 건넨다. 무엇인지 물어보지 않아도 서로 아는 눈치다. 곧 그것이 무엇인지 마지막 장을 보면 알 수 있다. 어릴 적 한 번쯤은 했을 실수이다. 아이는 자신의 실수를 처음부터 말하지 않고 엄마에게 오히려 계속 질문을 한다. 아이다운 끝없는 질문에 이내 웃음이 번진다. 엄마는 절대 다그치지 않고 인내를 가지고 아이의 입장에서 충분히 설명하고, 자존심이 상하지 않도록 배려한다.

"엄마, 비는 왜 와요."
"하늘에서 새가 울어서 그래."
"하늘에서 새는 왜 우는데요?"
"물고기가 새보고 더럽다고 놀려서야."

되돌이표처럼 돌고 도는 아이의 '왜요?'에 엄마가 지칠 법도 하지만, 시종일관 웃음을 띠며 아이의 눈높이에 맞춰 '왜냐면' 하고 설명해준다. 이야기의 마지막은 종이가방에 담긴 비밀을 풀어주는 것으로 끝난다.

엄마가 아이의 말이 흩어지지 않도록 주워 담아 엮어주니, 무엇이든 질문해도 괜찮다는 경험을 얻게 된다. 그리고 엄마와의 질문과 대답을 통해 자신과 타인의 소중함을 알아간다. 『왜냐면』에서처럼 아이들의 질문에 진지하게 대답하는 어른의 태도는 아이의 말이라도 무시되지 않고 하나의 인격체로 존중받는 경험을 받게 해준다. 성에 관한 억눌린 감정과 욕구들로 인해 부정적인 성 의식이 생기지 않도록 어렸을 때부터 자연스럽게 질문을 허용하고 존중해주자.

그림책이 수업과 만나면

▣ 『나의 첫 질문 책』 읽고 에르디아 토의하기
- 가장 마음에 드는 질문을 선택하고 짝과 서로 질문하고 이야기하기
- 모둠에서 대표 질문 선정하고 토의하기

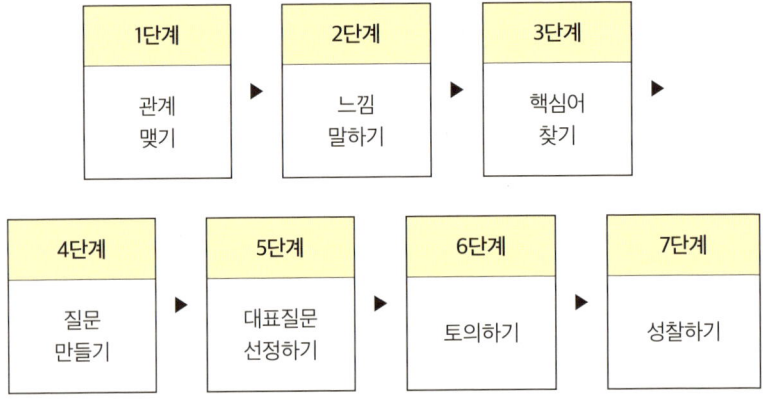

[에르디아 토의 단계]

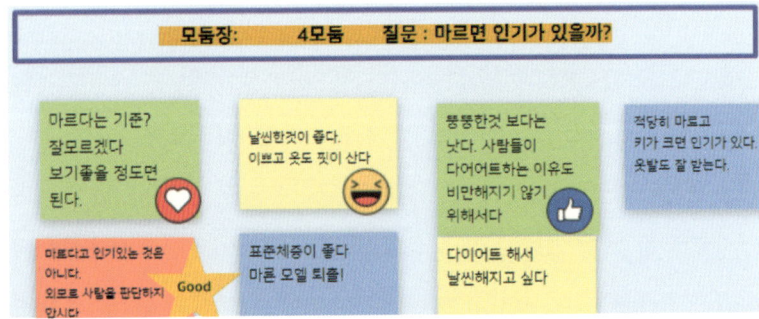

[나의 첫 질문 책 - 대표 질문 모둠토의 활동]

☞ 에르디아 토의는 '자유로운 대화식 토의'로서 1단계부터 7단계까지 과정으로 보통 진행된다. 『나의 첫 질문 책』은 고학년과 토의할 수 있는 가벼운 질문부터 심도 있게 토의할 수 있는 의미 있는 31가지 질문이 있다. 상황에 따라 개인 질문, 짝 질문, 모둠 질문으로 토의하게 해보자.

◩ 질문 상자(Question Box)를 활용한 모퉁이 토의
- 성(性)과 관련하여 궁금한 점을 무엇이든 적는다.(무기명)
- 질문을 종류별로 분류하고 교실 4~5군데에 붙여 놓는다.
- 수업 전 친구들의 질문을 둘러본다.
- 수업 후 친구들의 질문에 답을 달아 포스트잇으로 붙인다.
- 한 달 정도 계속 진행하고 마지막 시간에 질문에 대한 답이 충분하지 않은 것은 교사가 보충 설명한다.

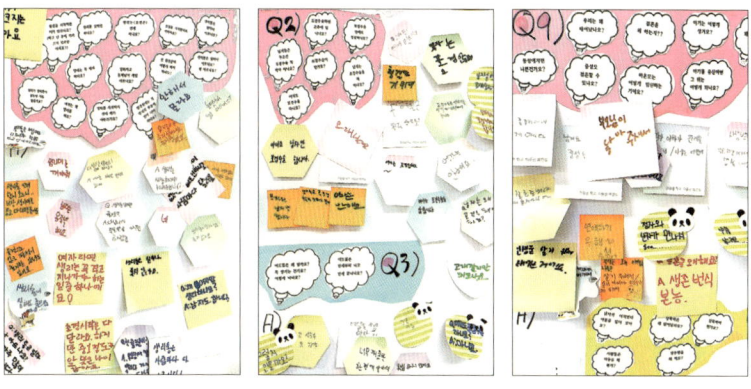

[성교육 질문 쪽지 - 모퉁이 토의 활동]

☞ 모퉁이 토의는 각자 질문하고 친구들이 답을 해주는 형식이다. 사소한 것도 질문하기, 시시하다고 생각하는 것도 질문하기, 모든 질문 존중하

기를 약속한 후 진행한다. 몇 년간 해오고 있지만 변함없이 아이들이 궁금해하는 내용은 월경, 포경, 키, 사춘기 등에 관한 것이 주를 이룬다. 처음에는 한두 명이 답을 적지만, 많은 친구가 답을 적어나가다 보면 어느새 꽉 찬 릴레이 토의가 되고 자신의 질문에 달린 답을 정성껏 살펴보게 된다.

▣ 아이들의 성, 가장 궁금한 질문은?

학년 전체에서 남녀별 가장 궁금한 질문을 뽑아본다. 개인당 질문은 2~3개 정도 쓰고 모둠은 동성으로 앉는다. 질문을 유목화한 후 남자, 여자 따로 질문을 전지에 붙인다. 개인별 가장 궁금한 질문 2개에 스티커를 붙인 후 가장 많이 붙은 질문을 선정한다. 4개 반의 남녀 가장 궁금한 질문과 그에 대한 답을 설명하면 아래와 같다.

- 가장 궁금한 질문(남자)

Q. 남자는 변성기 때 왜 목소리가 굵어지나요?

A. 남성호르몬인 테스토스테론의 영향으로 사춘기가 되면 후두의 연골이 자라기 시작해요. 그래서 목젖이 눈으로 볼 수 있을 만큼 튀어나오고 목소리가 낮아지고 목이 떨릴 때 무거운 소리가 난답니다. 이 시기에는 목 관리를 잘 해줘야 해요.

Q. 사춘기가 되면 왜 반항할까요? 사춘기가 되면 왜 버릇이 없어질까요?

A. 호르몬 분비와 뇌의 변화 때문입니다. 우리의 뇌는 뉴런이라는 신경세포가 다른 뉴런과 연결되는 시냅스라는 구조를 이루는데, 사춘기의 뇌는 감정과 이성을 담당하는 전전두엽 피질 뉴런이 충분히 연결되지 않아서 감정 기복이 심해져요.

Q. 포경수술을 해야 하나요?

A. 모든 남자가 다 해야 하는 건 아니에요. 음경의 앞부분인 귀두를 싸고 있는 살갗을 '포피'라고 하는데 사춘기 무렵에 자연스레 벗겨져요. 그런데 벗겨지지 않으면 더러운 이물질이 끼어서 염증이 생길 수 있기 때문에 포경수술을 해요. 음경 끝부분을 간단한 수술로 조금 잘라내는 것을 포경수술이라고 하죠.

- 가장 궁금한 질문(여자)

Q. 여자는 사춘기 때 왜 월경을 시작하나요?

A. 우리 몸의 신비, 위대함이죠. 내가 월경을 하고 싶다고 할 수 있는 것도 아니고 멈출 수도 없어요. 우리 몸의 총사령부인 뇌가 판단을 하죠. 사춘기가 되어 월경을 할 준비가 되었다고 생각하면 우리 뇌가 난소에서 성숙한 난자가 한 달에 한 번씩 나오도록 명령한답니다.

Q. 엄마는 생리통이 심해서 화를 내면 무서운데 내가 나중에 그렇게 되면 어떡하죠?

A. 월경통과 유전과의 관계는 확실한 근거가 없어요. 엄마가 심하다고 해서 나도 심할 거라고 걱정하지 않아도 됩니다. 월경통을 완화할 수 있는 여러 가지 방법이 있으니 적용해봅시다.

Q. 사춘기가 되면 왜 감정기복이 심해질까요?

A. 남자 설명과 동일

Q. 생리하면 더 이상 키가 크지 않나요?

A. 키 성장에 영향을 미치는 요인은 유전, 환경, 영양, 운동 등 여러 가지가 있어요. 월경 시작 후에도 열심히 노력하면 키가 크는 사례가 많답니다.

삶과 삶의 가치

진정한 아름다움

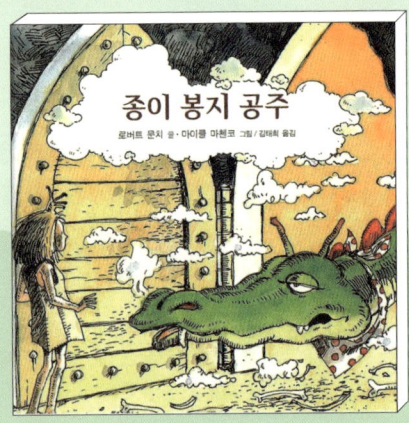

종이 봉지 공주
로버트 먼치 글, 마이클 마첸코 그림, 김태희 옮김, 비룡소

중요 질문 및 내용

✖ 나의 진정한 아름다움은 무엇일까?

✖ '외모도 경쟁력이다' VS '외모보다 나만의 아름다움이 더 중요하다'

✖ 가치 수직선 토의로 나만의 진정한 아름다움 찾아보기

또 하나의 차별, 루키즘

루키즘(lookism)은 외모가 개인의 우열뿐 아니라 인생의 성패를 가르는 기준이라고 믿으며, 외모에 집착하는 외모지상주의를 의미한다. 연애, 결혼, 직장, 취업 등 사회생활 전반에 퍼져있는 '외모가 곧 경쟁력'이라는 인식은 외모를 가꾸는 데 많은 시간과 노력을 기울이게 만든다. 미디어에 나오는 연예인이나 아이돌*은 하나같이 예쁘고 날씬하고 키가 크고 잘생겼다. 날마다 자연스럽게 대중매체에 노출되면서 남자, 여자로서의 신체상을 만들고 이를 보는 대중은 '나도 저렇게 돼야지' 라는 생각을 갖게 만든다. 이러한 인식은 미(美)에 대한 가치관의 혼돈을 가져오고, 편견이나 차별로 분열과 갈등을 조장할 수 있다. 그래서 루키즘이 종교, 성, 인종차별처럼 또 하나의 차별을 유발하는 요소가 될 수 있다는 우려의 목소리가 높아지고 있다.

아름다워지고 싶은 것은 인간의 기본 욕구다. 그런데 보통의 아름답다는 기준은 내가 세운 것은 아니라 다른 사람이 만들어놓은 것이다. 이를 무작정 따라 하는 것은 나의 진정한 아름다움이 아니다. 외모지상주의라는 잘못된 미적 관념은 소셜미디어와 인터넷을 통해 더욱 심화되어 청소년에게도 영향을 미친다. 유명한 아이돌이나 연예인 스타일은 금세 유행이 되고 청소년은 이를 모방하기 위해 돈과 시간을 투자하는 것을 마다하지 않는다. 여기에 화장품이나 패션용품을 생산하는 기업들은 이런 심리를 이용해 끊임없이 새로운 유행을 조장한다. 초등학생을 대상으로 한 화

---

* Idol, 기본적인 의미는 우상(偶像)적인 존재, 매우 인기 있는 사람이라는 뜻으로 10대 혹은 20대를 대상으로 높은 인기를 얻는 연예인을 일컫는 말로 쓰임

장품까지 등장하고 있는 현실이다. 또한 미디어에 등장하는 연예인들은 하나같이 마른 몸매, 갸름한 얼굴, 하얀 피부를 가졌다. 이런 걸 따라 하고 싶은 욕망은 청소년들에게 그릇된 신체관을 심어줄 수 있다.

  2019 서울특별시 아동 종합 실태조사에 따르면, 여성 청소년의 36.8%가 몸무게에 대한 스트레스를 받고 있으며, 얼굴 생김새에 대한 스트레스도 여성 청소년은 27.2%, 남성 청소년은 11.1%로 나타났다.* 정상 체중임에도 체중을 감소해야 한다는 압박감을 받고 이는 무리한 다이어트와 성형으로 이어지고 있다. 2020년 발표된 국민건강보험공단 자료에서도 최근 5년간 국내 거식증 환자 8,417명 중 10대 여성 청소년이 14.4%(1,208명)로 가장 많은 비중을 차지하는 것으로 나타났다. 심지어 초등학생 사이에서도 '못생긴 것은 용서가 안 된다' '패션의 완성은 얼굴' '얼굴이 예쁘면 친구도 많고 인기도 많은데, 나는 뚱뚱하고 얼굴도 못생겨서 친구 사귀기가 힘들고 심지어 왕따당할까 겁난다' 라는 말이 회자된다. 이렇듯 외모지상주의는 초등학생들까지 영향을 미치고 있다.

  외모를 자기 나름의 개성을 표현하고 가꾸는 것은 문제가 되지 않는다. 오히려 자신만의 독특성을 나타내는 하나의 지표로 인식하는 것은 청소년기의 자아정체성을 발달시키는 데 긍정적으로 작용할 수 있다. 외모에 대한 인식과 평가가 자아 정체성의 한 요소로서 중요하게 작용하기 때문이다. 그러나 외모에만 관심을 집중하고 그것을 남과의 우열을 가리는 기준으로 받아들인다면 자신만의 개성과 아름다움을 발견하기 어렵고 통합적인 자아정체성의 발달이 어려워진다. 또한 청소년들은 비판적, 통합적 사고가 미숙하기 때문에 키, 몸무게, 외모에 대해 실제보다 과장되게 인

---

* 경향신문(2020.5.4.) http://gg.gg/ozi25

식하는 경향이 있다. 청소년기는 자신의 정체성 확립을 위해 모색하고 준비해야 하는 시기이다. 공부 외에도 다양한 경험과 독서, 친구 사귀기 등 자신만의 독특성과 장단점을 파악하여 통합적인 자기 인식이 이루어져야 한다.

시대와 나라, 문화에 따라 미인의 조건이 다르다. 미의 기준이 하나일 수는 없다. 그리고 각자의 매력은 외모에 의해 결정되는 것이 아니라 그 사람이 쌓아온 역사, 삶에 대한 태도, 의식 등 내면적 요인에 의해 결정된다. 미디어에서 보여주는 옷, 화장, 액세서리가 나를 돋보이게 해줄 수는 있으나 그것이 나만의 아름다움은 아니다. 나의 외모에 대한 부정적 생각을 긍정적 생각으로 바꾸고 내 몸을 사랑하는 태도를 가져야 한다. 그리고 외모지상주의의 문제점이 나의 생각과 행동에 어떤 영향을 미쳤는지 생각해보아야 하고 미디어를 비판적으로 볼 수 있는 시각을 길러야 한다. 아름다움을 추구하는 것과 아름다움을 강요하는 것은 다르다. 아름다움을 추구하는 것은 본능이지만, 아름다움을 강요하는 것은 욕심이고 폭력이다. 획일적인 미의 기준을 강요하는 미디어에 불편함을 느껴야 하고 인터넷 공간에서 타인의 외모에 대한 공개적인 비난이나 겉모습으로 판단하는 행동도 주의해야 한다.

겉모습으로 판단하지 말아요

왕자와 공주 그리고 공주를 괴롭히는 못된 악당은 전형적인 왕자, 공주 이야기에 등장하는 3요소이다. 그리고 공주는 악당에게 잡혀가고 용감하고 씩씩한 왕자님이 공주를 구해 행복하고 오래오래 살았다는 내용으로 끝을 맺는다. 그러나 『종이 봉지 공주』는 우리의 편견과 일상적인 생각을 통쾌하고 유쾌하게 뒤집는다. 그래서 아이들도 무척이나 흥미롭게 읽고 이어지는 많은 상상과 질문이 토의와 논쟁으로 이어지기도 한다.

왕자의 이름은 도널드, 공주의 이름은 엘리자베스다. 공주의 큰 성에는 비싸고 좋은 옷이 많다. 둘은 결혼을 약속한 사이이다. 왕자를 바라보는 공주의 눈에는 하트가 피어나고 설레는 마음이 가득하다. 그러나 왕자는 테니스채를 뒤로 한 채 몸을 돌리고 눈을 감고 있다. 아이들은 이 장면을 보면서 공주만 왕자를 사랑하는 것 같다고 말하기도 하고, 왕자도 공주를 사랑하지만 밀당을 위해 일부러 저런 표정을 짓고 있는 거라고 말하기도 한다. 그리고 왕자의 옷차림을 보면 겉모습을 중요하게 생각한다는 것을 예상할 수 있다. 빨간색 뾰족 앵클부츠에 녹색 스키니, 딱 달라붙는 하얀 셔츠에 흰 벨트, 보통 사람의 옷차림은 아니다. 독특한 옷을 좋아하는 걸로 보아, 왕자는 패션에 관심이 많은 것만은 확실하다. 자신의 개성을 드러내기 위한 패션은 문제 될 것이 없지만 다른 사람도 자신의 기준으로 바라보고 이를 강요하면 안 된다. 이들의 사랑 전선에 위기가 닥친다. 난데없이 용 한 마리가 나타나 불을 내뿜더니 왕자를 잡아가 버리고 공주의 옷을 모두 불태워 버린다. 공주는 자신의 상황을 비관하지 않고 주위에 있는 종이 봉지를 뒤집어쓰고 씩씩하게 왕자를 구하러 간다. 용은 자만심이 많은 편이다. 자신을 칭찬하는 엘리자베스의 말에 신이나 숲을 태우고 지구를 돌고 오는 과시를 하느라 힘이 다 빠져 결국은 곯아떨어지고 만다. 용이 잠든 틈을 이용하여 공주는 드디어 왕자를 구하게 된다. 그런데 이게 웬일인가? 자신을 구해준 공주를 껴안으며 기쁨의 눈물을 흘려도 시원찮을 판에 왕자는 뜻밖의 말을 한다.

"엘리자베스, 너 꼴이 엉망이구나. 아이고 탄내야. 머리는 온통 헝클어지고, 더럽고 찢어진 종이 봉지나 걸치고 있고, 진짜 공주처럼 다시 입고 와."

얼마나 기가 막힌 말인가? 목숨을 무릅쓰고 자신을 구해줬더니 기껏 한다는 말이 공주의 외모를 보고 짜증을 내며 진짜 공주처럼 입고 오라니, 왕자가 좋아하는 공주의 모습은 화려한 드레스를 입고 예쁘게 치장을 한 모습이었다. 왕자의 공주에 대한 편견을 볼 수 있는 대목이다. 상대방이 처한 상황이나 감정, 환경을 고려하지 않고 타인을 외모로 판단하고 저울질하는 루키즘, 외모지상주의를 볼 수 있는 장면이다. 이에 대한 공주의 응대는 통쾌하다.

"넌 옷도 멋지고 머리도 단정해. 진짜 왕자 같아, 하지만 넌 겉모습만 번지르한 껍데기야."

이제야 왕자의 본 모습을 알게 된 공주는 미련 없이 자신의 길을 떠난다. 공주의 가는 길을 응원하듯 태양이 그 앞을 환하게 비추고 있다.

아름다움의 기준은 시대에 따라 변해 왔다. 풍요와 다산을 숭배한 고대에는 가슴, 배, 엉덩이가 풍만한 몸매를 아름답다 여겼고, 중세에는 신체 비례의 아름다움을 강조하여 자연스러운 균형과 조화를 강조했다.* 산업 사회가 본격화되고 미디어가 발달하면서 이목구비가 뚜렷하고 키가 크고 마른 체형, 작은 얼굴을 가진 사람을 아름다움의 기준으로 만들었다. 모든 사람이 똑같은 모습을 하고 있다면 아름답다는 기준은 성립되지 않는다. 사람은 각자 타고난 개성이 있다. 나의 개성이 다른 사람에게 아름다워 보일 수 있고 다른 사람의 개성이 내가 보기에 아름다울 수도 있다. 내가 가

---

* '빌렌도르프' 비너스(구석기), '크리도스'의 비너스(기원전 350년), '밀로'의 비너스(기원전 2세기): 시대에 따른 미의 기준을 알 수 있다.

진 내면의 아름다움을 발견하고 발전시켜 나가보자. 그리고 다른 사람을 판단할 때도 겉으로 보이는 모습만으로 아름답다, 멋지다 단정 짓지 말고 다양한 시각에서 타인의 내적 아름다움까지 볼 수 있도록 노력하자.

그림책이 수업과 만나면

▣ '외모도 경쟁력이다' - 가치 수직선 토의 (책 읽기 전)

'외모도 경쟁력이다' 란 주제에 대해 자신의 생각을 가치 수직선에 표시하고 이유를 표현해본다.

'외모도 경쟁력이다'

N:28

아주 그렇지 않다	그렇지 않다	보통이다	조금 그렇다	아주 그렇다
1	5	6	11	5
- 유튜버 중에 얼굴이 못생겨도 돈 많이 버는 사람이 많다.	- 요즘은 외모가 아니라 개성시대다. - 개그맨은 못생겨도 인기 있다.	- 별로 생각하고 싶지 않다. - 이왕이면 잘생기면 좋다. 다른 것도 좋게 보인다.	- 잘 생긴 친구들이 인기도 많고, 친구도 많다. - 연예인들은 다 날씬하고 예쁘니까 사람들이 좋아한다.	- 얼굴이 못생기면 뭘 해도 안 되니까. - 사람들이 좋아하지 않는다.

☞ 가치 수직선 토의는 가치판단이 필요한 상황에서 나의 의사를 수직선 위에 나타내는 방법이다. 사람마다 가치에 대한 생각과 기준은 다르다.

토의를 통해 서로 다른 가치를 가지고 있다는 것을 인정하고 수용하는 태도를 기를 수 있다. 미디어가 부추기는 외모지상주의는 거대한 신드롬으로 우리 생각과 행동을 지배한다. 청소년은 미디어에 익숙하지만, 이를 비판적으로 보고자 하는 노력은 부족하다. 끊임없이 제시되는 비현실적인 아름다움의 기준에 대해 자신의 생각을 표현해본다.

▣ 외모보다 나만의 아름다움이 더 소중하다 (책 읽은 후)

『종이 봉지 공주』를 읽고 '외모보다 나만의 아름다움이 더 중요하다'라는 주제에 대해 엘리자베스공주가 왜 아름다운지 가치 수직선에 자신의 생각과 이유를 표현한다.

『종이 봉지 공주』 외모보다 나만의 아름다움이 더 중요하다.

N:28

아주 그렇지 않다	그렇지 않다	보통이다	조금 그렇다	아주 그렇다
0	0	1	7	20
		- 얼굴은 변함없다.	- 용을 무서워하지 않음 - 옷이 없어도 당황하거나 울지 않음 - 왕자에게 할 말을 다함 - 떠날 때는 쿨함 - 다른 사람을 돕는다.	- 종이 봉지 옷을 입어도 당당하다 - 위험한 상황에서 기지 발휘 - 용 앞에 서도 용감하다 - 보여지는 것에 신경 쓰지 않는다

도널드 왕자가 엘리자베스에게 한 말과 행동에서 무엇을 느꼈나요?
- 진정한 사랑이 아니다.
- 겉모습만 보고 좋아했다.
- 사람은 외모로만 판단하면 안 된다.
- 평소의 생각을 알 수 있다.
- 공주에 대한 편견을 가지고 있었다.
- 자기만 생각하는 사람이다.

☞ 자신이 선택한 가치 수직선 아래에 이유를 적고, 친구들과의 토의를 통해 가치에 변화가 있거나 중요하다고 느끼면 이를 내면화하고 실천하는 것이 중요하다. 주의할 점은 다수가 내면의 아름다움이 중요하다고 선택해도 소수의 의견을 무시하면 안 된다. 충분한 토의를 통해 다시 가치를 스스로 선택할 수 있도록 해야 한다.

▣ 진정한 아름다움 찾기 - 엘리자베스 공주 그리고 나

엘리자베스 공주의 아름다움과 나만의 아름다움을 찾아 글과 그림으로 표현해본다.

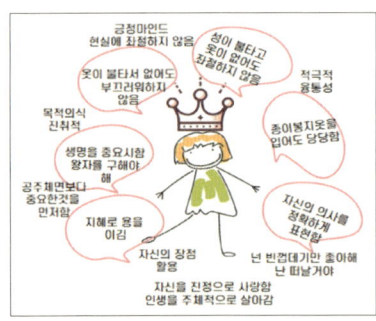

[엘리자베스 공주의 아름다움]

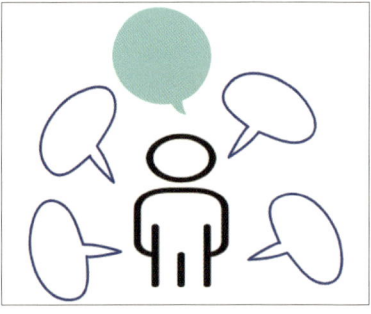

[나만의 아름다움]

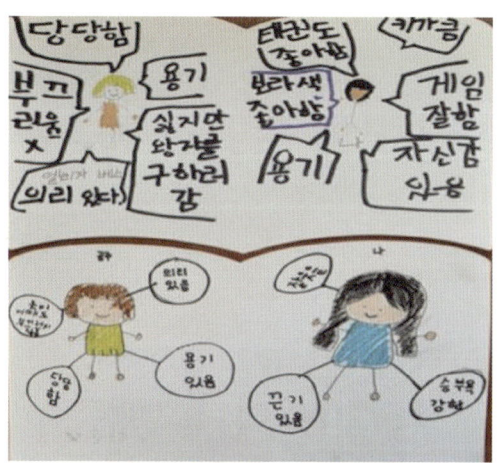
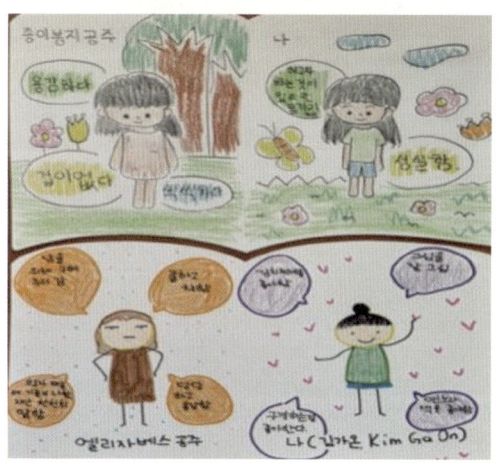

삶과 삶의 가치

생명의 존엄과 가치

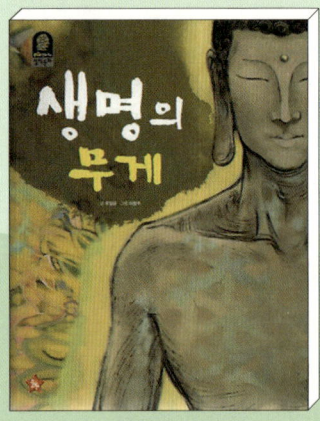

생명의 무게
류일윤 글, 이형주 그림, 글뿌리

중요 질문 및 내용

✖ 각각의 생명의 무게는 같을까 다를까?

✖ 타인의 생명 가치와 존중에 대해 가치 수직선 토론과 딜레마 토론하기

생명의 존엄과 가치에 대한 논쟁

사춘기가 되면 남자에게서는 정자가 만들어지며 사정을 하고, 여자에게서는 난자가 배출되기 시작하면서 월경을 한다. 6학년 성교육 시간에 정자와 난자를 설명하고 태아가 엄마 배 속에서 개월별로 성장하는 것을 설명하고 난 후 "정자와 난자가 배출된다는 것은 아기를 가질 수 있음을 의미하는데, 혹시 여러분 나이에 아기가 생긴다면 어떻게 해야 할까요?"라고 물어보면, 일부이긴 하지만 "죽여 버려요", "수술하면 돼요"라는 말을 물어보자마자 1초의 망설임도 없이 답한다. 초등학생이라 생명을 임신한다는 것에 대해 잘 모르고 텔레비전이나 다른 대중매체에서 들은 이야기를 생각 없이 말한 것이겠지만, 생명에 대한 어떤 고민이나 깊은 생각 없이 바로 죽인다는 말을 자연스럽게 한다는 것은 사회가 아이들에게 성에 대해 어떤 교육을 하고 있고 어떤 교육을 못 하고 있는지를 잘 살펴봐야 하는 문제이다.

요즘 아이들의 성에 대한 가치관 형성이나 지식 획득을 학교나 가정에서보다 드라마, 영화, 노래 등 대중문화와 음란물이 하고 있다고 봐도 과언이 아니다. 대중문화와 음란물은 아이들에게 성에 대해 현실과 다른 환상과 지나친 호기심을 유발하고, 성에 대한 욕구는 알려주지만 성을 통해 생명이 생긴다는 것이 어떤 것을 의미하는지는 알려주지 않는다. 단지 생명은 골치 아픈 나의 욕구 충족을 방해하는 장애물로 인식하게 만든다.

이러한 시대적인 추세와 더불어 요즘 부각되고 있는 것이 낙태죄이다. 낙태에 대한 주요 쟁점은 임산부의 자율권, 자기 결정권과 태아 생명권이다. 산모의 권리를 중시하는 입장에서는 태아는 산모의 일부이고 낙태에 대해 자율적으로 결정할 권리를 가진다고 본다. 태아의 권리를 중시하는 입장에서는 인간은 연속적인 존재이므로 태아 또한 나중에 인간이 될 잠재성을 지니고 있어 존엄성을 가지며, 잘못이 없는 무고한 존재라는 것이다. 이에 많은 나라에서 이러한 것을 고려하여 법직으로 대아가 스스로 생존하기 힘든 12~14주 사이에는 자유롭게 허용하고, 20~24주는 예외적으로 허용, 그 이상은 불허하는 추세다.

산모와 태아는 서로 대립되는 관계가 아니다. 하지만 현실에서는 태아를 살릴 것인가 죽일 것인가 대립구도를 만들고 있다. 태아의 생명권과 임산부의 자기 결정권을 주장하기에 앞서 개인이나 사회가 생각해봐야 할 점이 있다. 그것은 아이가 태어나면 어떤 상황에서든 잘 자랄 수 있도록 사회가 법적, 제도적 환경을 만들어야 한다. 여성들이 낙태에 대한 자기 결정권을 주장하는 것은 남성 쪽에서 아이에 대한 책임을 지려 하지 않기 때문이다. 많은 미혼모 가정이 경제적 어려움을 겪는 이유 중 하나다. 또한, 미혼모에 대한 사회적 인식이 허용적이지도 않다. 여성의 자율권에 대해 비난하기 전에 싱글맘도 아이를 혼자서 키울 수 있는 사회 제도적 기반이 마련되어 양육에 대한 선택권을 가질 수 있도록 해야 한다. 또한, 여성이 아이를 낳기로 결정했을 때 남성도 양육비를 책임지도록 법적으로 제도화하여 아이가 경제적으로 어렵지 않게 성장할 수 있는 여건을 만들어줘야 한다. 이것은 미혼부가 아이를 키우게 되었을 경우도 마찬가지다.

미혼 상태에서 아이가 생겼을 때 남자는 책임지려 하지 않거나, 일방적으로 관계를 끝내 버려 여자 혼자서 아이를 감당해야 하는 경우가 많다. 이럴 때 미혼모가 아이를 낳고 키우더라도 미혼부가 아이의 양육비 일부를 책임지게 하는 법을 '히트 앤 런 방지법'이라고 한다. '히트 앤 런 방지법'은 양육 책임을 지려 하지 않는 부모에게 강력한 불이익을 주는 제도이다. 미혼부의 책임 강화를 위해 아이가 태어난 뒤 일정 기간 미혼부가 양육비 일부를 책임지게 하고, 만약 이를 회피할 시 미혼부에게 세금으로 원천징수하여 미혼모에게 지급하는 제도이다. 이 제도는 노르웨이, 핀란드, 스웨덴, 덴마크, 독일, 미국, 영국, 뉴질랜드에서 시행되고 있다. 이렇게 한다면 어느 한쪽 부모가 무책임해지는 일은 적어질 것이다.

미국은 학생들을 대상으로 '아기 키우기 수업'이 있다. 아기 인형을 일주일간 키우는 과제로 아기 인형은 진짜 아기처럼 수업 중이나 새벽에도 울어 잠자는 것이 불가능하게 만들었다. 아기 인형을 키우는 동안은 육아일기도 써야 한다. 24시간 인형을 데리고 다니며 놀아주기, 밥 주기, 트림시켜주기, 기저귀 갈기를 해주어야 한다. 아기 인형이 울면, 그 원인을 찾아내어 상황에 알맞은 카드를 꽂아야만 울음이 멈춘다. 오랫동안 울게 내버려두면 아기 키우기 과목은 낙제를 받는다. '아기 키우기 수업'은 육아가 힘들다는 것을 알려주어 성과 관련하여 자신의 행동에 신중하게 되어 미혼 부모가 되거나 10대가 아기를 낳게 되는 것을 예방하기 위한 목적으로 시행되는데, 성의 개방화와 자유화가 급속도로 진행되는 우리나라 교육에도 도입이 되어야 한다.

미국의 낙태율은 100명당 2명으로 한국보다 낮은 수치를 보이고 있다. 미국의 낙태율이 낮은 원인은 싱글맘에 대한 사회적 인식이 긍정적이며, 철저한 피임 교육이 실천으로 이어지고 있기 때문이다.

법률적으로는 무죄라고 해도 도덕적, 윤리적으로도 그럴까? 낙태에 대한 자율권이 주어지고 낙태죄가 없어진다 해도 낙태를 선택했을 때 오는 태아의 생명에 대한 윤리적 문제와 신체적 후유증까지 완전히 자유로워지지 않는다. 낙태를 자주 하면 불임, 자궁 천공, 전치태반을 유발할 확률이 높다. 여성이든 남성이든 성관계 시 피임 실패로 생명이 생겼을 때를 예상해 어떻게 해야 할지를 반드시 짚어봐야 한다. 낙태수술을 받은 여성은 출산한 여성과 대등한 수준으로 철저한 관리를 받아야 후유증을 최소로 줄일 수 있다.

생명에도 무게가 있을까?

『생명의 무게』는 불교의 설화에서 소재를 얻어 '생명의 가치'와 '생명의 존엄성'을 주제로 한 철학 그림책이다. 제목을 읽었을 때 "생명에도 무게가 있을까?" "누구의 생명은 무겁고 누구의 생명은 가벼울까?" "생명의 무게를 재는 도구가 있다면 어떨까?"라는 궁금증이 생긴다.

숲속 깊은 곳 보리수 아래에서 석가모니가 두 눈을 지그시 감고 수행을 하고 있다. 숲속은 숨소리 하나 들리지 않을 정도로 조용하다. 그런데 갑자기 산새 한 마리가 석가모니 앞에 날아와 아귀에게 쫓기는 자신을 살려 달라고 도움을 청한다. "걱정하지 마라. 내가 너를 꼭 지켜주마"라고 말하며 석가모니가 산새를 품에 안은 순간 아귀가 나타난다. 아귀는 무시무시한 목소리로 산새는 자신의 먹이이니 내놓으라고 한다. 하지만 석가모니는 "나는 산새에게 반드시 구해주겠노라 약속했다. 그러니 절대 산새를 네게 줄 수 없다"라고 딱 잘라 말한다. 이에 아귀는 석가모니와 거래를 한다. 산새를 내놓지 않으려면 자신의 먹이를 빼앗는 것이니 산새를 대신할 먹이를 달라고 한다. 새의 목숨을 구해주기로 약속한 석가모니는 아귀가 내놓은 저울 한쪽에는 산새를, 다른 한쪽에는 새 무게만큼 자신의 왼쪽 넓적다리 살을 떼어 올려놓는다. 넓적다리 살이 산새보다 무거워 보였으나 저울은 산새 쪽으로 기울어 꼼짝도 하지 않자, 오른쪽 넓적다리 살도 도려내 올려놓는다. 그러나 저울은 움직이지 않았다. 저울이 움직이지 않는 이유를 깨달은 석가모니가 저울로 올라간다. 그리고 놀랍게도 저울 양쪽의 높이는 똑같아졌다.

『생명의 무게』에서는 새처럼 작고 힘이 없는 생명조차도 그 생명의 무게는 인간인 석가모니와 같다는 의미를 담고 있다. 작은 산새와 석가모니의 몸집은 다르지만 둘 다 살아 있는 생명이고, 생명은 같은 무게를 가지고 있다. 산새와 석가모니의 무게가 같은 이유를 생각하면 '생명의 존엄성'을 좀 더 쉽게 이해할 수 있다.

생명 존중은 생명의 존엄성을 인정하고 생명을 귀하게 여기는 것이다. 과학기술로 말미암아 인간은 그 자신의 근본 문제, 즉 삶과 죽음의 문제에까지 심각한 혼란을 겪고 있다. 인권, 인간 복제, 낙태, 장기이식, 안락사, 자살, 사형, 환경오염 등 인류가 직면한 생명에 대한 모순적인 문제를 푸는 실마리는 '생명의 존엄'에서 찾을 수 있다.

6학년 성교육에서 엄마 배 속에서 개월별로 성장하는 태아에 대해 배운다. "이 태아는 생명일까요? 생명이 아닐까요?" 물어보면 아이들은 '생명'이라고 말한다. 이유를 물어보면 '엄마 배 속에서 좀 더 크면 세상에 태어날 것이기 때문'이라고 말한다. 그렇게 태어난 예쁜 아기 사진을 보여주며 환한 웃음이 번지며 귀엽다고 한다.

생명은 생명으로 이어진다. '이런 생명을 사람들이 소중히 하지 않으면 어떻게 될까?'에 대해 이야기를 나누고자 한다면 『생명의 무게』와 함께 『내 안에 나무』를 연결하여 수업하면 좋다. '나무'와 '나'라는 존재는 작은 싹에서 움트고 성장하는 생명과 사랑의 신비를 가지고 있다. 땅속 깊은 곳에서 다른 뿌리들과 이어져 있듯 모든 존재는 외롭게 홀로 자라는 것이 아니라 공동체 안에서 신뢰와 연대감으로 성장한다는 것을 아이들과 이야기 나눌 수 있다. 만약 사람들이 나무를 모두 벤다면 어떻게 될까? 사람들이 동물을 모두 죽이면 어떻게 될까? 등의 질문을 하며 나무와 동물은 사람과 연결되어 있고 서로 소중히 여길 때 인간의 생명도 보호받게 된다는 것을 알게 된다.

『내 안에 나무』에 있는 씨앗과 꽃, 가지와 줄기, 나무껍질과 그루터기, 뿌리, 줄기, 향기로운 열매, 그늘, 태양, 푸른 하늘, 다람쥐, 꿀벌을 '내 안의 나무' 또는 '생명의 나무' 라는 주제로 그려보는 것도 좋은 활동이 된다.

그림책이 수업과 만나면

◼ **가치 수직선 토론**

자기가 결정한 숫자와 그렇게 생각한 이유를 포스트잇에 글로 쓰고 발표한다.

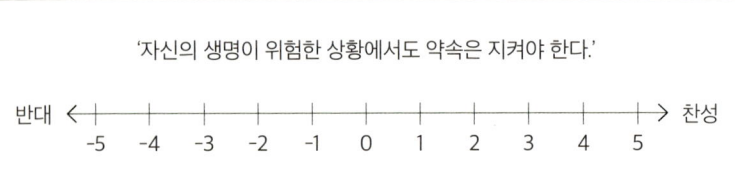

이유는
- 반대(-2): 내 생명은 이 세상에 하나뿐이기 때문이다. 약속보다 소중한 것이 나의 생명이다.
- 찬성(+3) : 지켜야 하는 것이 내 생명보다 더 소중한 것이라면 약속을 지켜야 한다.

▣ 도덕적 딜레마(moral dilemma) 토의·토론[*]

이 수업은 학생들에게 도덕적 딜레마 상황을 주고, 행동 선택을 하되, 그 이유를 설명하는 과정에서 높은 단계의 도덕적 추론을 유도하는 것이 목적이다. 다양한 딜레마 상황을 사용하는 것이 좋다. 딜레마는 이미 계발된 것도 많지만, 가능하면 교과에 관계되는 상황을 제시하는 것이 더 도움이 된다. 특히 학생들에게 어떤 판단을 중요시하는 것이 아니라 그 이유를 중요시한다는 것을 말해주어야 한다. 또한, 교사가 바라는 대답을 하지 않도록, 학생 스스로 생각을 자유롭게 말할 수 있도록 유도하는 것이 바람직하다.

1. 도덕적 딜레마 상황 제시하기

『생명의 무게』 내용 중 일부를 도덕적 딜레마 상황으로 제시한다. 아이들이 석가모니의 도덕적 딜레마 상황을 수시로 확인할 수 있도록 파워포인트로 토의·토론이 끝날 때까지 화면에 띄워 둔다.

【석가모니의 도덕적 딜레마 상황】

아귀에 쫓기는 산새의 목숨을 구해주기로 석가모니는 산새와 약속을 한다. 아귀는 산새는 자신의 먹이이므로 산새를 내놓으라고 한다. 하지만 석가모니는 그럴 수 없다고 한다. 그러자 아귀는 그것을 대신할 먹이를 달라고 한다. 이에 석가모니는 산새의 무게만큼 자신의 넓적다리 살을 떼어주기로 한다. 아귀는 저울 양쪽의 무게가 똑같아지면 산새를 살려주겠다고 한다. 이에 석가모니는 새의 무게 이상으로 넓적다리 살을 떼어 저울에 올려놓았

---

[*] 정문성, 『토의·토론 수업 방법 84』, 교육과학사(2019), 280쪽

> 지만, 저울은 꿈쩍도 하지 않았다.

2. 자유롭게 발표하기

사회자는 학생이 해도 되고, 교사가 해도 된다. 가능하면 학생으로 해서 교사가 학생들의 발표를 분석하는 것이 좋다. 그러나 추가 질문을 해야 할 경우가 있으므로 사회자가 잘 진행하지 못하면, 교사가 추가 질문을 해서 발표하는 학생의 도덕적 추론 단계를 확인할 필요가 있다. 도덕적 딜레마를 설정하고 이야기를 나눈 후 '석가모니는 산새와의 약속을 지켜야 하는가?'로 딜레마 토론을 한다.

- 아귀에게 산새를 돌려주지 않는 것은 생명 존중인가?
- 아귀에게 산새를 내어주지 않은 것은 정당한가?
- 왜 석가모니는 아귀에게 산새를 보지 못했다고 또는 다른 곳으로 날아갔다고 거짓말을 하지 않았을까?
- 산새를 살리기 위해 자기 살과 목숨을 내놓은 것은 바람직한가?
- 석가모니는 자기 생명을 소중히 여겼을까?
- 넓적다리 살을 올렸을 때 왜 저울은 수평이 되지 않았을까?
- 산새를 살려야 하는 이유는 무엇인가?
- 모든 생명을 다 살릴 수 있는가?
- 인간이 동물의 고기를 먹는 것은 생명 경시인가?
- 아귀가 새를 내주지 않으면 석가모니를 죽이겠다고 한다면 어떻게 하겠는가?

- 석가모니는 산새와의 약속을 자신의 생명과 바꾸면서까지 지켜야 하는가?

3. 수업 마무리하기

토의·토론이 충분히 이루어졌다면 학생들이 제안한 도덕적 추론 이유를 정리해준다. 하위 단계에서 높은 단계로 학생들의 발표 내용을 살피며, 더 높은 도덕적 추론에 대해 칭찬해주면서 마무리한다.

> 딜레마 상황 : '석가모니는 자신의 생명을 내놓으면서 산새와의 약속을 지켜야 하는가?'
>
> 1단계: 석가모니가 산새와의 약속을 어기면 벌을 받기 때문에 약속을 지켜야 한다.
> 2단계: 석가모니가 약속을 지켜 산새의 생명을 구해주면 산새도 석가모니의 생명을 구해줄 것이다.
> 석가모니가 약속을 지키면 산새도 약속을 지킬 것이다.
> 3단계: 산새와의 약속을 지키면 산새는 기뻐하고 고마워할 것이다.
> 산새와의 약속을 지키면 사람들은 석가모니를 믿을만한 사람이라고 평가할 것이다.
> 4단계: 약속을 한 것이니 지켜야 한다. 약속은 규칙이니 따르는 것이 옳다고 믿는다.
> 5단계: 산새와의 약속을 지키는 것은 옳지만, 석가모니의 생명도 중요하다. 위기의 순간에 자신의 생명과 관련이 있을 때 약속을 지키지 못할

> 수 있다.
>
> 6단계: 그 누구와의 약속이라도 약속은 지켜야 한다. 그것이 나의 생명과 바꾸는 일일지라도 정의와 윤리적 보편 원칙에 부합되는 것을 옳다고 믿는다.

☞ 학생들은 두세 가지 다른 도덕 추론 단계를 보이므로 도덕 딜레마를 중심으로 토론하도록 함으로써 상위의 도덕 추론 단계로 나아가게 할 수 있다.

☞ 비교 【콜버그의 도덕 발달 6단계】
  1단계는 벌을 받지 않는 것이 옳다고 믿는다.
  2단계는 자신에게 이익이 되는 것이 옳다고 믿는다.
  3단계는 사회적으로 인정을 받는 것이 옳다고 믿는다.
  4단계는 법이나 규칙을 따르는 것이 옳다고 믿는다.
  5단계는 상호 간에 공정한 것으로 인정할 수 있는 것이 옳다고 믿는다.
  6단계는 정의와 윤리적 보편 원칙에 부합되는 것이 옳다고 믿는다.

2장. 건강해, 성(性)

자존감과 정체성

자아존중감

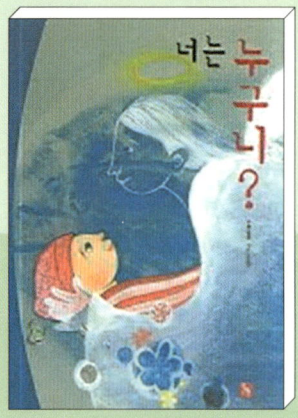

너는 누구니?
류일윤 글, 노은정 그림, 글뿌리

중요 질문 및 내용

- 나는 누구일까요?
- 로젠버그 자존감 척도로 나의 자존감 알아보고 수레바퀴 토의하기

자존감 향상과 자존감 척도

'자존감(自尊感)'은 말 그대로 자기 자신을 존중하는 마음이다. 자신의 가치와 능력, 자신의 영향력을 스스로 얼마나 긍정적으로 판단하는지를 보는 개념으로 많이 쓰인다. 자존감이 높은 사람은 자신의 타고난 성향을 있는 그대로 인정하고 존중하며 부족한 점을 개선하기 위하여 노력한다. 그러나 자존감이 낮은 사람은 다른 사람을 의식하고 실패를 남 탓으로 돌리며 자신은 무능력하다고 생각하며 쉽게 포기해버리는 경향이 있다. 자존감은 남의 눈이 아닌 나의 눈으로 자신을 보아야 하기에 지극히 주관적인 생각이다. 남들이 어떻게 생각하든 나를 소중하게 생각하지 않으면, 자존감은 절대 높아지지 않는다. 그러나 무조건 자신을 높게 평가하는 것만을 의미하지는 않는다. 자신을 있는 그대로 수용하고 존중함과 동시에, 자신의 결점도 인정하고 이겨낼 수 있는 자신감을 포함한다.

자존감이 높은 아이들은 쉽게 알아볼 수 있다. 활동에 적극적이며, 친구들과 사이좋게 지내고, 어려운 상황이 닥쳐도 자신을 믿고 스스로 해결해나간다. 또 하고자 하는 일을 열심히 하고 자신감이 있고 정서적으로 안정되어 있다. 아이들의 자존감은 가족, 교사, 또래, 형제 등 매일 만나고 상호작용하는 사람들로부터 영향을 받는다. 이들에게 받는 존중과 인정, 사람들의 행동과 언어, 의미 있는 경험과 성공, 메시지, 성(性)과 같은 요소들이 자존감을 결정한다.

유·아동기에는 어른의 도움에서 벗어나 스스로 뭔가를 하고자 하는 자기 주도성이 생긴다. 배변 훈련, 스스로 옷 입고 벗기, 혼자 목욕하기, 밥 먹기 등이다. 이때 다소 서툴고 느리고 완벽하진 않아도 아이가 혼자 해결할 수 있도록 기회를 주고 작은 성취에도 함께 기뻐하고 칭찬을 아끼지 말아야 한다.

초등학교 시기는 지적인 호기심과 함께 작업의 완성을 통한 성취가 중요한 시기이다. 학교에서 하는 많은 도전적 과제 수행에 있어 결과는 물론 도전하는 과정 자체를 칭찬하고 격려해주어야 한다. 자신이 하고 싶은 일을 스스로 결정하고 실행했을 때 행복해진다. 그래서 자기 결정권은 행복 추구권과도 관련이 있다. 아이의 결정에 대한 어른의 수용은 아동의 자기 결정권을 인정하고 존중해주는 행위로 아이는 자신이 인정받았다고 평가하며 자존감이 높아진다.

성적 자기 결정권은 신체 접촉에 대한 허용과 거부할 수 있는 권리, 동의 구하기, 자유로운 의사 표현, 나의 경계에 대한 결정권 등 성과 관련된 많은 행동 등을 스스로 결정하고 행동할 수 있는 권리를 의미한다. 이 또한 인정하고 존중해주어야 자존감이 높아진다.

뭘 하든 '난 어차피 안 될 거야' 하고 아예 시도조차 하지 않고 포기하는 아이들이 있다. 이런 아이들에게는 양육자나 교사의 태도가 중요하다. 작은 것부터 성취감을 느낄 수 있도록 잦은 기회를 주고, 작은 성취에도 칭찬을 통해 스스로 할 수 있다는 믿음을 갖게 하는 것이 중요하다. 어른들은 일관성 있는 태도로 아이들의 감정과 태도를 존중하면서 친밀감을 형성하고, 아이의 욕구를 수용하며 존중해주어야 한다. 또한 또래 집단과 놀이를 통해 사회성을 향상시키고 관계 속에서 자신을 들여다보는 훈련을 해야 한다.

사회학자 모리스 로젠버그(Morris Rosenberg)가 개발한 로젠버그 자존감 척도(RSES, Rosenberg self-esteem scale)로 자존감의 정도를 측정해볼 수 있다.*

---

* Rosenberg, M.(1965). 「Society and the adolescent self-image」 Princeton, NJ:Princeton University Press

각 문항은 자신을 어떻게 보는지에 대한 자신의 생각을 나타낸다. 점수 범위는 10~40점이며, 20점에서 29점 정도가 보통의 자존감 수준이고 점수가 높을수록 자존감이 높다는 의미이다. 자신의 점수가 보통 이하라면 자존감을 높이는 방법을 찾아 실천해보아야 한다.

문항	매우 그렇지 않다	그렇지 않다	그렇다	매우 그렇다
1. 나는 내가 가치 있는 사람이라고 생각한다.	1	2	3	4
2. 나는 좋은 성품을 지녔다고 생각한다.	1	2	3	4
3. 나는 다른 사람들만큼 일을 잘할 수 있다.	1	2	3	4
4. 나는 내 자신에게 긍정적인 태도를 가지고 있다.	1	2	3	4
5. 나는 내 자신에게 만족한다.	1	2	3	4
6. 나는 실패한 사람이라고 생각한다.	4	3	2	1
7. 나는 자랑할 것이 별로 없다.	4	3	2	1
8. 나는 내 자신을 더 존중할 수 있으면 좋겠다.	4	3	2	1
9. 나는 가끔 내가 쓸모없는 사람이라는 느낌이 든다.	4	3	2	1
10. 나는 때때로 내가 좋지 않은 사람이라고 생각한다.	4	3	2	1
나의 점수 합계 _____ 점				

건강한 자존감은 나를 사랑하는 나로부터 시작된다

'살펴보면 나는 나의 아버지의 아들이고 나의 아들의 아버지고 나의 형의 동생이고 나의 동생의 형이고 … (중략) … 오직 하나뿐인 나는 아니다. 과연 아무도 모르고 있는 나는 무엇인가 그리고 지금 여기 있는 나는 누구인가' 김광규 시인의 '나'라는 시의 일부분이다. 우리는 우리와 관계하는 누구누구의 나로 살아가면서 정작 나는 누구인지 알지 못하고 살아갈 때가 있다. 누군가에게 나를 설명해야 할 때도 고향, 대학, 사는 곳, 직업 등 나를 포장하고 있는 외적 요소들로 나를 소개한다. 내가 누구인지 알고 어떻게 나를 지키고 사랑할 것인가의 문제는 자존감과 관련되어 있다. 외부에서 무언가를 찾아 나를 메꾸려고 하면 끝도 없이 남과 나를 비교하며, 보여주기 위해 나를 채워나가야 한다.

『너는 누구니?』는 누구의 나도 아니고, 무엇인가로 보여주기 위한 나가 아니라 오로지 세상에 있는 유일한 존재로서의 나를 사랑할 수 있게 하는 책이다. 소중이는 백혈병에 걸려 어린 나이에 하늘나라로 떠났다. 엄마는 소중이를 떠나보내지 못해 날마다 운다. 이 모습을 하늘나라에서 본 소중이는 하나님이 내는 수수께끼를 풀면 다시 엄마한테 돌아갈 수 있다는 말을 듣는다. 수수께끼는 간단하다. "너는 누구냐?"라는 질문에 답하는 것이다. 소중이 앞에 많은 사람이 줄을 서 있지만, 아무도 수수께끼의 정답을 맞힌 이가 없다. 자신이 누구냐는 질문에 의사는 환자들이 있어서, 부자는 좋은 집과 자동차가 있어서, 가수는 세상에서 인기 최고여서, 잘난체하는 사람은 대통령의 아들이어서, 세 자녀의 어머니는 자식들을 훌륭하게 키워서, 기독교인은 교회를 열심히 다녀서, 마음씨 좋은 할머니는 가난하고 불쌍한 사람들을 많이 도와서 세상으로 돌아가야 한다고 말한다. 그러나 하나님이 원하는 대답은 하나도 없다. 하나님은 무슨 직업을 가졌는지, 얼마나 많은 것을 가졌는지, 무엇을 잘하는지, 누구의 아들인지, 누구의 어머니인지, 종교가 무엇인지, 어떤 선행을 했는지를 묻지 않았다고 말한다. 마침내 소중이 차례가 되었다. 소중이는 "나는 나입니다"라고 대답을 한다. 자신이 비록 병들고 아파서 아무것도 할 수 없지만, 그래도 나를 사랑한다고 말한다. 하나님은 이제서야 '너는 너의 소중함을 아는 사람이니 세상에 내려가 값지게 살아라' 라고 말한다.

소중이의 대답은 자신을 어떻게 평가하는지, 얼마나 자신을 사랑하고 만족하고 있는지를 알 수 있는 중요한 대답이다. 바로 '자존감'이다. 자존감은 누가 나를 대신하여 평가해줄 수 없다. 직업, 재능, 선행, 종교, 물질 등 보여지는 많은 것이 자존감과 연관되어 있다고 생각할 수 있다. 돈이 없으면 하고 싶은 것, 사고 싶은 것을 맘대로 못하니 자존감이 낮아진다고 말한다. 그러나 자존감과 자존심을 헷갈려 하지 않아야 한다. 돈이 없어 뭔가를 하지 못해 속상하다면 그건 자존감이 낮은 것이 아니라 자존심이 상한 것이다. 자존감이 '나를 어떻게 평가하는가?'에 대한 답, 생각의 개념이라면 자존심은 이에 수반되는 감정이다. 자존감이 떨어졌을 때 느끼는 상한 감정이 자존심인 것이다.

타인의 시선을 중시하고 경쟁과 비교에 익숙한 우리 사회에서 수많은 사람은 낮은 자존감에 시달린다. 내가 나를 어떻게 생각하느냐가 중요하며, 나의 삶이 남에 의해 좌지우지되면 안 된다. '나'라는 존재가 이 세상에 하나밖에 없는 귀한 사람이라는 가장 기본적이고 중요한 선택을 내가 하지 않는다면 자존감은 오래가지 못하고 낮아진다. 진짜 행복은 튼튼한 자존감에서 나오고 건강한 자존감이야말로 미래를 살아가기 위한 가장 강력한 무기이자 재산이다.

그림책이 수업과 만나면

🔲 나는 누구일까요?

소중이의 대답을 소리 내어 읽어보고, 나는 누구인지 표현해본다.

'너는 누구니?'에서 소중이는 아래와 같이 자신을 소중하다고 표현합니다.	여러분도 소중한 사람입니다. 누군가가 '너는 누구니'라고 묻는다면 나는 어떻게 말(표현)하고 싶은가요?
드디어 소중이 차례가 되었어요. "너는 누구니?" "나는 나입니다!" "왜 너는 너냐?" "이 세상에 나는 하나밖에 없기 때문입니다. 비록 나는 병들어 아프고, 머리도 다 빠지고 학교에도 못 가고 병상에 누워 지냈지만 그래도 나는 나를 사랑합니다!" "너는 너의 소중함을 아는 사람이니 세상으로 돌아가서 값지게 살아라!"	나는 나입니다. 왜냐하면 저는 이 세상에 하나밖에 없습니다. 저는 음치고 몸치지만 그래도 저를 사랑합니다. 그리고 제 이름과 똑같은 사람도 있지만 그래도 나는 나를 사랑합니다. 같은 이름은 여러 개 있지만 저처럼 생긴 사람은 딱 한 명입니다. 그래서 저를 사랑합니다. 나는 친구들처럼 좋은 게임기도 없고 장난감도 없고 애완동물도 없지만 나는 나를 존중히 여기며 사랑합니다. (3학년 학생 활동 결과)

☞ 존중에는 자신을 소중히 여기는 자아 존중과 타인을 소중히 여기는 타인 존중이 있다. 자신이 중요하면 타인도 중요하다. 서로 존중할 때 행복한 우리가 된다. 소중이의 대답을 소리 내어 여러 번 읽어보게 한다. 그리고 하나님이 소중이에게 물어본 질문을 똑같이 해보고 내가 왜 소중한지 생각할 수 있는 시간이 되게 한다.

■ 나의 자아존중감 알아보기 - 수레바퀴 모형 토의

　로젠버그 자아존중감 척도로 나의 자아존중감을 알아보고 자존감 향상을 위해 할 수 있는 일을 찾아 실천해본다.

　방법: 해당하는 점수에 동그라미를 그린다. → 해당점을 연결한다. → 연결된 원을 색칠한다. → 원의 모양을 관찰한다. → 높은 점수(강점)와 낮은 점수(약점)을 파악하고 자존감 향상을 위해 할 수 있는 일을 실천한다.

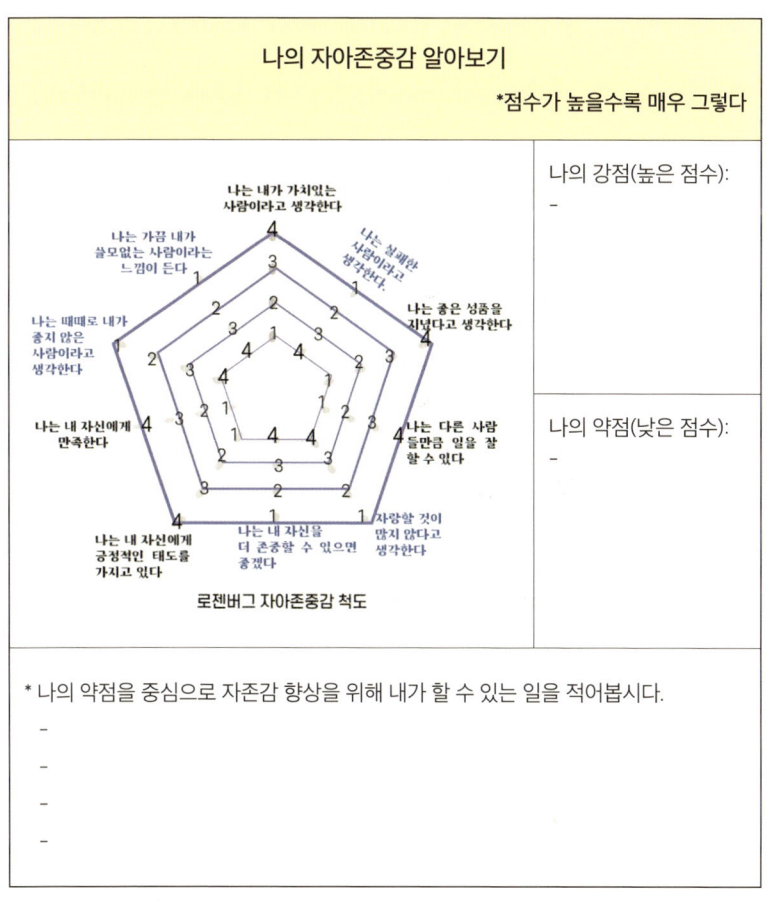

☞ 로젠버그 자존감 척도를 수레바퀴 모형 토의와 연결하여 적용한 방법이다. 수레바퀴는 특정 주제와 관련하여 필요한 요소들을 점검하는 방법이다. 10개의 자존감 척도를 수레바퀴에 표시하면 자신의 자존감 상태를 한눈에 확인할 수 있다. 이때 주의할 점은 숫자가 커질수록 긍정인 항목과 부정인 항목이 있으니 주의해서 체크해야 한다. 사람에 따라 수레바퀴 모양은 다르다. 각각의 점을 연결한 모양이 크고 둥글수록 모든 항목에서 자존감이 높음을 의미한다. 모양이 작거나 찌그러져 있으면 해당 항목을 펼 수 있도록 노력해야 한다.

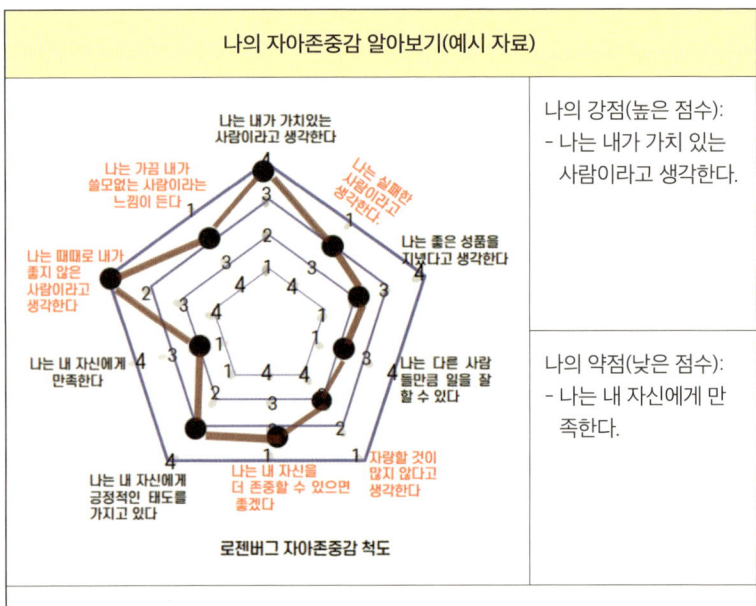

* 나의 약점을 중심으로 자존감 향상을 위해 내가 할 수 있는 일을 적어봅시다.
   - 나의 장점을 찾아 사소한 것이라도 적어본다.
   - 나의 장점노트를 만들고 기록해본다.
   - 내가 잘 할 수 있는 것을 찾아보고 실천한 후 스스로 칭찬해준다.
   - 다른 사람에게 나의 장점을 물어보고 내가 모르는 장점을 찾아본다.

자존감과 정체성

자기 이해
자기 긍정

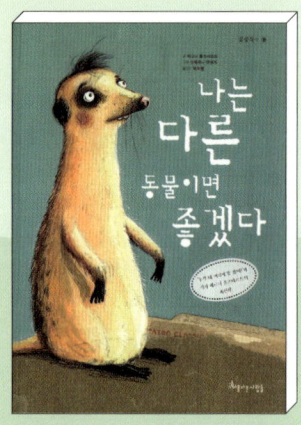

나는 다른 동물이면 좋겠다
베르너 홀츠바르트 글, 슈테파니 예쉬케 그림, 박여명 옮김, 아름다운사람들

중요 질문 및 내용
- 나의 장점은 무엇일까?
- 조하리의 창을 통해 내가 아는 나와 남이 아는 나 이해하기

관계 속에서 나를 이해하기

조하리의 창은 1955년 심리학자 조셉 루프트와 해리 잉햄의 연구에서 나온 내용으로 4가지의 창으로 이루어졌다. 열린 창(Open Area)은 나도 알고 상대방도 아는 창이고, 보이지 않는 창(Blind Area)은 언어적, 비언어적 행동을 통해 타인은 알지만 자신은 모르는 영역이다. 숨겨진 창(Hidden Area)은 나는 알지만, 타인은 모르는 영역으로 나의 욕구, 기호, 꿈, 희망, 의도 등이 숨어 있다. 마지막으로 미지의 창(Unknown Area)은 나도 타인도 알지 못하는 나의 숨겨진 모습이다.

이 4가지 영역의 넓이는 우리가 살면서 계속 변화한다. 만약, 내가 상대방에게 마음을 열고 마음 속 깊은 이야기를 하기 시작한다면 내 마음의 숨겨진 영역은 줄어드는 동시에 열린 공간은 늘어간다. 그만큼 상대방과 내가 공유하는 부분이 많아지고, 그 사람과는 친밀한 관계에 이른다. 이를 잘 이해하고 활용하면 타인과 좋은 관계를 맺는 데 도움을 받을 수 있다.

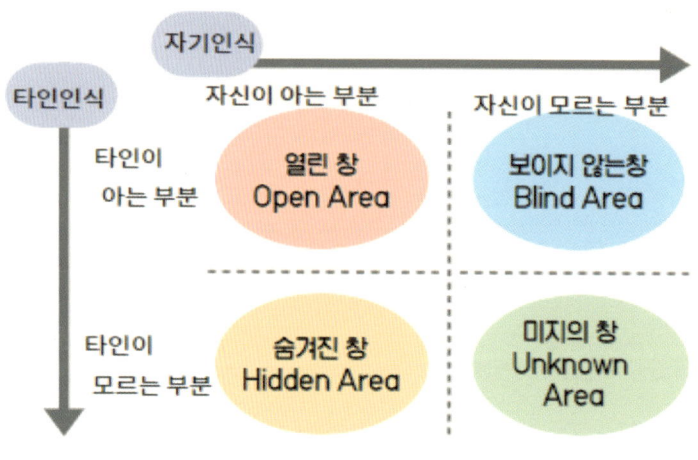

조하리의 창(Johari's Window)

조하리의 창은 사람을 표현하는 57개의 형용사가 있다. 이 중 자신을 가장 잘 표현한다고 생각하는 형용사를 6개 고른다. 그런 다음 자신에 대해 아는 주위의 다른 사람에게도 6개를 고르게 한다. 그리고 자신과 다른 사람이 선정한 단어를 분류한다. 겹치는 단어는 모두가 아는 '열린 창(open)'에 넣고, 자신은 골랐는데 타인은 선택하지 않은 단어는 '숨겨진 창(hidden)'에 넣는다. 또 타인은 골랐는데 자신은 선택하지 않은 단어가 있다면 '보이지 않는 창(blind)'에 넣는다. 그리고 두 사람 모두 선택하지 않은 단어는 '미지의 창(unknown)'에 넣는다.

이제 분류한 단어들을 통해서 다른 사람과의 공감대를 넓히고, 관계를 더 좋게 하려면 어떻게 해야 할지, 해답을 찾아본다. 가장 손쉬운 방법은 숨겨진 창에 있는 자신의 특성을 타인에게 조금씩 보여주는 것이다. 물론 공개할 것인지, 말 것인지는 전적으로 각자의 판단에 따르지만, 아무래도 자신의 특성을 타인에게 알려준다면 서로 좀 더 잘 알게 되어 원만한 관계를 유지하는 데 도움이 될 것이다.

조하리 창에서 제시한 형용사는 57개이다.* 이상주의(idealistic), 독자적인(independent), 논리적인(logical), 자의식이 강한(self-conscious) 등 어른들도 이해하기 어려운 추상적인 단어들이 있다. 그래서 아이들에게 제시할 때는 단어의 뜻을 사전에서 찾아 적어주고, 너무 어려운 단어는 쉬운 단어로 수정하는 것이 좋다. 뒤에 나오는 수정된 조하리의 창 단어를 참고해주기 바란다. '독서를 좋아하는' '부지런한' '겁이 많은' '씩씩한' '얌전한' '유머스러운' '꼼꼼한'의 7개 단어는 초등학생에게 어울리는 단어로 새롭게 추가한 것이다. 아이들은 단어를 읽고 뜻을 이해하며 어휘력을 향상

---

* https://duddyman.tistory.com/entry/57-%ED%98%95%EC%9A%A9%EC%82%AC

시킬 수 있고, 자신을 표현하는 단어를 찾는 과정에서 자기를 이해하며 성찰할 수 있다. 생각보다 진지하게 읽고 고심해서 단어를 선택하느라 시간이 많이 걸린다.

조하리 창 단어의 장점은 모두 긍정적인 언어로 표현되어 있다는 것이다. 그래서 친구의 장점을 찾아주는 시간에도 어떤 단어를 선택하든 부담이 없다. 열린 창의 단어는 나도 선택하고 친구도 선택한 단어이다. 그래서 나의 장점을 더욱 확실히 알 수 있다. 숨겨진 창과 보이지 않는 창의 단어를 통해서는 잠재적으로 숨겨졌거나 알지 못했던 새로운 나의 모습을 발견할 수 있다. '나에게 이런 면이 있었나?'라고 생각해볼 수 있는 시간이다. 친구의 장점을 찾아주는 것도 타인을 이해하기 위한 중요한 과정이다. 조하리의 창을 통해 자신과 타인을 이해하고 나와 타인과의 관계 속에서 어떤 면을 개선하면 좋을지 생각해보는 시간을 갖자.

나의 장점을 찾아 강점으로 발전시키기

『나는 다른 동물이면 좋겠다』는 『누가 내 머리에 똥 쌌어?』로 아이들에게 잘 알려진 독일의 '베르너 홀츠바르트'의 작품이다. 아동 문학가답게 특유의 관찰력으로 아이들의 마음을 동물에서 포착하여 이야기하는 것으로 유명하다. 『누가 내 머리에 똥 쌌어?』는 두더지를 통해 상상 속에서 이루어지는 아이들의 보상심리를 다루었고, 『나는 다른 동물이면 좋겠다』는 친구를 부러워하는 미어캣을 통해 자신을 이해하고 사랑하라는 메시지를 표현하고 있다.

표지에는 미어캣 한 마리가 무심한 표정으로 누군가를 바라보며 서 있다. 동그란 눈과 위로 솟은 머리 몇 가닥, 길게 늘어진 콧수염과 분홍 코는 왠지 귀엽기도 하고 웃음이 나오는 모습이다. 제목 글 중 '다른'과 '좋겠다'라는 글씨가 강조된 걸로 보아 미어캣은 누군가를 바라보며 부러워하는 마음이라는 것을 짐작할 수 있다. 책장을 넘기면 두리번거리는 미어캣의 모습이 점점 커진다. 미어캣이 부러워하는 동물은 곰과 침팬지와 사자이다. 침팬지는 재미있어서 장난을 계속 칠 수 있어 부럽고, 뭐든 들 수 있는 곰은 힘이 세서 부럽다. 무서운 사자 앞에서는 누구든 꼼짝 못하니 이 또한 부럽다. 부러움의 크기만큼 사자, 곰, 침팬지의 모습이 아주 크게, 미어캣은 작게 그려져 있다. 누군가를 부러워하는 마음은 또래문화에 익숙한 아이들에게 흔히 볼 수 있는 심리이다. 공부, 춤과 노래, 운동 등 특기가 있는 아이들은 교실에서도 부러움의 대상이다. 친구들의 장점을 부러워하고 닮고 싶어서 자기도 모르게 따라 하고, 같이 어울리기 위해 주변을 배회하기도 한다. 미어캣을 통해 이러한 친구들의 모습을 볼 수 있다.

그러나 미어캣만 다른 동물들을 부러워하는 것은 아니다. 곰, 침팬지, 사자는 오히려 미어캣을 보며 부러워한다. 단지 미어캣이 이를 모를 뿐이다. 어느 날 손에 풍선을 든 아이의 그림자가 나타난다. 미어캣은 적이 나타난 걸로 알고 재빨리 휘파람을 불어 위험신호를 알려 다른 미어캣들이 도망갈 수 있게 해주고 안전을 확인한 후 다시 나오라고 한다. 이를 본 곰, 침팬지, 사자는 미어캣을 멋진 녀석이라고 생각한다. 빠르게 망을 보는 모습도 부럽고 친구들을 위험으로부터 보호하는 모습도 닮고 싶다. 이번에는 미어캣의 모습이 크게 그려지고 곰, 침팬지, 사자는 작게 그려진다. 부러움의 대상이 바뀐 것을 알 수 있다.

미어캣은 반응에 민감하고 무리지어 생활하며 서로를 지켜주는 특성이 있어 '사막의 파수꾼' '태양의 천사'라는 별명이 있다. 내가 바라보는 나와 남이 바라보는 나는 다를 수 있다. 미어캣은 자신의 멋진 모습을 알지 못하고, 다른 동물들도 미어캣을 부러워한다는 것을 알지 못한다. 마지막 장에서도 미어캣은 오른쪽, 왼쪽, 앞쪽으로 두리번거리며 누군가를 찾는 중이다. 아이들은 이 모습을 보며 미어캣에게 다른 동물들이 너를 부러워한다고 말해주고 싶어 안달이 난다.

부러움은 남과의 비교에서 시작된다. 긍정의 부러움은 나도 저렇게 되고 싶다는 욕망을 나타내는 신호이고 성취 욕구가 자극되었으니 '나도 노력해 봐야지'라는 발전의 계기가 될 수 있다. 그러나 '난 저렇게 못되니까, 나는 형편없어'라고 자신을 낮추거나, 상대방을 질투하며 미워하는 부정적 부러움은 나에게 전혀 도움이 되지 않는다. 아이들에게 자신의 장점을 찾아보라고 하면 의외로 찾지 못하고 고민하는 아이가 많다. 이럴 때 주변의 친구들이 장점을 찾아주면 도움이 된다. 미어캣과 다른 동물들을 통해 각자 다른 자기만의 장점이 있고, 친구들도 나의 장점을 부러워할 수 있다는 것을 알 수 있다. 다른 사람을 부러워하기보다는 나의 장점을 찾아 강점으로 발전시키고 혹시 내가 알지 못한 숨겨진 장점을 찾아 더욱 발전시켜 보자.

그림책이 수업과 만나면

▣ 등장 동물의 장점 찾기
- **내가 생각하는 미어캣의 장점 찾기**

조하리의 창 형용사에서 '미어캣'에게 어울리는 장점을 찾고 이유를 적어본다.

① 잘 도와주는　② 배려하는　　③ 도움이 되는
④ 친절한　　　 ⑤ 반응을 잘하는　⑥ 탐색하는
_____

이유: 미어캣은 검은 그림자가 나타나자 친구들을 숨게 해주고 안전하게
　　　보호해주었다.

- **침팬지, 원숭이, 사자의 입장에서 미어캣의 장점 찾기**

조하리의 창 형용사에서 미어캣에게 어울리는 장점을 찾고 이유를 적어본다.

① 영리한　　　② 활동적인　　③ 용감한
④ 자랑스러운　⑤ 반응을 잘하는　⑥ 믿을만한
_____

이유: 민첩하게 적의 침입을 알아차리고 다른 동물들에게 알려줘서 자신들
　　　에게 없는 장점이 있다고 미어캣을 부러워함

▣ 나와 남이 바라보는 나의 장점 찾기

조하리의 창에서 자신에게 어울리는 형용사 6개를 찾아 색칠한다. 포스트잇에는 친구에게 어울리는 형용사 6개를 써서 준다. 6개 중 공통으로 적은 단어는 '열린 창'에, 나는 쓰지 않았는데 친구가 쓴 단어는 '보이지 않는 창'에, 나는 쓰고 친구는 쓰지 않은 단어는 '숨겨진 창'에, 둘 다 쓰지

않은 단어는 '미지의 창'에 쓴다.

마지막으로 4개의 창에 쓰인 단어를 참고하여 나를 소개해보고 미래의 내가 하고 싶은 일을 적어본다. 참고로 조하리의 창 형용사는 모두 긍정적인 단어이므로 누구나 기분 좋게 참여할 수 있다.

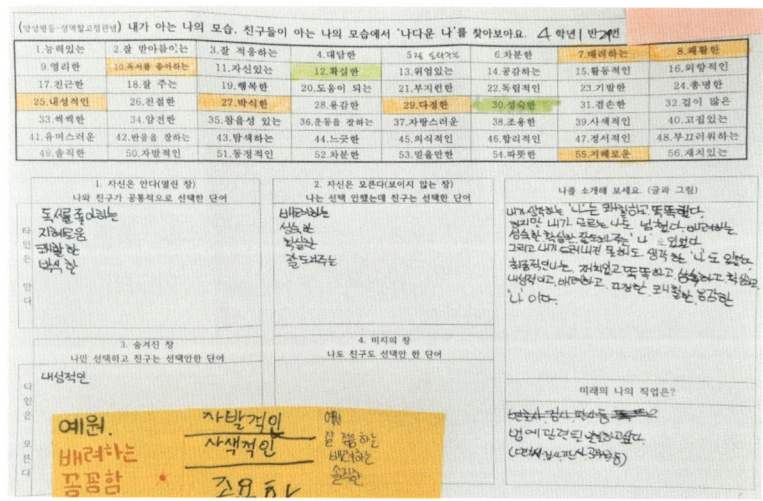

[학생활동자료]

☞ 위의 활동에서 4개의 창에 쓰여진 단어를 참고하여 나를 소개한 학생 예시자료

'내가 생각하는 나는 쾌활하고 똑똑하다. 하지만 내가 모르는 나도 넘쳤다. 배려하는, 성숙한, 확실한, 잘 도와주는 나도 있었다. 그리고 내가 드러내지 못하는 나도 있었다. 최종적인 나는 재치 있고, 똑똑하고, 성숙하고 확실하고 내성적이고 배려하고 다정하고 쾌활하고 용감한 나이다. 나는 법조계에서 일하고 싶다.'

▣ 조하리의 창 - 나를 이해하는 56가지 형용사 (수정하여 제공)

1.능력있는	2.잘 받아들이는	3.잘 적응하는	4.대담한	5.잘도와주는	6.차분한	7.배려하는
일을 해낼 수 있는 힘	다른 사람의 요구, 성의, 말 따위를 들어 주는 것	일정한 조건, 환경에 잘 맞춤	겁이 없고 용감하다	나서서 남을 도와줌	마음이 가라앉아 조용하다	도와주거나 보살펴 주려고 마음을 씀
8.쾌활한	9.영리한	10.독서를 좋아하는	11.자신있는	12.확실한	13.위엄있는	14.공감하는
성격이 시원스럽고 마음이 넓다.	눈치가 빠르고 똑똑함	자주 책을 읽음	어떤 일을 해낼 수 있다는 믿음.	어떤 일을 틀림없이 함	존경할만하고 점잖고 엄숙함	남의 감정, 의견에 자기도 그렇다고 느낌
15.활동적인	16.외향적인	17.친근한	18.잘 주는	19.행복한	20.도움이 되는	21.부지런한
몸을 움직여 자주 행동함	마음의 움직임이 적극적으로 밖으로 나타남	친하여 익숙하고 허물이 없음	물건, 시간 따위를 남에게 주는 것	충분한 만족과 기쁨을 느낌	남을 돕는 것	미루지 않고 열심히 함
22.독립적인	23.기발한	24.총명한	25.내성적인	26.친절한	27.박식한	28.용감한
남에게 기대지 않는 것	유달리 재치가 뛰어남	영리하고 재주가 있음	겉으로 드러내지 아니하고 마음속으로만 생각하는 것	대하는 태도가 매우 정겹고 고분고분한 맛	지식이 넓고 아는 것이 많음	씩씩하고 기운참
29.다정한	30.성숙한	31.겸손한	32.겁이 많은	33.씩씩한	34.얌전한	35.참을성 있는
정이 많음	몸과 마음이 어른스러움	남을 존중하고 자기를 내세우지 않음	무서워하는 마음	굳세고 튼튼함	침착하고 단정함	참고 견디는 것
36.운동을 잘하는	37.자랑스러운	38.조용한	39.사색적인	40.고집있는	41.유머스러운	42.반응을 잘하는
움직이는 활동	남에게 드러내어 뽐냄/ 칭찬받을만한	얌전, 평온함	깊이 생각하는 것	자기의견을 굳게 지킴	다른 사람을 재밌게 함	친구말에 반응을 잘함
43.탐색하는	44.느긋한	45.의식적인	46.합리적인	47.정서적인	48.부끄러워하는	49.솔직한
드러나지 않는 현상을 잘 살핌	마음에 흡족하여 여유롭고 넉넉함	어떤 것을 일부러 인식하는 것	이치에 합당한	감정적, 느끼는 것이 풍부	수줍음	거짓이나 숨김이 없음
50.자발적인	51.동정적인	52.꼼꼼한	53.믿을만한	54.따뜻한	55.지혜로운	56.재치있는
스스로 하는	남의 어려움을 안타깝게 여김	빈틈없고 차분함	꼭 그렇게 될거라 믿는 것	감정,분위기.태도 부드럽고 편함	어떤 일을 잘 처리함	눈치 빠른 재주. 또는 능란한 솜씨나 말씨.

자존감과 정체성

사춘기 자아정체성과 주체성

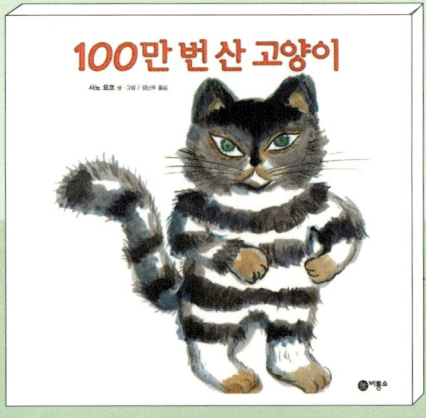

100만 번 산 고양이
사노 요코 글·그림, 김난주 옮김, 비룡소

중요 질문 및 내용

- 주체적인 삶을 산다는 것은 어떻게 사는 것일까?
- 자아정체성과 주체성에 대해 이야기식 토론하기

나는 누구이며 어디서 와서 어디로 가는가?

사춘기가 되면 이제까지 전적으로 의지해 오던 부모에게서 벗어나서 좀 더 독립적인 위치를 얻으려고 노력한다. 이 시기에 친구와의 사귐이나 이성과의 교제가 시작되며 부모로부터 심리적 독립이 이루어지고 자아를 발견해간다. 청소년기에 자아를 발견한다는 것은 자기 자신을 객관화하여 살펴보고, 자신의 가치와 살아 있는 의미를 인식하는 것이다. 이것은 장래 직업, 사회적 위치, 인생의 목적으로 이어지기 때문에 중요하다.

자아 발견은 '나는 누구이며 어디서 와서 어떻게 살며 어디로 가는가?'라는 물음에서 시작되고 그에 대한 답은 정체성과 주체성에서 찾을 수 있다. 자아정체성이란 다른 사람과 관계를 맺으며 갖게 되는 '나는 누구인가?'에 대한 해답이다. 즉 다른 사람과 다른 '나다움'이라 말할 수 있다. 내가 하고자 하는 것, 내 문제를 알려면 내 정체성을 알아야 한다. 남이 어떻게 보고 말하든 자기 눈으로 자신을 일관성 있게 바라보는 것을 '자아정체성'이라고 한다.

1950년대에 미국의 인디언 보호구역에서는 유난히 마약과 알코올 중독, 폭력 문제가 심각했다. 미국의 심리학자 에릭슨(E. H. Erikson)을 중심으로 한 연구진은 그 원인을 알아내고자 인디언 보호구역으로 들어갔다. 인디언의 생활을 살피던 에릭슨이 특별히 관심을 보인 대상은 묘한 이중 상황에 처한 아이들이었다. 인디언 아이들은 학교에서는 백인 교사의 가르침을 받았고, 인디언 행동을 하면 혼이 났다. 집에 돌아가면 부모들은 백인같이 군다며 야단을 쳤다. 아이들은 학교와 집 사이에서 어떻게 해야 할지 헷갈렸고 끊임없이 자신을 부정해야 했다. 자신이 인디언인지 백인인지, 인디언으로 행동해야 하는지 백인처럼 굴어야 하는지 혼란에 빠졌다. 아이들은 점점 자신감을 잃었고 자기 존재를 지워버리고 말았다. 인디언 아이들은 자신의 정체성을 잃어버렸다. 자아정체성을 잃어버린 아이들에게 남은 건 무력감과 좌절감뿐이었다. 아이들은 마약과 알코올에 물들어갔다. 정체성이 없으면 바람이 불 때마다 이리저리 흔들리다 결국 나를 잃어버린다.*

자아정체성을 바르게 형성한 청소년은 삶의 목표가 뚜렷하고, 변화에 잘 적응하고 유혹에 휩쓸리지 않는다. 자아정체성을 바르게 형성하지 못한 청소년은 삶의 방향이 뚜렷하지 않고, 현재와 미래에 대해 불안감을 가진다. 가족이나 친구들로부터 소외되거나 반대로 친구들에게 휩쓸려 자신을 잃어버릴 수 있다.

긍정적인 자아정체성을 형성하려면 자신을 있는 그대로 받아들이고 소중하게 여기는 것이 중요하다. 미래의 내 모습을 그려보고, 목표를 세우고, 목표를 이루기 위해 노력해야 한다. 원만한 인간관계를 유지하며 열린 마음으로 다른 사람의 조언에 귀를 기울여야 한다.

청소년기의 자아정체성 형성이 중요한 이유는 청소년기를 어떻게 보내느냐에 따라 정체성이 다르게 형성되고 이때 형성된 것은 성인이 되어서도 비교적 쉽게 바뀌지 않기 때문이다. 이처럼 청소년기는 자아정체성을 습득하는 결정적인 시기이다. 이 시기에 자아정체성을 형성하지 못하면 역할 혼미의 위기를 경험하게 된다.

자아정체성만큼 중요한 것이 주체성이다. 주체성은 자기가 스스로 결정하고 실행할 수 있는 것이며, 인간만이 가지고 있는 고도의 정신 영역이다. 주체성을 뜻하는 영어 단어 'self-direction'은 직역하면 '스스로 방향

---

* 황상민, 『독립연습』, 생각연구소(2012), 84~88쪽

잡기'이다. 스스로 방향을 잡는다는 것은 철학적 의미에서 보면 의식과 신체를 가진 존재가 자기 생각대로 행동하고 상황에 적응해가는 특성을 말한다.

주체성의 반대말은 의존성이다. 의존성의 의미를 살펴보면 주체성의 의미를 좀 더 이해하기 쉽다. 의존성이 심한 경우 무엇을 입을지, 무엇을 먹을지 등 평범한 결정조차도 하기 어려워한다. 또한, 삶의 여러 가지에서 책임을 타인에게 떠넘긴다. 어떤 배우자를 만날지, 어떤 직업을 구할지, 어떤 친구와 사귈지 스스로 결정하지 못한다. 의존은 가족이나 주변 사람에게 큰 고통이 될 수 있다. 주체적인 삶을 산다는 건 매우 중요하다. 인간은 자율성과 주체성에 바탕을 두고, 그에 따르는 책임은 자신이 진다는 전제에서 행동해야 한다. 자식의 독립과 함께 부모 또한 부모로서의 정체성에 대해 다시 생각해봐야 한다. 이제 전적으로 자식을 돌보던 것에서 점점 뒤로 물러나 자녀의 독립에 적응해야 한다. 그렇지 않고 자식이나 부모가 독립하지 못하면 자식은 마마보이, 파파걸이 되고 엄마는 헬리콥터 맘, 타이거 맘으로, 가족은 캥거루 가족으로 남게 될 수 있기 때문이다.

100만 번을 산다면 행복할까?

『100만 번 산 고양이』는 나태주 시인의 '자세히 보아야 예쁘다. 오래 보아야 사랑스럽다'라는 시구처럼 자세히 오래 보아야 책의 아름다움을 발견할 수 있다. 100만 번 산다는 의미가 아이들한테는 어렵지 않을까 염려가 들기도 한다. 하지만 아이들은 아이들만의 세계에서 100만 번 산 고양이를 재해석한다.

삶에 대한 문제들을 유쾌하고 간결하게 보여주는 『100만 번 산 고양이』의 저자 사노 요코는 소설작가, 수필가 등으로도 유명하다. 그녀의 그림책 작품 가운데 대표적인 작품으로 손꼽히는 『100만 번 산 고양이』는 사랑한다는 것과 살아 있다는 것의 아름다움, 사람 간의 관계를 갖는 것 등 사람으로서의 알아야 할 가장 중요한 것들을 다루고 있다. 나 태어나 당신을 사랑하고, 당신을 만나 태어남과 죽음의 이유를 알게 되었고, 처음으로 울 수 있게 되었노라고 고백한다.

주인공 고양이는 에메랄드빛 눈동자와 멋진 얼룩 털을 지녔다. 이 고양이는 100만 번 태어나 다양한 삶을 살았다. 하지만 단 한 번도 자신이 원하는 삶을 살지 못한다. 누군가의 고양이로 살아가면서 사랑은 받지만, 자신이 원하는 방식이 아닌 그들이 원하는 대로 살았다.

임금을 싫어하지만 임금이 좋아하는 전쟁터에 같이 가고, 바다를 싫어하지만 뱃사공의 고양이가 되어 배를 타고, 서커스를 싫어하지만 마술사의 고양이가 되어 서커스단을 따라다닌다. 인간이 싫고, 때론 그 상황이 싫었지만 그들의 곁을 떠나지 않고 같이한다. 그러다 주인보다 먼저 죽는다. 주인들은 고양이가 죽으면 나무 밑이나 정원에 묻는다. 나무는 다시 봄이 오면 잎이 나듯 고양이는 백만 번을 죽었다 다시 태어난다. 왜 다른 숫자도 아니고 100만 번일까? 100만 번은 세기 조차 어렵다. '100만 번'은 의미 없이 같은 상황을 무한 반복한다는 것을 말한다. 주인들은 고양이를 사랑해서 자기가 해줄 수 있는 것을 해준다. 하지만 고양이는 주인들을 모두 싫어했고 한 번도 주인들을 위해 운 적이 없었다. 늘 사랑받았지만, 누군가를 사랑한 적은 없었다. 고양이가 원하던 삶이 아니기 때문에 주인에게 사랑을 받아도 행복하다고 느끼지 못한다.

100만 한 번째로 태어난 고양이는 이번에는 누구의 고양이도 아닌 도둑고양이가 되었다. 멋진 얼룩무늬 고양이라 암고양이들이 신부가 되고 싶어 모여든다. 하지만 얼룩무늬 고양이는 "나는 100만 번이나 죽어봤다고. 새삼스럽게 이런 게 다 뭐야" 100만 번이나 사랑을 받아본 고양이는 암고양이들의 관심에 그저 시큰둥할 뿐이다. 그런데 딱 한 마리, 그를 본 척도 않는 새하얀 고양이가 있었다. 그녀 앞에서 재주도 부리고 "난 100만 번이나 태어났다고" 잘난 척도 해보지만 통하지 않았다. 100만 번을 살아봤지만, 누군가를 사랑해본 적이 없고 사랑에 서툴다는 걸 스스로 아는 얼룩 고양이는 허세 대신 그녀의 곁에 머문다. "네 곁에 있어도 괜찮겠니?" 이후 이 두 고양이는 새끼 고양이를 많이 낳았다. 얼룩 고양이는 하얀 고양이와 새끼 고양이들을 자기 자신보다 더 좋아하게 된다. 세월이 흘러 하얀 고양이가 먼저 죽는다. 고양이는 처음으로 울었다. 밤이 되고 아침이 되도록, 또 밤이 되고 아침이 되도록 고양이는 100만 번이나 울었다. 그러다 어느 날 낮에 고양이는 울음을 그쳤다. 그리고는 두 번 다시 살아나지 않았다. 사랑하는 하얀 고양이의 죽음 앞에서 하늘을 향하며 우는 얼룩 고양이의 모습에서 아픔이 느껴져 읽는 사람도 눈물 나게 한다. 고양이 눈에서는 눈물이 수없이 떨어진다. 불러도 대답 없는 이름이 된 하얀 고양이를 얼마나 사랑했는지 느껴진다. 100만 번이나 살았어도 나를 사랑하고 누군가를 사랑하지 않았다면 그래서 그 사랑 때문에 눈물을 흘려 본 적이 없다면 살아도 산 것이 아니다.

'인간의 고양이'라는 정체성이 아닌 비록 도둑고양이지만 순수한 고양이의 정체성을 가지고 자신을 사랑하고 다른 고양이와 자식을 사랑하는 한 번의 '고양이 삶'이 100만 번 '인간의 고양이로 산 삶'보다 더 의미 있고 진짜 삶을 산 것이다.

자신만의 정체성을 가지고 주체적인 삶을 산다는 건 매우 중요한 문제이다. 주체적으로 자신의 삶을 사는 사람은 자신의 삶이 살만한 가치가 있고 소중하다는 것을 안다. 또한, 책임 의식이 강해 결코 부모나 타인을 원망하거나 책임을 회피하지 않고 떠넘기지도 않는다. 청소년기 부모에게서 독립하는 시기로 접어든 '사춘기'에 부모를 싫어하고 반항하고 순종하는 것만으로는 스스로 완전한 독립이 되지 않는다. 온전한 한 개체로 독립하여 부모에게 종속되지 않고 부모가 바라는 삶이 아닌 내가 바라는 삶을 산다는 것이 무엇인지 『100만 번 산 고양이』를 통해 생각해볼 수 있다.

그림책이 수업과 만나면

▣ 이야기식 토론

　이야기식 토론은 독서 토론의 한 방법으로, 마치 카페에서 차 한 잔을 놓고 대화하는 듯 자연스러운 분위기에서 사회자의 발문을 듣고 자기 생각을 말하는 토론이다. 책을 읽고 소감을 나누고 대안도 모색해보고 찬반 토론도 가능한 방법인데 보통 3단계의 발문을 거쳐 진행된다.

토론 전 활동하기	• 토론 대상 도서 선정, 토론 거리 제시 • 발문 도출하기 　- 교사에 의한 발문 작성, 또는 학생이 발문 작성
진행 방법 안내 및 대상 소개하기	• 진행 방법 안내하기 • 사회자가 토론 도서 선정의 배경 및 작가 소개하기
1단계 배경지식 관련 발문(20%)	• 배경지식과 관련된 발문으로 토론 진행 　- 배경지식과 관련 확장된 발문 　- 해당 도서를 이해하는 데 필요한 발문

2단계 내용 관련 발문(30%)	• 대상 도서의 내용과 관련된 발문으로 토론 진행 　- 책의 내용에 관한 발문(내용 질문) 　- 작품의 구조나 인물, 사건, 배경 등과 관련된 발문 　- 사회자의 발문에 답하는 형식과 토론자의 의견에 대한 반론의 형태로 토론자 상호문답도 가능
3단계 내용 지식 관련 발문(50%)	• 대상 도서와 관련한 인간 삶이나 사회 관련 발문으로 토론 진행 　- 실제 토론이 가장 활발하게 이루어질 수 있는 쟁점이 되는 발문 　- 갈등 문제 등으로 찬반이 나뉘거나 다양한 방법 등을 제시할 수 있는 내용의 발문(비판 질문, 실천 질문, 상상 질문)
정리하기	• 토론에 대한 소감 및 생각 발표하기 • 잘된 점, 보충할 점 언급하기(종합 질문)

☞ 이야기식 토론에서는 3단계로 이어지는 발문 선정이 가장 중요하다. 대회에서는 발문을 지정해주는 것이 일반적이지만, 보통은 토론 전에 모든 참여자가 모여서 각자 생각해온 발문을 제안하고, 그중에서 최종 선택할 수 있다.

☞ 이야기식 토론은 사회자의 적절한 발문과 그에 대한 토론자들의 자유로운 대답 그리고 그 대답에 대해 다시 갑론을박이 벌어지는 토론이다. 활발한 토론이 이루어지기 위해서는 기본적으로 텍스트를 정확하게 숙지하여, 발문을 충분히 이해한 상태에서 텍스트를 주요 논거로 잘 활용하는 것이 관건이다.

☞ 발문 : 어떤 내용을 이미 어느 정도 알고 있는 사람이 그것을 모르거나 생각해보지 않은 사람에게 다양한 측면에서 생각해볼 수 있게끔 하기 위해 묻는 방법이다.

선정 도서	『100만 번 산 고양이』
토론 거리	자아정체성과 주체성
내용 소개	푸른 눈을 가진 얼룩 고양이는 100만 번이나 태어나고 100만 번이나 죽은 멋진 고양이이다. 100만 명의 사람들이 그 고양이를 사랑했고 고양이의 죽음을 슬퍼했지만, 고양이는 한 번도 울지 않았다. 백만 한 번째의 생에서 주인 없는 도둑고양이로 태어나 자기만을 마음껏 사랑하며 살게 된다. 흰 고양이를 만난 사랑에 빠진 후 자식을 낳고 같이 늙어간다. 어느 날 하얀 고양이가 먼저 죽는다. 사랑하는 하얀 고양이의 죽음 앞에서 고양이 눈에서는 눈물이 수없이 떨어진다. 그렇게 울다 얼룩 고양이도 깨어나지 않는다.

단계	발문	내 생각
1단계 배경지식 관련 발문 (20%)	• 주인공이 다른 동물이 아닌 고양이인 이유가 있을까?	작가 사노 요코는 아들이 한 명 있었는데 그 아들이 고양이를 너무 좋아해서 고양이를 주인공으로 하였다고 작가가 말했습니다.
2단계 내용 관련 발문 (30%)	• 왜 고양이는 주인들을 싫어했을까?	누군가의 고양이로 사는 것이 싫었습니다. 의존하는 삶은 그들이 사랑하고 싶은 대로 사랑하고, 그들 맘대로 나를 아무 곳으로 데려가고, 아무 상황에 빠트립니다.
3단계 내용 지식 관련 발문 (50%)	• 100만 번의 의미는 무엇일까?	누군가의 고양이로 산 100만 번은 아주 많은 시간을 의미하고, 얼룩 고양이에게는 이 시간이 무의미함을 말하고 있습니다. 얼룩 고양이가 원하는 삶을 산 한 번의 삶과 대비가 되고 있습니다.
정리하기	'인간의 고양이'라는 정체성이 아닌 비록 도둑고양이지만 순수한 '고양이의 정체성'을 가지고 자신을 사랑하고 다른 고양이와 자식을 사랑하는 한 번의 '고양이 삶'이 100만 번 '인간의 고양이로 산 삶'보다 더 의미 있고 진짜 삶입니다. 인생은 자신이 주인공이 되어 자신만의 이야기를 만드는 것이고 이게 진짜 인생입니다.	

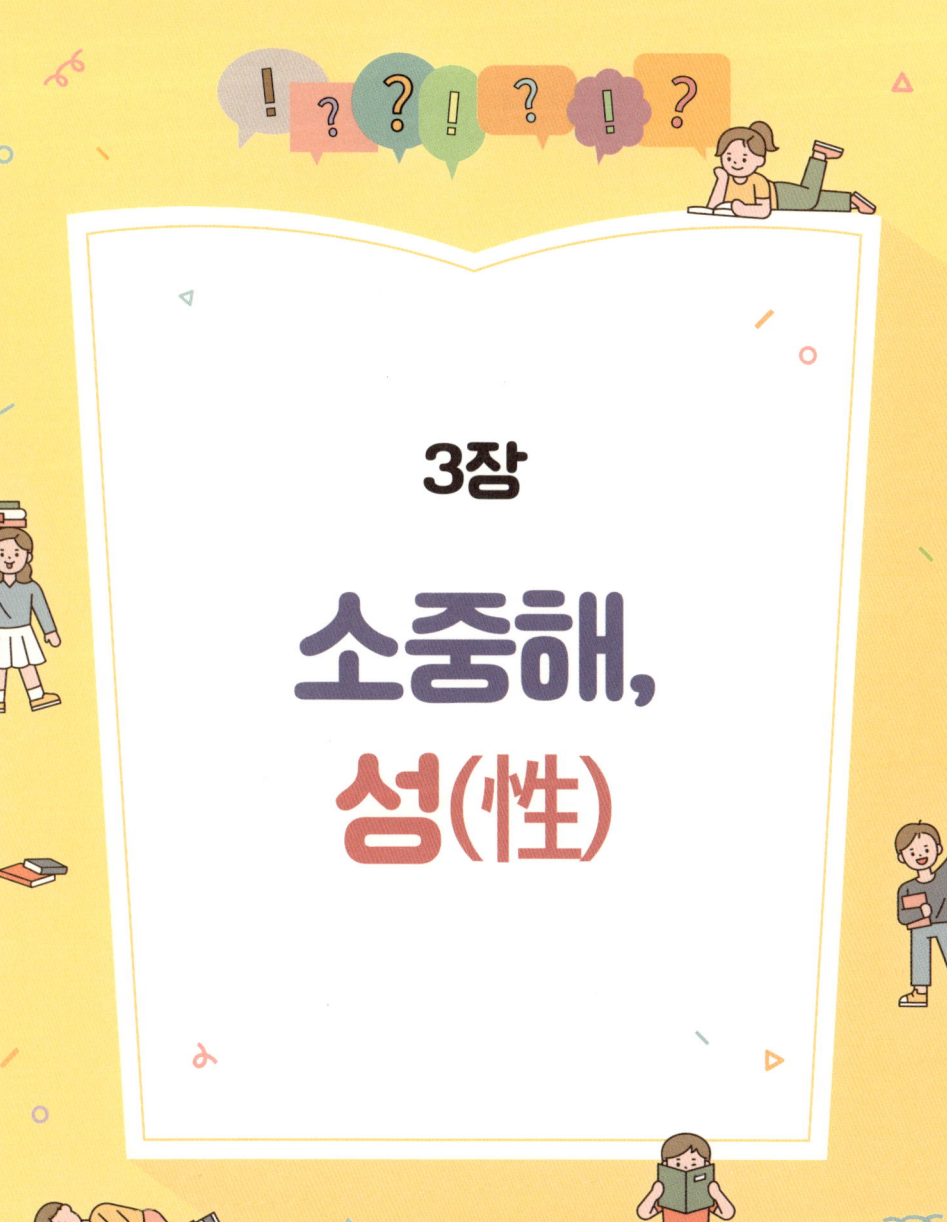

3장
소중해, 성(性)

사랑과 우정

이성 교제

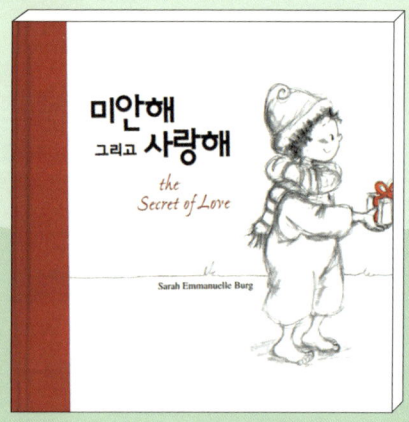

미안해 그리고 사랑해
사라 에마누엘 부르그 지음, 푸른날개

중요 질문 및 내용

✖ 올바른 이성 교제는 어떻게 해야 할까?
✖ 이성 교제에 대해 육색생각모자 토의하기

사랑일까? 우정일까?

LOVE = Like + (?)

학창시절 영어 선생님이 칠판 한가득 이 문장을 쓰시고 괄호 안에 들어갈 단어를 맞춰보라고 하셨다. 괄호 안에 들어갈 말은 Responsibility(책임)이다. 당시에는 이 문장의 뜻을 이해하지 못했지만 'LOVE'란 단어를 떠올릴 때마다 생각나는 문장이 되었고, 지금도 가장 기억에 남는 성교육 중 하나이다. 사람은 태어나서 죽을 때까지 누군가와 사랑을 주고받으며 살아가는 사회적 존재이다. 부모와 자식 간의 사랑, 신과 사람과의 사랑, 친구와의 사랑 등 여러 가지 사랑이 있다.

그중 남녀 간의 사랑은 서로에 대한 신뢰, 배려와 책임, 존중, 이해 등이 반드시 함께 해야 성숙한 관계를 유지할 수 있다. 이러한 태도는 저절로 형성되는 것은 아니고 배우고 훈련해야 한다. 상대방의 다양한 모습을 인정하고 존중과 배려의 기술을 끊임없이 연습하며, 인간관계에서 오는 갈등을 지혜롭게 해결하는 방법도 알아야 한다.

우정과 사랑이 공존하는 청소년 시기는 이성에 대한 관심이 커지고 이성교제를 시작하는 시기이다. 미국 발달심리학자 헐록(E. Hurlock)에 따르면, 청소년기 이성 교제를 3단계로 나눌 수 있다. 첫 번째 단계는 '송아지 사랑(Calf love)'으로, 성에 대한 호기심은 있어도 이성에 직접 접촉할 용기가 없다. 이 시기에는 동성 단짝 친구에 대한 친밀감이 강하지만, 좋아하는 사람이 생겨 애정의 대상으로 삼기도 한다. 보통 인기 배우, 아이돌 가수, 연예인 등 연상의 이성에게 관심이 생기는데, 좋아하는 마음과 사랑의 감정이 혼합적으로 나타난다.

그다음 단계는 '강아지 사랑(Puppy love)'이다. 사물에 대한 판단력이 생겨서 연장자를 멀리하고, 동년배의 이성에게 처음으로 관심을 갖게 된다. 그러나 이성과의 접촉이 처음이고 낯설기 때문에 어색하고 불안정하다. 이성과의 단독 교제보다는 학교나 외부에서 부담 없이 함께 시간을 보내거나 단체로 만나는 경향이 있다.

마지막은 두 이성이 만나서 데이트하고 상대자에게 집중하는 단계인데, 연애기(Romantic attachment)라고 한다. 이 시기 애정의 대상은 한 명이 되고 진지한 만남이 이어진다.

개인의 차이는 있지만, 초등학교 시기는 첫 번째 단계인 '송아지 사랑'이 많은 편이다. 두 번째 단계인 '강아지 사랑'에 접어드는 아이도 있긴 하나 깊은 관계는 아니다. 보통 '썸'(친구 이상 연인 미만, 불분명한 관계)과 '장고'(장난으로 고백) 정도의 수준이다. 이성 교제에 집중하기 전인 초등학교 시기에 미리 이성 교제의 장단점과 주의점 등에 대해 토의하고, 올바른 이성 교제 방법을 생각해본다면 보다 성숙하고 책임감 있는 2, 3단계의 이성 교제도 준비할 수 있다.

이성 교제는 동성 친구로 한정되었던 인간관계가 이성으로 확대되어 관계의 폭이 넓어지고 사랑이라는 감정을 통해 상대방을 이해하려고 노력한다. 또한 자신의 감정을 표현하는 법을 알게 되고 배려, 존중도 배울 수 있다. 그러나 긍정적 효과만 있는 것은 아니다. 이성과의 잦은 이별 경험은 관계를 가볍게 여기거나 장난으로 교제하는 등 행동의 무책임을 강화할 수도 있고, 마음에 상처를 받을 수도 있다. 또 이성 친구만을 생각하고 신경 쓰다 보면 동성 친구들에게 소홀히 하여 친구 관계의 폭이 오히려 좁아지기도 한다.

이성 교제를 할 때 스킨십은 중요한 문제다. 청소년 시기에 잘못된 스킨십은 10대 임신, 청소년 비행, 성폭력으로 이어질 수도 있기 때문에 한계를 정하고 책임 있게 행동해야 한다는 것을 알려주어야 한다. 좋아함과 사랑함을 구분 짓는 가장 큰 특징 중 하나는 사랑은 성적 매력을 느낀다는 것이다. 손잡기, 안아주기, 뽀뽀, 키스도 하고 싶다는 생각이 들고, 사랑을 표현하는 방법 중 하나로 스킨십이 이루어진다. 초등학교 아이들에게 이성 친구를 사귈 때 스킨십은 어느 정도까지가 좋을지 물어보면 아예 안 된다고 말하는 아이도 있고, 손잡기나 뽀뽀 정도는 가능하다고 말하는 아이도 있다.

한 논문에 따르면* 이성 교제 경험이 있는 아이들 중 최초 이성 교제 시기가 초등학교 때라고 답한 비율이 40%였다. 교제 기간은 50일 정도이고 사귀면서 주로 하는 일은 SNS 교류, 기념일 챙기기, 선물 교환하기, 애정 표현, 주변 돌아다니기 등을 한다고 답했다. 초등학교 시기에도 이성 교제는 일어나고 있으며 신체적 접촉 또한 늘어나는 추세이다. 비교적 짧은 기간 사귀고 만나는 경향이 있지만 그래도 서로 지켜야 할 예의가 있다. 어느 날 갑자기 싫어졌다고 SNS를 통해 일방적인 이별 통보를 하고 전화번호를 차단하거나, 다른 친구에게 헤어진 친구의 험담을 하는 등의 행동은 삼가야 한다. 사귀면서 지켜야 할 예절도 중요하고 고백을 거절하거나 헤어지려 할 때 지켜야 할 예절도 중요하다.

이성에 대한 관심이 생기는 것은 신체 발달과 성호르몬의 영향을 받는 자연스러운 과정이다. 그리고 이성 교제는 상대방과의 소통을 배워가는 소중한 경험이자, 자아 정체감을 형성하고, 성숙하고 건강한 인간관계를 배우는 계기가 된다. 무조건 이성 교제를 반대하기보다는 경험을 통해 옳

---

* 남영옥(2014), 초등학생의 이성 교제에 대한 질적연구(부산시 초등학생 4,5,6학년 중심으로)

고 그름을 느끼고 깨달으며, 올바른 사랑과 그에 따른 책임도 갖도록 교육해야 한다.

사랑의 비밀

『미안해 그리고 사랑해』의 원제는 'the secret of love'이다. 글이 없고 그림만 있는 어른 손바닥만한 크기의 책으로, 빨간 리본으로 묶여 있어 읽으려면 선물을 여는 것처럼 리본을 풀어야 한다. 목도리와 모자를 쓴 아이가 빨간 리본이 묶여 있는 선물상자를 건네는데 뒷장의 아이도 같은 모습이다. 사실 등장하는 인물이 아이인지, 성인인지, 선물상자를 주는 건지, 받는 건지 구분이 가지 않아 앞뒤 표지만 보고도 여러 가지 상상을 할 수 있다. 사랑과 우정 사이 어디쯤에서 새싹이 자라고 있는 아이들을 위한 성장보고서 같기도 하고, 이제 막 사랑을 시작하는 연인들을 위한 로맨스 같기도 하고, 성숙한 사랑을 고민하는 어른들을 위한 안내서 같기도 하다. 읽는 사람에 따라 관점과 해석이 달라진다. 처음 읽을 때는 우정이나 사랑이라는 단어가 떠올랐고, 두 번째 읽을 때는 친구, 연인, 부부, 부모와 자녀 등 수 많은 사람과의 관계가 생각났다. 그리고 그 사이에서 지켜야 할 말과 행동들, 어떻게 하면 더 좋은 관계를 유지할 수 있을까를 생각하게 해준다.

누군가를 좋아하거나 사랑했지만 어느 순간 오해하고, 토라지고, 뒤돌아서고, 후회하고, 망설이고, 다가가지 못하고 후회하는 경험들이 누구에게나 한 번쯤은 있을 것이다. 그래서 누구든지 공감할 수 있는 따뜻한 그림책이다. 결코 한 번 보고 덮을 수 없고 여러 번 볼 수밖에 없는 매력이 곳곳에 숨어 있다.

책을 처음 본 아이들은 '어?' 하며 빠르게 뒷장까지 넘겨본다. "선생님 글이 없어요." 당황해하는 모습이 역력하다. 없으면 스토리를 만들어 상상해서 읽어보자고 말한다. 아이들은 금세 집중해서 그림 하나하나 표정 하나하나 세심히 관찰한다. "너희도 이런 경험 있니?"라고 물어보면 여기저기서 "네"라고 대답한다. 여자아이들은 동성의 친구끼리 오히려 이런 일이 많아 이성 친구보다 동성 친구로 해석하는 아이가 많다. 그리고 동생이나 부모님으로 해석해서 말하는 친구들도 있다.

첫 페이지는 사이좋게 손을 잡고 등장한다. 맞잡은 두 손, 설렘 가득한 얼굴, 경쾌한 발걸음은 서로를 위해 무엇이든 해주고 싶은 행복한 마음이 보인다. 그러나 그들 앞에 나타난 하트 나무, 다른 하트 나무가 있는데도 빨간색의 하트 나무를 서로 가지겠다고 싸운다. 결국 하트 나무는 찢어져 엉망이 되어 버린다. 그러자 서로를 바라보는 표정이 험악해지고 서운함과 원망스러움이 가득하다. 마음뿐만이 아니라 행동에서도 나타난다. 서로에게 떨어져 등을 돌리고, 특히 엉덩이를 차는 장면은 쉬이 머릿속에서 사라지지 않는다. 아이들에게 "이 장면에서 나라면 어떻게 말했을 것 같아? 어떻게 행동했을 것 같아?"라고 물어보면 정말 다양한 대답이 나온다. 나도 똑같이 엉덩이를 차겠다고 말하는 친구도 있고, 이제 끝이라며 더 이상 만나지 않겠다거나, 어떻게 엉덩이를 찰 수 있냐며 이건 있을 수 없는 일이라며 흥분하는 아이도 있다. 정적이 흐르며 둘 사이의 거리가 우주만큼 멀게 느껴지지만, 자존심 때문에 망설이기만 하고 용기 내어 다가가지 못한다.

이 책의 장점은 표정과 행동의 세밀한 묘사이다. 모두 검정색으로 사람과 사물을 그려놓았다. 굳이 말하지 않아도 표정이나 움직임에서 무슨 말을 하고 있는지 느낄 수 있다. 사랑은 서로 갖겠다고 빼앗는 게 아니라 주고받는 것이다. 머뭇거리다 사랑을 놓치기보다는 용기 내어 더 좋은 관계를 만들어야 한다. 마지막에는 따뜻하고 감동적인 화해의 순간이 펼쳐진다. 서로가 하트 나무를 선물한다. 그리고 나무를 심자 어느새 책 한 장을 덮을 만큼 하트가 가득 차게 된다. 어깨동무를 하고 걸어가는 뒷모습에서 속삭이는 말이 들린다. "미안해 그리고 사랑해."

그림책이 수업과 만나면

◼ 육색생각모자 토의 - '입장 바꿔 생각해 봐!'

　육색생각모자(Six Thinking Hats) 토의는 생각의 종류를 6가지로 나누어 하나의 모자를 쓰는 동안 한 가지의 주제에 대해서만 생각하고 토의하는 방법이다. 자신의 생각을 고집하는 것이 아니라 다양한 방향으로 생각해 볼 수 있어 보통 때보다 더 깊고 수준 높은 사고를 할 수 있다. 각 모자에서 생각해야 할 내용은 오른쪽의 표와 같다.

　수업 내용에 맞게 모자의 색 순서를 변경하여 사용할 수도 있다. 모자를 색깔별로 준비할 수 없을 때는 6가지 색지를 준비하여 해당되는 색지를 칠판에 붙이고 무엇을 생각해야 할지 오른쪽 표의 내용을 간략하게 적어준다. "지금은 하얀 모자를 머리에 씁니다. 눈에 보이는 정보나 객관적인 사실을 말해보세요." 이런 식으로 안내하며 가상의 모자를 썼다 벗었다 한다.

6hats*	내용	적용	형태
	• 하얀 모자(information): 객관적 사고로 상황, 정보, 사실 확인	• '미안해 그리고 사랑해' 객관적인 정보를 자유롭게 말해보세요	전체/ 동기유발
	• 빨간 모자(Feeling): 직관에 의한 감정이나 느낌	• '미안해 그리고 사랑해' 가장 기억나는 장면과 감정을 나눠주세요	전체/ 활동 1
	• 노란 모자(Strengths): 밝고 긍정적인 생각, 장점, 강점, 좋은 점	• 이성 친구를 사귈 때 장점은 무엇일까요?	개별/ 활동2
	• 검정 모자(Weakness): 부정적이고 비판적인 생각 단점, 약점, 나쁜 점	• 이성 친구를 사귈 때 단점은 무엇일까요?	
	• 녹색 모자(New ideas): 새롭고 창의적인 대안	• 올바른 이성 교제는 어떻게 해야 할까요?	모둠/ 활동3
	• 파란 모자: (Thinking about thinking) 메타인지적 사고, 정리, 평가	• 정리 평가	전체/ 교사

- 녹색 모자가 학습 목표에 해당하는 가장 중요한 내용이다. 그러므로 가장 나중에 토의가 이루어져야 한다. 모자 순서는 학습 목표에 따라 달라질 수 있다. 녹색 모자는 모둠별 미덕 카드** 52개 단어 중 사귈 때와 헤어질 때 필요한 단어를 고르고 이유를 쓰도록 했다.

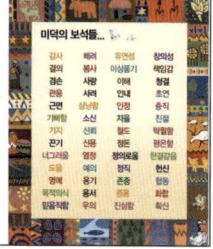

* 이미지 출처 - 교육부 공식 블로그(https://if-blog.tistory.com/7162)
** 이미지 출처 - https://blog.daum.net/khjkhj5479/386

다음은 사춘기 이성 교제 수업에 적용한 내용이다.

6hats	적용 사례
객관적 정보	'책이 작아요' '글씨가 없어요' '그림으로만 이루어졌어요' '리본이 있어요' '외국 작가예요' '검정과 빨간색으로 이루어졌어요' '두 명만 나와요' '맨발이에요' '싸워요' '화해해요' '제목이 달라요' '둘 다 모자를 썼어요' '손잡고 들어가요' '어깨동무하고 나와요' '빨간 하트가 많아요' '표정이 다양해요' '한 아이가 울어요' '모자가 쌍둥이예요' '모자와 바지가 쌍둥이예요' '머리는 단발이에요' '하트가 찢어져요'
인상 깊은 장면, 감정	여자: 어깨동무하고 나가는데 하트가 쏟아지는 장면, 따뜻하고 훈훈하다. 남자: 하트 나무 서로 갖겠다고 싸우는 장면이 가장 인상 깊었음, 안타깝다. 다른 하트 나무 주고 싶다.
이성 교제 장점	'든든하다' '내 편이다' '그냥 좋다' '인생이 즐거워진다' '잘 보이려고 자신을 꾸미게 된다' '기념일에 함께 보낼 수 있다' '손잡으면 짜릿한 감정이 생긴다' '다른 친구에게 자랑할 수 있다' '복잡미묘한 감정이 생긴다' '결정을 많이 하는 일이 생기기 때문에 생각 머리가 자란다'
이성 교제 단점	'놀림을 받는다' '돈을 많이 쓴다' '이성 교제에 눈이 멀어 공부가 안 된다' '놀림을 받는다' '부모님이 걱정한다' '감정을 소비한다' '성적 호기심이 생긴다' '다른 활동을 열심히 못 한다' '친한 친구들과 놀 시간이 줄어들면서 졸지에 배신자가 된다' '싸울 수 있다' '안 좋게 헤어질 수도 있다'

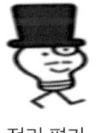 올바른 이성 교제 방법	• 사귈 때 존중 : 고백할 땐 용기도 필요하지만 같이 사귀는 것이니 존중해야 한다. 한결같음 : 한결같지 않으면 사귀는 친구가 마음이 바뀔 수 있다 너그러움 : 무슨 일이 생겨도 너그럽게 이해해줘야 한다. 정직 : 정직하지 못하면 진실을 말해도 의심할 수 있기 때문 • 헤어질 때 이해 : 만약 헤어진다 해도 친구로 남을 수 있고 사귈 때 언제나 겪는 이별이므로 예의 : 헤어지더라도 그 사람을 괴롭히면 안 되니까 배려 : 상대방과 상처받지 않고 헤어져야 한다. 정직 : 왜 헤어져야 하는지 정직하게 이유를 설명해야 한다.
정리 평가	(교사) 정리 및 평가 토의 과정 중 중요한 내용과 알아야 할 내용을 함께 나누고 정리한다.

사랑과 우정

소속감과 애정

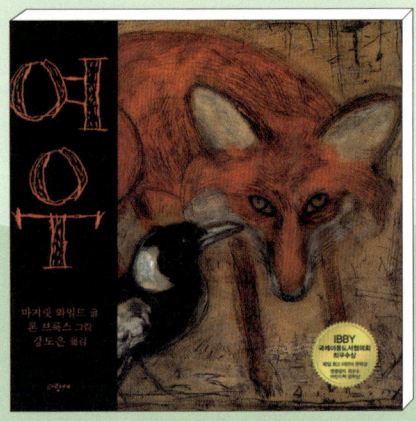

여우
마거릿 와일드 글, 론 브룩스 그림, 강도은 옮김, 파랑새

중요 질문 및 내용

- (여우를 통해 알 수 있는) 삶에서 중요한 욕구는 무엇일까?
- 사랑, 질투, 외로움과 환대, 소크라틱 세미나로 성찰하기

인간의 욕구

사춘기 시기는 부모와의 심리적 거리가 멀어지는 대신 친구와의 심리적 거리는 가까워진다. 따라서 자신의 이야기와 고민을 털어놓을 수 있는 친구의 존재는 더욱 중요해진다. 부모로부터 정서적 독립이 이루어지는 시기에, 자신을 지탱해주고 자신이 괜찮은 사람이라는 느낌은 또래 집단에서의 소속감과 친구들의 인정으로 더욱 견고해진다.

소속감이란 자신이 어떤 집단의 일부분으로서, 집단 내에서 가치 있는 존재라고 인식하는 것을 의미한다. 소속감과 사랑의 욕구는 무리를 이루고 그곳에 소속되어 함께 안정감을 갖고자 하는 근본적인 동물 성향으로 배우자, 가족에서부터 시작하여 자신과 같은 부류, 계층에 이르기까지 모든 애정을 주고받는 인간관계 욕구를 말한다.

인간은 무엇을 얻고자 하거나 무슨 일을 하고자 하는 바람이 있다. 자신에게 부족한 물질적이거나 정신적인 어떤 것을 추구하는 상태를 욕구라고 한다. 매슬로는 인간 행동을 활성화하고 이끄는 5가지 인간의 욕구를 제시했다. 생리적 욕구, 안전의 욕구, 소속감과 애정의 욕구, 존경의 욕구, 자아실현의 욕구이다. 그 강도와 중요성에 따라 일종의 계층적 단계(위계)로 배열했다.

사람은 음식, 갈증, 적절한 체온 유지, 배고픔, 섹스 그리고 호흡 같은 생리적 욕구가 만족하면, 질서가 있고, 안정적이며 예측 가능한 환경에 대한 신체적 안정, 질서, 보호, 공포나 불안, 위협으로부터 안전하고 싶은 욕구를 추구한다.

생리적 욕구와 안전의 욕구가 적절하게 충족되었을 때 소속감과 애정의 욕구가 나타난다. 친구도 사귀고, 친구 모임에도 가입하여 우정도 나누고, 이성 친구도 사귀고 싶은 욕구가 생긴다.

'아프레이 텃세' 현상에 따르면, 무리를 이루고 그 안에 소속되고자 하는 것은 동물의 근본적인 속성이다. 이러한 소속감과 사랑의 욕구는 집단의 형성을 통해 단결을 이끌어, 일이라면 협동을 통한 좋은 결과를, 가족이라면 일체감을, 국가라면 외부의 위협으로부터 서로 간의 친밀감과 동질감을 느끼게 한다. 타인과의 친밀한 관계, 특별한 친구 관계, 연인관계, 결혼 등의 관계 맺기를 원하며, 특정 집단에 소속되기를 바란다.

소속감을 충족시키기 위해서 구성원과 빈번하고 긍정적인 상호작용을 해야 한다. 소속감은 행복이나 즐거움 같은 긍정적인 정서를 준다. 사랑을 받고 수용되는 것을 통해 자신이 가치 있는 존재라는 감정을 갖게 된다.

하지만 소속과 애정에 대한 욕구가 지나치게 강하면 집단 외부의 사람에 대해 적대적인 태도나 행동을 보인다. 반면 소속의 욕구가 충족되지 못하거나 좌절되면 불안, 질투, 외로움 등의 부정적 정서를 경험하게 된다.

소속감과 사랑의 욕구가 충족되면 존경 욕구가 생긴다. 자신을 존중하고 타인으로부터 존경받기를 원한다. 공부도 잘하고 체육도 잘하고 잘 생기고 더불어 몸짱 얼짱이 되어 인기 있고 싶어진다. 자아 존중은 능력, 신뢰감, 성취, 독립, 적절함을 포함하는 것으로 자신을 가치 있다고 생각하는 것이다. 다른 사람으로부터의 존경은 명성, 인식, 수용, 지위, 평판 등을 포함하는 것으로 타인으로부터 좋은 평가를 받기 때문에 자신을 가치 있는 사람으로 여기게 된다. 이런 존중의 욕구가 충족되지 못하면 개인은 타인에 대하여 열등의식을 느끼고 자기비하를 한다.

자아실현 욕구는 마지막 최상의 단계로 자신의 잠재적 능력을 실현하려는 욕망으로 자기완성 욕구이다.

매슬로의 욕구 특성을 살펴보면, 사람에게는 모든 욕구가 존재하고, 어느 한 시기에 하나의 욕구가 더 강하게 나타나게 된다. 하위에 있는 욕구는 생존을 위해 있어야 하고, 상위에 있는 욕구는 인생의 성장에 필요하다. 상위 욕구는 생존을 위해 당장 필요한 것이 아니기 때문에 만족시키지 못하더라도 바로 응급사태가 발생하는 것은 아니다. 따라서 상위 욕구의 만족은 지연될 수 있고 인생의 나중에 나타나기도 한다.

사랑, 질투, 외로움, 소속감 그리고 환대

『여우』에서 개는 한쪽 눈이 보이지 않고 까치는 화재로 날개를 잃었다. 개는 날지 못하는 까치를 등에 태우고 다녔고 까치는 앞을 잘 보지 못하는 개를 안내했다. 개는 까치의 날개였고, 까치는 개의 눈이 되어 어디나 함께 다녔다. 어느 날 그 둘 사이에 붉은 여우가 나타났다. 개는 "어서 와. 우리와 함께 지내자"라고 하며 여우를 반겨주었지만, 까치는 몸을 잔뜩 움츠리고 뒷걸음질 쳤다. 부드러운 공기 속에 꽃향기가 가득해지는 저녁이 되면, 개와 까치는 동굴 입구에 앉아 쉬곤 했고, 둘은 이렇게 함께 지내는 게 좋았다. 언젠가부터 여우가 그들의 대화에 끼어들었지만, 이 둘 사이에 끼기란 힘들었다. "어느새 동굴 속은 여우의 냄새로 가득 차버렸어. 분노와 질투와 외로움의 냄새였지." 여우가 질투에 눈이 멀기 시작한다는 것을 표현하기라도 하듯 여우의 눈은 클로즈업된다.

질투는 내가 받아야 할 사랑을 다른 사람이 받을 때 생기는 불편한 감정 중 하나이다. 질투 자체가 결국은 내가 가지고 싶은 것을 다른 사람이 가지고 있거나, 누군가와 나를 비교했을 때 상대가 나보다 낫다고 생각하는 데서 비롯되며, 사회와 서열의 개념을 갖춘 동물 집단 내에서는 필연적으로 따라온다. 연인관계, 배우자 관계뿐만 아니라 어린아이들에게서도 질투가 나타난다. 자신에게 향했던 부모의 관심이 새로 태어난 동생에게 쏠리자 이를 질투해서 동생을 해코지하거나, 좋아하는 친구가 자기랑 안 놀고 다른 애와 놀 때 울거나 화를 내거나, 자신이 좋아하는 선생님이 다른 애를 예뻐하자 일부러 아픈 척하며 관심을 끄는 연기를 하기도 한다.

까치가 개에게 말한다. "여우는 어디에도 속할 수 없는 애야. 누구도 사랑하지 않아, 조심해." 개는 눈을 잃었고 까치는 날개를 잃었고, 여우는 마음의 한 부분을 잃었다. 여우는 누군가와 관계 맺기가 힘들고 그래서 사랑하기도 어렵다. 여우가 느낀 감정은 소속감과 애정의 좌절에서 오는 분노와 질투와 외로움이다. 아무리 개가 끼워주고 싶어도 스스로 낄 수 없고, 누군가를 사랑하는 마음도 결여가 된 여우를 까치는 밀어낸다. 개와 까치 사이가 너무 견고하여 애초에 둘 사이에 여우가 낄 자리가 없었을지도 모른다. 그래서 여우는 분노한다. 그 분노가 까치의 욕구를 이용하여 유혹한다. "나는 개보다 빨리 달릴 수 있어." 그리고 개에게서 떠나오게 한 후 아무도 없는 사막 한가운데 버린다. 어디에도 속할 수 없고 사랑할 수 없다는 것이 사막 한가운데 버려지는 것과 같이 외롭다는 걸 모르는 개와 까치에 대한 복수이다. "이제 너와 개는 외로움이 뭔지 알게 될 거야."

'샤덴프로이데'(schadenfreude)라는 말이 있다. 타인의 불행이나 추락을 볼 때 느끼는 쾌감이라는 뜻이다. 즉 남의 불행이 나의 행복이다. 사람의 뇌는 열등감이 느껴지는 대상의 추락을 보면서 자신의 위치가 드높아지고, 쾌감을 느낀다고 한다. 여우는 욕망에 흔들리기 쉬운 까치에게 의도적으로 접근하여 까치가 개를 떠나도록 유혹한 후 까치를 사막에 버리며 이 쾌감을 느낀다.

여우에겐 그 무엇보다도 환대가 필요했다. 환대란 타자에게 자리를 인정하는 행위이다. 자리를 주며 인정한다는 것은 그 자리에 딸린 권리들을 주며 인정한다는 뜻이다. 또는 권리를 주장할 권리를 인정한다는 것이다. 환대받음에 의해 우리는 사회의 구성원이 되고, 권리를 갖게 된다. 환대를 통해 나와 네가 소속된 공동체를 만들어낼 때 우리는 안정적인 상태로 삶을 영위하게 된다. 따라서 소속감은 공동체 안에 내 자리가 명확히 있으며, 그 자리를 공격받거나 빼앗길까 전전긍긍하지 않을 때 안정된다. 여우는 개와 까치와 함께 저녁이 되면 동굴 입구에 앉아 같이 쉬고, 이야기도 나누고 싶었을 것이다. 어디에도 소속될 수 없고 사랑할 수 없는 존재라고 배척하기 전에, 왜 그렇게 되었는지 지난날 상처받고 부서졌던 마음을 이해해주길 바랐을 것이다.

 붉은 사막에 남겨진 까치는 온몸이 불에 타서 재가 되어 버린 것만 같았다. 까치는 처음은 숲속에서, 두 번째는 붉은 사막에서 불타는 것을 경험한다. 사막에 혼자 남겨졌을 땐 도움을 주는 그 누구도 없다. 까치가 과연 개에게 갈 수 있을까? 개는 아무 말도 하지 않고 떠난 까치를 환대할까? 궁금해진다. 그림책 앞뒤 면지를 비교해보면 그 해답이 숨어 있다. 앞면지의 숲은 불타는 붉은 색이지만, 뒷면지의 숲은 화재로 불탄 상처가 치유되어 초록으로 변해 있다.

 이제 까치는 날고 싶은 욕망을 버리고, 자신의 힘으로 폴짝폴짝 뛰어 개에게 간다. 자신의 운명을 받아들이고 황량한 사막 한가운데를 자신의 힘으로 횡단하려는 것, 이것이 까치의 변화이고 성장이다. 돌아간다면 개의 환대가 없더라도 떠나봤었고 돌아와봤기 때문에 적어도 이 부분은 후회하지 않을 것이다. 사실 어느 쪽을 선택하더라도 후회는 남았을 것이다. 만약 여우를 따라가지 않았더라도 하늘을 훨훨 날지 못해 개에 의존해야 하는 삶의 불만은 여전히 남아 있을 것이다.

그림책이 수업과 만나면

▣ 소크라틱 세미나

1. 소크라틱 세미나 자리 배치
: 3인 1조, 두 개의 원(도넛 모양)

2. 텍스트 읽기
그림책의 지문을 적당한 분량으로 나누어 적고 번호를 매긴다.
세미나를 할 때는 지문 번호를 먼저 말하고 질문한다.
예) 1. 큰불로 새카맣게 타 버린⋯. / 2. 하지만 까치는 개의 도움을 받고 싶지 않았어⋯.

3. 개인 질문 만들기
텍스트를 읽고 개인 질문을 만든다. 모둠에서 친구들과 이야기 나누고 싶은 것, 이해하지 못한 것, 중요하다고 생각하는 것, 내가 겪은 경험과 비슷한 것, 내 생각과 같다고 생각하거나 같지 않다고 생각하는 것, 궁금한 것을 질문으로 만든다.

- 제목이 왜 '까치'가 아니고 '여우'일까요?
- 여우의 질투와 분노와 외로움이 어디에서 왔을까요?
- 10번 지문에서 까치는 왜 여우는 어디에도 속할 수 없는 애야. 누구도 사랑하지 않는다고 말했을까요?
- 개는 왜 눈이 보이지 않게 되었을까요?
- 13번 지문에서 여우와 까치는 왜 새벽에 떠났을까요?

- 개는 까치를 기다렸을까요?
- 개는 까치가 돌아온다면 받아들였을까요?
- 2번 지문에서 개는 "난 한쪽 눈이 보이지 않아. 그래도 산다는 건 멋진 일이야!"라고 했습니다. 까치가 떠났어도 그랬을까요?
- 여우의 말대로 개와 까치는 외로움을 알게 되었을까요?
- 여우는 까치의 욕망을 깨워주는 역할을 하는데, 나의 욕망을 일깨워 주는 것은 뭘까요?

4. 모둠 대표 질문 만들기(모둠 토의)

모둠에서는 중요하다고 생각하는 모든 것, 이해하지 못하는 어떤 것, 좋아하거나 싫어하는 것, 동의하거나 동의하지 않는 것, 무엇을 생각하든지 관계가 있는 것을 질문과 답을 한 후 마지막에는 가장 좋은 질문이나 전체 세미나에서 다루고 싶은 질문을 3~4개 정도 선정한다.

- 까치는 처음부터 마지막까지 나오는데 왜 제목이 '까치'가 아니고 '여우'일까요?
- 여우의 질투와 분노와 외로움이 어디에서 왔을까요?
- 여우의 말대로 개와 가치는 외로움을 알게 되었을까요?

5. 전체 세미나

원안의 한 사람은 먼저 발언자가 되고, 원 밖의 두 사람은 원안 발언자를 돕는다. 하고 싶은 말이 생겼을 때는 메모하여 원안에 주거나, 원안에 있는 자기 모둠원의 어깨를 두드려 자리를 교체한 후 발언 기회를 얻는다. 의견교환은 자연스럽게 대화하듯 하면 된다.

A. 까치는 처음부터 마지막까지 나오는데, 왜 제목이 '까치'가 아니고 '여우'일까요?

B. 개와 까치가 평화롭게 살았다면 이 이야기는 나오지 않았을 거 같아요.

C. 여우는 우리의 욕망을 알아보고 그 욕망대로 하라고 유혹하는 존재이고, 까치는 유혹에 잘 흔들리는 우리 모습인 거 같아요.

C. 8번을 보면 '어느새 동굴 속은 여우의 냄새로 가득 차 버렸어. 분노와 질투와 외로움의 냄새였지'라고 나와 있는데 여우의 질투와 분노, 외로움이 어디에서 왔을까요?

A. 어린 시절에 어른들께 사랑을 받아보지 못했던 것 같아요. 아니면 누군가에게 마음을 크게 다쳤을지도 모르고요.

B. 평소에 우리도 느끼는 감정 같아요. 친구들은 친구가 많은데 나는 없는 거 같고, 친구들이 나만 빼고 카톡 단체방을 만들어 이야기하거나, 친구끼리 놀았다는 것을 알았을 때 질투와 분노, 외로움이 생기기도 하니까요.

☞ 유의할 점

- 발언 시간을 독점하지 않는다.
- 발언자의 말을 경청하고, 발언을 방해하지 않도록 한다.
- 발언 기회는 손을 들지 않고 자연스럽게 얻는다.
- 의견을 제시할 때는 텍스트에 근거하여 의견을 제시한다.
- 토론 진행 중 교사는 오로지, 질문만 해야 하고, 학생들의 피드백을

주기 위해 질문과 대답을 적어놓는다.

6. 소크라틱 세미나 스케치

교사는 세미나의 주된 내용을 통찰하고 아우를 수 있는 고차원적 사고력을 반영하여 진술한다. 학생은 세미나를 하며 느낀 점이나 발견한 점을 글로 써보거나 개인의 삶에 적용해보는 과정을 가진다.

[교사의 소크라틱 세미나 스케치]
욕망은 내가 무엇인가를 꿈꿀 때 희망이라는 이름으로 다가오기도 한다. 그런 나를 욕망은 여우의 눈처럼 우리의 내면을 지켜보고 있다. 그 시선은 강렬하다. 어디에도 소속되지 못하고 사랑받지 못하여 그것을 갖고 싶은 욕망은 때론 우리를 이글거리는 붉은 사막 한가운데 홀로 남겨 놓기도 한다. 욕망을 알아차리고 냉정해지려 하지만 우리는 매 순간 까치처럼 욕망에 흔들리고, 그러면서 우리는 성장한다. 기형도의 '질투는 나의 힘'에서 '내 희망의 내용은 질투뿐이었구나'라고 하며 '나의 생은 미친 듯이 사랑을 찾아 헤매었으나 단 한 번도 자신을 사랑하지 않았노라'라며 자신의 젊은 시절 모습을 현실에 뿌리내리지 못한 '개'에 비유하면서 자조적, 영탄적, 애상적인 어조로 젊은 시절을 성찰하고 있다. 삶은 욕망과 질투가 필요한 게 아니라 기다림과 사랑, 그리고 환대가 필요한 것이다.

사랑과 우정

너와 나의
심리적 거리

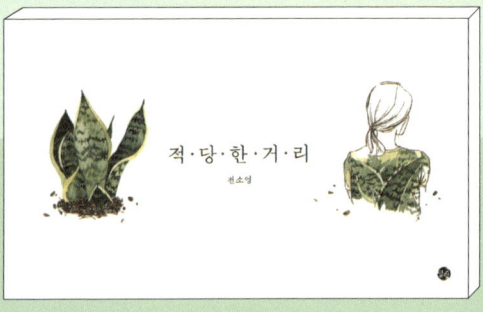

적당한 거리

전소영 글·그림, 달그림

중요 질문 및 내용

✖ 친구 관계에서 적당한 거리는 얼마일까?

✖ 상대의 감정에 따른 적당한 거리를 연습해보기

✖ 적당한 거리와 마음(감정) 신호등

감정과 공간에 따른 심리적 거리

대인관계(對人關係)를 풀이해보면 사람을 대하고 사귀는 일이다. 학교에서 공부보다 힘든 게 친구 관계이고, 사회에선 일보다 더 힘든 것이 관계이다.

코로나19로 '사회적 거리 두기'란 말을 흔히 듣는다. 사회적 거리는 사회생활을 할 때 유지하는 거리로 120~360m 떨어진 거리를 말한다. 사회적 거리는 사회학에서 1924년부터 사용되어 온 오래된 개념이다. 사회학에서 사회적 거리는 '사회적, 개인적 관계를 특징짓는 친밀도와 이해의 정도를 측정할 수 있게 만든 용어'라고 정의했다. '거리'의 개념을 친밀감이나 적대감이라는 인간 감정에 도입하여 친밀도의 정도를 나타낸 것이다.

미국의 문화인류학자 에드워드 홀(Edward T. Hall)은 저서 『숨겨진 차원』에서 사람들이 영토권을 바탕으로 타인과의 상황에 따라 공간의 크기를 선택하는 것을 밝혀냈다. 이는 동물에서 동일 종이 특징적으로 한 영역을 설정하여 다른 종이 그 영역을 침범하는 것을 방어하려는 일종의 보호심리이다. 예를 들면, 누군가 자신 앞으로 다가오면 자신도 모르게 움찔하며 뒤로 물러나는 경우이다. 물리적 거리에 따라 심리적 거리도 달라지며 이를 4가지로 분류한다.[*]

- 친밀한 거리(intimate distance) : 자신의 몸에서 0~46㎝(가족이나 연인 사이의 거리)
- 개인적 거리(personal distance) : 46~120㎝(친구나 가까운 사람 사이의 거리)

---

[*] 에드워드 홀, 『숨겨진 차원』, 한길사(2019), 177~190쪽

- 사회적 거리(social distance) : 120~360㎝(사회생활을 할 때 유지하는 거리)
- 공적인 거리(public distance) : 360㎝ 이상(연설, 강연, 무대공연 등이 이루어지는 거리)

'친밀한 거리'와 '개인적 거리'가 사적 영역이라면, '사회적 거리'와 '공적 거리'는 공적 영역에 속한다.

'친밀한 거리'는 상대방에 대한 숨소리, 냄새, 시각, 체온, 느낌 등의 신체적·정서적 정보를 확실하게 느낄 수 있는 거리이다. 친밀함은 나에게 상대와 연결되어 있다는 연결감과 안정감을 준다. 하지만 이 공간은 자기방어를 위한 최소한의 사적인 공간이므로 이 영역을 침범당하면 본능적으로 거부감이나 공포감을 느낄 수 있다.

'개인적 거리'는 양팔을 벌려 원을 그렸을 때 만들어지는 거리이다. 상대방을 잡을 수 있고, 상대방의 모습이 시각적으로 왜곡되지 않는다. 격식과 비격식의 경계 지점으로 여기서 멀어지면 긴장감은 줄어들지만 친밀감이 떨어지고, 좀 더 다가서면 긴장감이 고조된다. 개인적 거리는 개인 간 경계의 접점으로 조심해야 할 부분이다. 타인의 영역에 함부로 들어가면 안 되고, 들어가려면 상대방의 동의를 구해야 한다.

'사회적 거리'는 보통 목소리로 말할 때 들을 수 있는 거리이다. 직장에서 공적인 업무나 낯선 사람과 유지하는 일반적인 거리다. '공적인 거리'는 보통 목소리를 높여야 상대방에게 의사전달이 분명하게 되는 거리로 여러 명을 대상으로 한 연설이나 강연 등에서 연사 주변에 자동으로 형성되는 거리이다. '사회적 거리'는 감염병 유행 시 사회적 거리 두기와 관련이 있다.

'심리적 거리'는 무엇일까? 인간은 자아를 가지며, 자아는 심리적인 경계선을 가지고 있다. 흔히 말하는 '자신만의 세계'가 그것이다. 심리적 거리는 시공간을 초월하며 그 누군가가 심리적 경계선 안쪽으로 과도하게 가까워지면 불편함을 느낀다. 나이, 결혼 여부, 개인의 상처를 꺼내어 사적인 질문을 하거나, 나의 몸을 평가하고, 상대의 의사와 상관없이 지속해서 구애한다든지, 과잉친절을 베풀어 인간관계를 일종의 채무 관계로 만들어버리는 것 또한 심리적 영역을 침범한 것이다. 음란 전화, 사진, 인터넷 등을 통해서 접하게 되는 불쾌한 언어와 추근거림, 음란한 눈빛으로 바라보는 것 등 상대의 의사에 반해 성적으로 가해지는 것도 포함된다. 매일 식사하는 가까운 사이라도 심리적 거리는 오히려 멀 수도 있다. 상대방이 아무리 좋아도 상대방이 불편함을 느낀다면 멈추어야 한다.

좋은 관계란 나와 상대에 대한 존중에서 시작된다. 심리적 거리는 왜 사람마다 다를까? 이는 서로 다른 환경에서 성장하여 각기 다른 욕구, 가치관, 사고방식, 행동 방식 등 독특한 심리 특성을 지니고 있기 때문이다.

너와 나의 적당한 거리

『적당한 거리』는 식물마다 가지고 있는 특성에 사람을 비유하여 상대를 이해하는 과정을 담고 있다. 산세베리아는 비료를 거의 주지 않아도 되고 토양 표면이 말랐을 때 충분히 물을 주면 된다. 해마리아는 비료를 많이 주지 않아도 되고 흙을 촉촉하게 유지해야 한다. 애니시다는 내한성이 강해 대략 영하 25도까지 견딘다. 하지만 알로카시아는 추위에 매우 약하여 찬바람이 불기 전에 따뜻한 실내로 들여야 한다. 해마리아는 물을 좋아하고, 틸란드시아는 물이 적어도 잘 산다. 좋아하는 햇빛의 양도 달라 음지에서 잘 자라는 식물이 있다. 떡갈 고무나무는 햇빛이 잘 드는 곳에서 키우면 잎이 단단하고 광택이 난다. 박쥐난은 그늘에서 잘 자라므로 직사광선은 피하는 것이 좋다. 이처럼 식물마다 나름의 특성이 있다.

사람도 식물처럼 가까운 거리를 좋아하는 사람, 혼자 있는 것을 좋아하는 사람, 다정함을 좋아하는 사람, 독립적으로 일하는 걸 좋아하는 사람 등 다양하다.

식물이 각각 다르듯 사람도 서로 다르다는 것을 인정하고 받아들이는 것이 바로 좋은 관계의 출발점이다. 식물이 적당한 햇빛, 적당한 물, 적당한 흙, 적당한 거리가 필요한 것처럼 사람도 적당한 관심과 친절, 사랑이 필요하다. 지나친 관심은 답답하고, 원하는 만큼의 관심을 받지 못하면 외로워진다.

인간 사이에서의 적당한 거리는 어떻게 될까? 적당한 거리는 서로 상처 주지 않기 위해 유지해야 할 최소한의 거리이기도 하다. 가까이 있어야 할 존재가 때로는 너무 멀어 상대에게 상처를 주기도 하고, 멀리 있어야 할 존재가 너무 가까이 있어 상처를 받기도 한다. 인간관계의 적당한 거리는 쇼펜하우어의 '고슴도치 이야기'에서도 잘 표현하고 있다. 어느 추운 겨울날 고슴도치들은 몸을 따뜻하게 하려고 서로 꼭 붙어 있었다. 하지만 너무 꼭 붙으려고 하면 뾰족한 가시 때문에 다시금 떨어져야 했다. 그러다 너무 추워지면 다시 서로 꼭 달라붙고, 가시에 찔리면 또다시 떨어져야 했다. 이렇게 서로 달라붙었다가 떨어지기를 여러 번 반복하는 동안, 마침내 고슴도치들은 서로 적당한 거리를 두는 것이 좋다는 것을 알게 된다.

저학년에서는 좋아하는 친구의 머리카락을 만지거나 뽀뽀를 하는 경우가 있다. 또한 장난으로 남의 신체를 만져 친구를 불편하게 하는 경우가 있다. 이럴 때 『적당한 거리』 속 식물들을 예를 들어 친구 사이에도 적당한 거리가 있음을 이야기 나누고, 친구와의 적당한 거리는 어느 정도인지 생각해본다. 친구의 감정, 행동에 따라 내 거리는 어떤 변화가 있는지, 친구의 감정에 따라 어느 정도 거리를 유지해야 하는지, 친구와 좋은 사이를 유지하려면 어느 정도 거리를 유지해야 하는지 활동을 통해 경험해보게 한다.

또한, 팔을 뻗어 가상의 동그라미를 그리게 한 다음 공간적 거리와 언어를 통한 심리적 거리 두기 연습과 감정 신호등을 통하여 언어적 표현을 연습함으로써 친구나 가정에서 관계를 어떻게 해나가고 문제가 생겼을 때 어떻게 자신의 감정을 표현하고 다가서는지를 배울 수 있다.

내가 싫어하는 말이나 행동을 할 때 어떻게 싫다고 해야 할까? '나 전달법'을 통해 대처 방법을 연습해본다. "친구야! 나는 그렇게 하기 싫어." "네가 나에게 그렇게 장난치면 기분이 안 좋아져. 앞으로는 그런 행동을 나한테 하지 말았으면 좋겠어." 자신 있게 자신의 마음을 표현할 수 있도록 적극적으로 연습해본다.

관계가 건강한지 아닌지는 어떻게 알까? 아는 방법은 자신에게 물어보는 것이다. 누군가가 옆에 있을 때 내가 안전하고 존중받는 느낌이 들어야 건강한 관계이다. 누군가 옆에 있는 것이 부담스럽고 상대방 눈치를 보며 그 자리를 피하고 싶고, 내가 작게 느껴진다든지 하면 그 관계는 거리 두기가 잘 안 되었고 건강하지 못한 관계이다.

적당한 거리와 연결해 성폭력의 다양한 상황과 예방법에 대해 아이들과 이야기 나누고자 한다면 다음 3권의 그림책이 좋다. 『동의』, 『내가 안아줘도 될까?』, 『좋아서 껴안았는데, 왜』에는 동의의 정의와 사적영으로 들어가려면 상대방에게 들어가도 괜찮은지 물어봐야 한다는 것과 예절에 대해 아이들 수준에서 이해하기 쉽게 풀어가고 있다.

그림책이 수업과 만나면

◩ '적당한 거리' 연습해보기

　동의란 내가 내 나라의 주인이 되는 것이다. 내가 내 몸의 주인이 된다는 것은 내 몸은 내 것이라는 뜻이다. 그래서 '나의 경계선(영역)'은 내가 그을 수 있다. 동그라미에 나와 친한 정도에 따라 중심 원에서 점점 먼 원으로 옮겨 사람들을 써보게 한다.

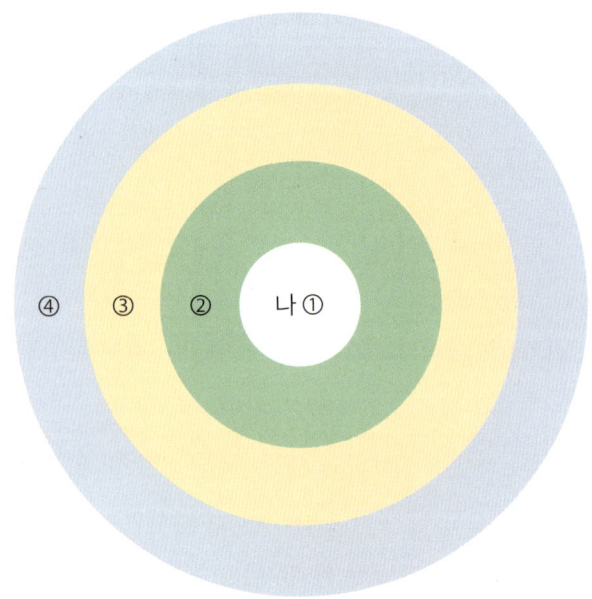

- 원① 내가 서 있는 중심에서 가장 믿을 수 있고 친밀한 사람
- 원② 친구나 가까운 사람
- 원③ 친하지는 않지만, 학원 등에서 자주 마주치는 사람
- 원④ 내가 잘 모르는 사람이나 싫어하는 사람

사람들 :

엄마, 아빠, 할머니, 할아버지, 동생, 형, 누나, 오빠, 친구(이름을 쓰세요), 옆집 아줌마, 옆집 아저씨, 경비아저씨, 담임선생님, 학원 선생님, 사촌오빠, 사촌형, 삼촌, 이모, 외삼촌, 외숙모, 가게 주인, 생각나는 사람이 있으면 쓰기

◼ 감정에 따라 '적당한 거리'를 유지하는 연습하기

친구와의 적당한 거리는 어느 정도일까? 친구의 감정, 행동에 따라 내 거리는 어떤 변화가 있을까? 친구의 감정에 따라 어느 정도 거리를 유지해야 해야 할까? 친구와 좋은 사이를 유지하려면 어느 정도 거리를 유지해야 할지 역할 놀이를 통해 경험해보게 한다. 나의 어떤 행동, 표정, 말투를 친구가 어떻게 느끼느냐에 따라 나에게 다가오기도 하고 멀어지기도 한다.

- 친구가 화가 났을 때는 어느 정도 거리를 유지해야 할까?
- 친구가 속상해 보일 때는 어느 속도로 다가가야 할까?
- 친구가 기분이 좋아 보일 때는 어느 정도 거리를 유지할까?
- 친구와 친해지고 싶다면 어떻게 다가서야 할까?

◼ 친구 때문에 마음 상하는 일이 생겼을 때는 마음(감정) 신호등을 활용해보기*

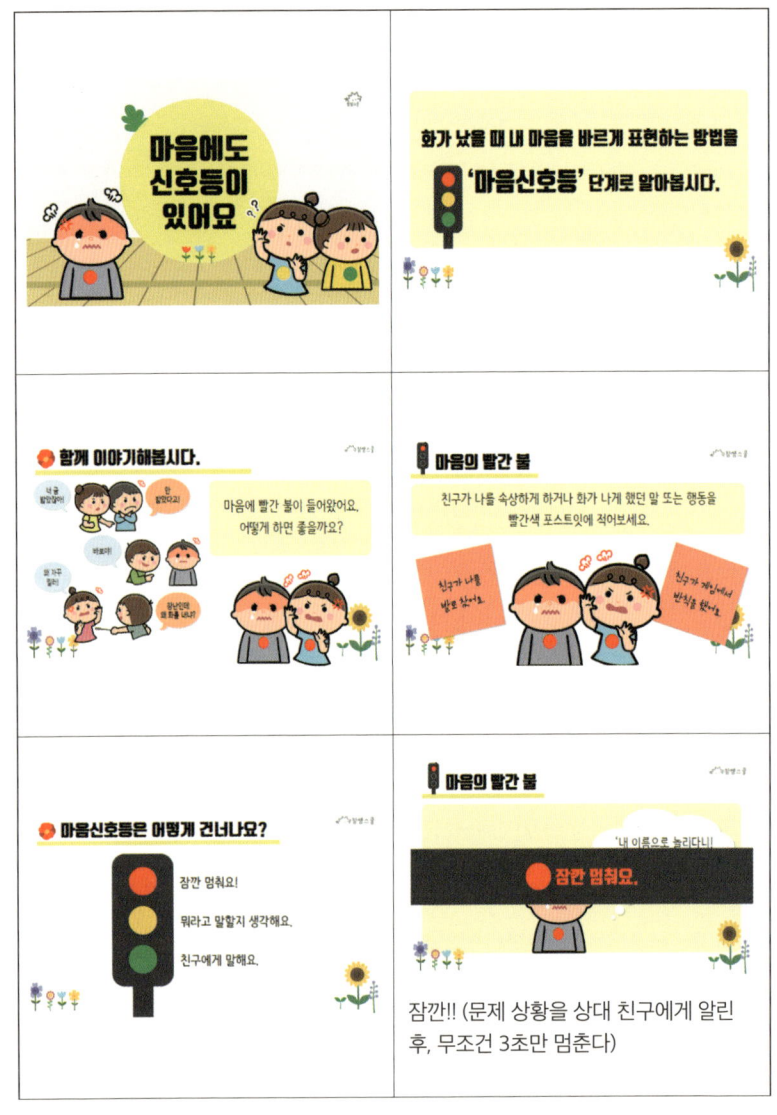

---

* 미리캔버스(https://www.miricanvas.com/)

마음의 노란 불

뭐라고 말할지 생각해요.
- 행 1. 친구가 방금 어떻게 행동했지?
- 기 2. 지금 내 기분이 어떨지?
- 부 3. 친구에게 뭐라고 부탁할까?

마음의 초록 불

친구에게 말해요.
- 행 1. 해지마 네가 자꾸 내 이름으로 놀리니까(행동)
- 기 2. 진짜 짜증나고 속상해.(내 기분)
- 부 3. 앞으로 내 이름으로 놀리지 않았으면 좋겠어(부탁)

행동!! (내가 바라는 점을 말하고 평화롭게 해결할 방법을 찾아 실천한다)
- 내가 잘못 : 진심을 담아 사과의 말을 전하고, 앞으로 내가 조심할 점을 약속한다.
- 상대방이 잘못 : 친구가 진심으로 사과하면 내 감정을 풀고 사과를 받아준다. 아까의 내 기분과 친구에게 바라는 점도 이야기한다.

마음에 빨간불이 들어온다면, 교실 앞에 붙어있는 마음신호등에서 문제를 해결해 보아요.

마음신호등으로 여러 번 말했는데도 친구가 똑같이 행동한다면 "또 한 번 그렇게 행동하면 이제 선생님께 말씀드릴 거야."라고 말해도 좋아요.

가족

가족의 의미

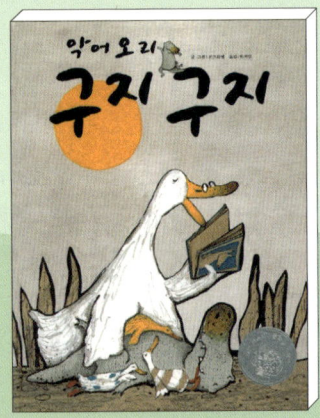

악어오리 구지구지
천즈위엔 글·그림, 박지민 옮김, 예림당

중요 질문 및 내용

✘ 악어오리를 선택한 구지구지는 행복할까?

✘ 행복한 가족을 위해 해야 할 일과 하지 말아야 할 일을 선 위(아래)에 살기로 토의하기

성교육의 첫 출발, 가정

몇 년 전 담임선생님의 요청으로 4학년 성교육을 들어간 적 있다. 3~4명의 아이가 음란물을 본 것 같다는 이유에서다. 음란물을 볼 수 있는 환경에 너무 많이 노출되어 있으니 그리 놀랄 일은 아니라고 생각했다. 그러나 '성' 하면 떠오르는 생각을 적은 학습지를 보고 놀라지 않을 수 없었다. 담임선생님이 알려주지 않았지만, 음란물을 본 아이들이 누구인지 정확하게 찾아낼 수 있었다. 성에 대한 생각과 감정이 다른 아이들과 확연히 차이가 났기 때문이다.

두 아이가 작성한 것을 비교해보자. 한 아이는 생명의 탄생, 아기, 궁금

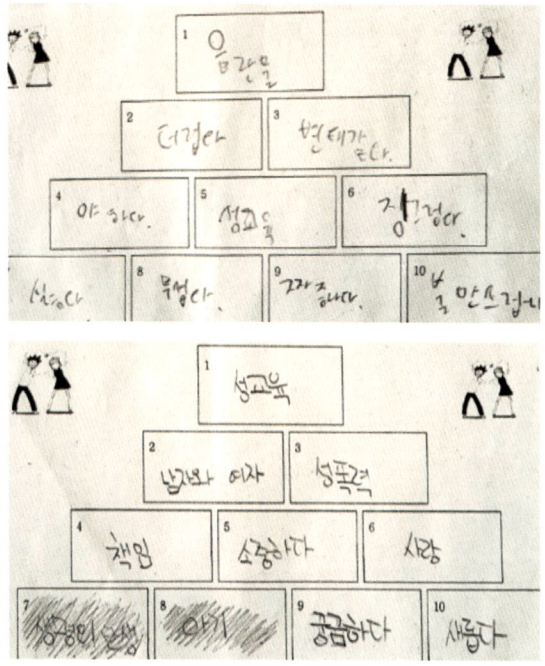

[두 아이가 작성한 '성(性)' 하면 떠오르는 단어]

하다, 새롭다, 책임, 소중하다, 사랑, 남자와 여자, 성폭력, 성교육이라는 단어를 떠올렸다. 다른 아이는 불만스럽다, 짜증나다, 무섭다, 싫다, 징그럽다, 성교육, 야하다, 변태 같다, 더럽다, 음란물이라고 적었다. 이제 4학년인데 성에 대해서 왜 이런 부정적인 생각을 가지게 되었는지 너무나 안타깝다. 이러한 가치관이 아이의 성장에 어떤 영향을 미치게 될지 생각하지 않을 수 없다.

아이의 성 가치관에 영향을 미치는 요소는 또래 관계, 부모, 스마트폰, 미디어의 영향 등 매우 다양해서 한 가지만을 단정 지어 말할 수는 없다. 성교육의 첫 출발점은 가정이고, 아동의 성 가치관 형성은 부모의 역할이 가장 중요하다. 가족은 남녀의 사랑과 애정을 바탕으로 친밀한 관계가 유지되며 심리적 만족과 안정을 느끼는 곳이다.

부모 사이가 좋은 경우에는 포옹이나 뽀뽀 등 신체적, 정서적 친밀감에 대해 별다른 거부감 없이 좋아하는 사람끼리 하는 자연스런 스킨십으로 인식한다. 이런 가정에서 느끼는 성의 느낌은 따뜻할 것이다. 설령 아이가 자라면서 선정적이고 폭력적인 미디어에 노출되었다 하더라도 진짜 성의 모습이 아니라는 걸 알아차릴 수 있다. 그리고 무슨 일이든 터놓고 이야기할 수 있는 부모, 자녀 사이라면 어렵지 않게 문제를 해결하고 바람직한 방향으로 나아갈 수 있다. 그러나 부모의 돌봄이나 가족 내 지지자가 없는 아이라면 성에 관한 문제가 생겼을 경우 스스로 해결하기가 쉽지 않다. 그래서 가정의 역할이 중요하다. 아이가 성장하는 동안 부모는 자녀의 발달 과업을 이해하고 성에 관한 질문에 관심을 갖고 상호작용을 통하여 올바른 성 가치관을 형성하도록 도와야 한다.

부모가 아이의 성역할과 정체성에 어떻게 영향을 미치는지 살펴보자. 인지발달 이론에 따르면, 성에 대해 인식하는 시기는 3세경이다. 그 이

전에는 남성과 여성에 대한 구분이 없다. 3세 이후부터 성 정체성(gender identity)이 발달하여 남자와 여자를 범주화하기 시작하고, 5~6세경이 되면 여자아이는 커서 여자 어른이 되고 남자아이는 커서 남자 어른이 된다는 성항상성을 획득하게 된다. 그런데 부모들은 아동이 성역할 정체성을 획득하기도 전에 '이건 남자 것' '이건 여자 것'이라고 구분한다. 여자아이는 분홍, 남자아이는 파랑이라는 공식은 태어날 때부터 정해진 것이 아니라 부모와 환경의 영향으로 자라면서 생긴 후천적인 학습이다. 남자 것, 여자 것으로 구분하는 부모들의 차별적 선택은 고스란히 아이들에게 영향을 미치고, 당연한 것으로 받아들여져 성역할에 영향을 미친다.

프로이트와 그의 딸인 안나 프로이트가 제창한 동일시 이론은 인간의 타고난 본성이 성역할 사회화를 촉진한다는 이론이다. 성적 에너지인 리비도(Libido)가 집중되는 구강, 항문, 남근을 중심으로 아동의 심리적 성적 발달이 이루어지고, 각 단계마다 아동은 부모와의 관계에서 동일시를 통해 성역할 정체감이 발달된다고 보았다. 이는 직접적 훈련이나 보상이 없이도 무의식적으로 부모의 동일시나 모델링을 통해 성역할이 학습된다는 이론이다.

섹슈얼리티(Sexuality)는 성에 관한 생각, 가치, 신념, 행동 등을 의미하는 총체적인 개념이다. 태어나서 죽을 때까지 인생의 전 과정이 성과 관련되어 있다. 그러므로 인간 생활에 큰 영향을 미치는 성에 대하여 얼마나 바르게 알고 준비하느냐에 따라 삶의 행복이 달라진다. 성교육의 첫 출발, 가정에서부터 긍정적이고 행복한 성가치관을 형성할 수 있도록 노력하자.

생김새는 달라도 우리는 가족

　대만 작가 천즈위엔의 『악어오리 구지구지』는 혈연을 뛰어넘는 진정한 가족의 의미와 가족구성원으로서의 정체성을 되새길 수 있는 책이다. 오늘날 가족의 형태는 매우 다양해졌다. 악어오리 구지구지는 겉모습은 달라도 서로의 다름을 인정하며 따뜻하게 사랑으로 보듬어주는 가족 이야기이다. 어느 날 알 하나가 데굴데굴 굴러와 오리 둥지 안으로 들어간다. 누가 봐도 확연히 다른 알이지만, 엄마는 아무것도 모른 채 알을 품고 책을 읽고 있다. 엄마는 정말 모르고 품었을까? 알의 크기나 색깔로 보아선 모를 수가 없다. 가슴으로 낳은 아이도 자녀로 품을 수 있음을 보여주는 작가의 의도된 메시지가 아닐까 생각한다. 둥지에서 깨어난 아기오리의 이름은 그 특성을 따라 점박이, 얼룩이. 달빛이다. 네 번째 깨어난 아기오리는 다른 오리와는 달리 몸에서 푸르스름한 빛과 '구욱구욱' 소리를 낸다 하여 구지구지가 된다. 4마리의 오리가 어울려 노는 모습은 너무나 행복해 보인다. 함께 헤엄을 치고 다이빙도 서로 배운다. 책을 읽어주는 엄마오리 옆에 누워있는 아기 오리들은 너무나 편안해 보인다. 구지구지 배 위에 올라타 누워있는 달빛이, 비스듬히 누워있는 점박이, 얼룩이까지 세상 부러울거 없는 행복한 가정이다. 엄마는 똑같이 사랑했다고 말하고, 그림마다 엄마의 사랑이 물씬 느껴진다. 모습도 다르고 행동도 다르지만 누구에게도 치우치지 않는 동일한 엄마의 사랑을 구지구지는 가족이라는 울타리에서 느낄 수 있다.

　이런 행복한 시간도 악어가 나타나면서 위기에 처한다. '너는 오리가 아니라 악어야, 내일 식구들을 우리한테 데리고 와.' 내가 오리가 아니라는 사실도 충격인데 가족까지 악어에게 잡아먹힐 상황이 되었다. 자신의 정체성에 대해 고민하게 된 구지구지는 연못에 비친 그림자를 본다. 그리고 소리친다.

"난 오리도 아니지만, 무서운 악어는 진짜 아니야. 난 악어오리야!"

그림책에서 등장하는 그림자는 중요한 역할을 한다. 그림자는 나의 모습을 투영한다. 누구에게나 잘난 부분과 못난 부분이 있다. 못난 부분은 인정하기가 달갑지 않다. 그래서 그럴듯하게 자기를 포장하고 감춰두고자 하거나 내가 아닌 것처럼 대하고자 한다. 그러나 이 모습도 나에게서 나온 것이다. 분명 그림자는 악어의 모습을 하고 있지만 무섭고 사나운 악어가 자기라는 것은 부인하고 싶었을 것이다. 그래서 '악어오리'라는 자기만의 정체성을 세운다. 나의 다른 모습도 소중한 일부로 받아들이는 과정이다. 결국, 구지구지는 꾀를 내어, 못된 악어들을 용감하게 물리친다. 자세히 보면 4마리 오리에겐 공통점이 있다. 각자 몸 색깔은 다르지만, 몸의 어딘가에 노란색이 물들어 있는 걸 볼 수 있는데 구지구지는 주둥이가 노란색이다. 마지막 장면에 또 다시 물속에 비친 그림자가 나온다. 그런데 이번엔 얼룩이와 똑같은 모양을 한 그림자를 보며 구지구지는 너무나 행복해한다. 그림자는 있는 모습을 그대로 투영하지만, 그림자를 만드는 자는 바로 자기 자신이다. 어떻게 구지구지가 오리 그림자를 만들었는지 그림을 통해 확인해보자. 보는 순간 미소가 번지게 될 것이다. 이방인이지만 사랑으로 보듬어준 엄마의 헌신과 가족의 든든한 지원이 구지구지를 오리 그림자로 만들게 하였다. 가족의 의미를 다시 생각해볼 수 있는 장면이다.

그림책이 수업과 만나면

◘ 구지구지의 선택은 잘한 걸까? 선 위(아래)에 살기 토의

"난 오리도 아니지만, 무서운 악어는 진짜 아니야. 난 악어오리야!"
구지구지는 자신을 '악어오리'로 정하고 오리가족으로 행복하게 살아갑니다. 과연 구지구지의 선택은 잘한 걸까요? 만약 오리로 산다면 어떠한 삶을 살지 선 위에 살기로 표현해보고, 악어로 산다면 어떠할지 선 아래 살기로 표현한 후 토의하고 최종 선택을 해봅시다.

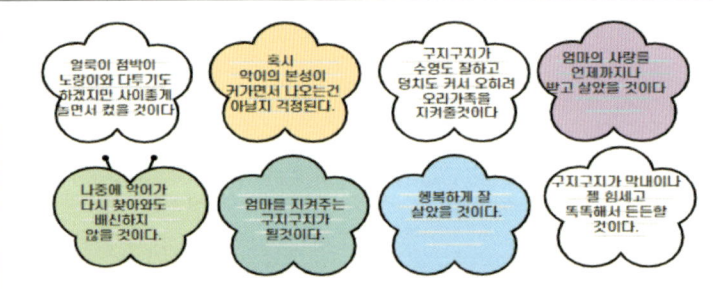

선 위에 살기 - 오리로 살기

토의 주제: 구지구지는 오리로 살아야 할까? 악어로 살아야 할까?

선 아래에 살기 - 악어로 살기

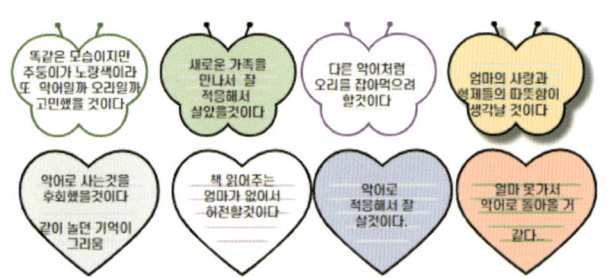

결론: 구지구지는 생김새는 달라도 오리 가족이나 마찬가지다. 엄마도 구지구지를 똑같이 사랑하고 다른 오리들도 똑같이 형제처럼 대했다. 모양이 달라도 가족이 되어 행복하게 살고 있으므로 오리를 택한 것은 잘한 일이다.

▣ 행복한 가족을 위해서 무엇을 해야 할까? 선 위(아래)에 살기 토의

행복한 가족을 위해서는 서로 노력해야 합니다.
가족을 위해 해야 할 일과 하지 말아야 할 일을 토의해봅시다.

- 부모님께 사랑한다고 말한다. 편지를 쓴다
- 부모님 말씀을 잘 듣는다
- 부모님을 기쁘게 해드린다. 숙제를 잘한다
- 아프지 않고 건강하게 자란다
- 공부를 열심히 해서 좋은 대학에 간다
- 가족간에도 예의를 지킨다 힘들때 고민을 들어준다
- 구지구지처럼 사이좋게 언니랑 지낸다
- 엄마 아빠 딸인걸 자랑스럽게 생각한다.

선 위에 살기 - 해야 할 일

토의 주제: 행복한 가족을 위해서 무엇을 해야 할까?

선 아래에 살기 - 하지 말아야 할 일

- 휴대폰 많이 보는것 - 정해진 시간만 한다
- 내방을 엉망으로 만들어 놓는것
- 엄마한테 짜증내고 문 쾅닫는일
- 맛있는 반찬 없다고 투정부리기
- 친구들과 놀다 학원늦게 가기
- 동생과 싸우기 형한테 대들기
- 밤늦게까지 핸드폰보다 아침에 못일어나 짜증부리기
- 간섭말라고 짜증내기

결론: 가족이 없으면 내가 행복할 수 없다.
　　　가족이 있는 것에 감사하고 내가 할 수 있는 일은 스스로 하고
　　　서로 도와주어야 한다. 행복은 같이 만드는 것이다.

가족

다양한 가족

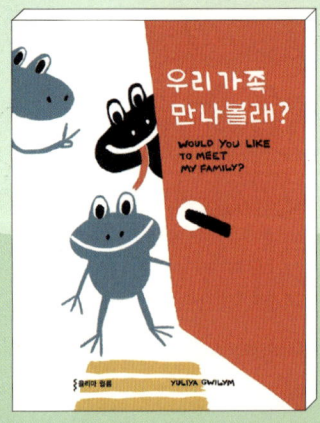

우리 가족 만나볼래?
율리아 귈름 글·그림, 황정혜 옮김, 후즈갓마이테일

중요 질문 및 내용

- ✖ 최근 가족의 형태가 어떻게 바뀌고 있을까?
- ✖ 가족이 되는 조건은 무엇일까?
- ✖ 다양한 가족 형태에 대해 월드 카페 토의하기

가족의 유형 변화

가족은 사회 질서를 유지하는 가장 기본 단위이다. 현행 법령에서는 가족을 혼인, 혈연에 기초해 정의하고 있다. 가족이란 주로 부부를 중심으로 한, 친족 관계에 있는 사람들의 집단 또는 그 구성원. 혼인, 혈연, 입양 등으로 이루어진다. 가정이란 한 가족이 생활하는 집, 가까운 혈연관계에 있는 사람들의 생활 공동체를 말한다.

가족은 그들 구성원에 대해 여러 가지 가치 있는 기능을 수행하며 가족원 간의 보살핌과 사랑을 통해 정서적·심리적 안정감을 제공한다. 그리고 자녀를 양육·사회화하고 아프거나 힘든 가족원을 돌본다. 경제적으로는 가족 구성원과 의식주를 같이 하고, 신체적 돌봄과 안전을 제공하며, 사회적으로 질서와 안정을 유지하도록 하는 기능을 한다. 이러한 가족의 기능은 시대가 변화하면서 법적 혈연관계를 넘어선 서로의 안전과 소속감으로 맺어진 다양한 가족이 등장하고 있다.

여성가족부의 2020년 '가족 다양성에 대한 국민 인식조사' 결과를 보면, 가족의 의미가 변하고 있음을 알 수 있다. 기존에는 법적, 혈연적으로 연결되어야 가족이라고 여겼다면, 최근에는 같이 밥을 먹고, 함께 사는 사람을 가족으로 여기는 추세를 보인다. 가족의 의미에 대한 인식에서는 법적인 가족 개념이 64.3%, 생계와 주거 공유 개념이 69.7%, 정서적 친밀성 관계 개념이 39.9%로 나타났다.

그렇다면 새로운 가족 형태에서 태어난 자녀는 성장 과정에서 육아와 교육 문제 등으로 인해 벌어질 번민과 갈등, 자기 정체성으로 인한 정서적 혼란은 없을까? 많은 경우 친엄마가 키워야만 정서적으로 안정되고, 사회적으로도 활발하게 자라 제대로 기능하는 어른이 될 수 있다고 생각한다.

만약 불가피한 사정이 있을 때, 엄마 대신 혈연관계에 있는 할머니가 양육하는 것이 다른 사람보다 낫다는 통념이 있다. 친엄마가 양육한 아이와 유모 등 타인이 양육한 아이는 다르다는 생각이었다. 그런데 최근 한 연구는 주 양육자가 반드시 혈연관계가 아니더라도 정서적으로 안정감이 있고, 아이와의 친밀감이 괜찮으면 문제없이 양호한 정서를 가진 건강한 아이로 성장한다는 사실을 밝혀냈다. 양부모 밑에서 자란 아이는 무난하게 잘 성장하고, 편부모 아래서 자란 아이는 뭔가 문제 있는 아이로 성장할 거라는 것 역시 선입견일 수 있다. 가족을 유지하는 가장 중요한 것은 구성원 간의 인정과 존중과 협력, 사랑과 배려와 희생이다. 더불어 조손 가정, 미혼모(부) 가정, 이혼 가정, 재혼 가정, 1인 가정 등 다양한 가족 형태에 한 가지 더 필요한 게 있다면 그들을 바라보는 사회의 편견없는 시선일 것이다. 그것만으로도 다양한 가족이 모인 사회 역시 온전히 유지될 것이다.[*]

인간은 경험해보지 않은 상황을 만나면 심리적으로 불안을 느낀다. 그래서 보호심리로 기존의 비슷한 것과 비교해보면서 그 상황에 다가선다. 이 과정에서 선입견과 고정관념이 작용하기도 한다. 선입견은 어떤 사람이나 사물 또는 주의나 주장에 대하여, 직접 경험하지 않은 상태에서 미리 마음속에 있는 견해를 말한다. '여자는 다 그래!' '남자는 다 그래!' 등의 표현은 고정관념의 예를 보여주는 것이다. 고정관념은 어떤 사람이나 집단의 마음속에 굳게 자리 잡고 있어서 늘 머리에서 떠나지 않고 어떠한 상황의 변화에도 흔들리지 않는 생각을 말한다. 고정관념은 나쁘다 나쁘지 않다고 말할 수 없다.

편견(Prejudice)은 고정관념이 틀렸다는 증거가 나왔음에도 이를 외면하

---

[*] 정신의학 신문: http://www.psychiatricnews.net/news/articleView.html?idxno=30182

고 고정관념을 바꾸지 않으려는 태도이다. '사회적 편견'은 고정관념이 심화한 개념이라고 할 수 있는데, 사회적 편견이 잘못된 행동으로 나타나는 것이 '차별'과 '폭력'이다. '편견'은 어떤 집단의 구성원에 대한 태도를, '차별'은 표출된 구체적 행동을 나타낸다. 만약 누군가가 어떤 소수집단을 싫어하기는 하지만 이런 태도가 자신의 행동으로 표출되지 않는다면, 그는 편견은 가졌지만, 차별은 하지 않는다고 말할 수 있다.* 다양한 가족 형태는 현실에서 만나보지 못하고 듣기만 한 상황도 많다. 다양한 가족의 형태에 대해 무조건 이해하라는 것도, 그렇다고 차별하는 것도 그 누군가에겐 또 다른 '폭력'이 될 수 있다.

가족의 조건

『우리 가족 만나볼래?』는 동물 가족을 통해 만나보는 '가족의 다양성'에 관한 그림책이다. 가족 형태는 다르지만, 모두 각자 다른 방식으로 살아가며 서로 사랑한다는 것을 여러 종류의 동물들을 통해 보여준다.

할머니, 할아버지, 엄마, 아빠, 아이들이 모여 살아 떠들썩한 바다코끼리 가족, 깊은 밤처럼 조용한 두루미 가족, 똑 닮아 서로 구별하기 어려운 펭귄 가족은 식구도 많아 식사하기 위해서는 줄을 서야 한다. 생김새가 다른 오리와 토끼 가족은 입양가족이다. 부모 오리는 즐겁게 물놀이를 하는 아이 토끼의 모습을 추억으로 남기기 위해 사진을 찍는다.

규칙 정하는 것을 좋아하는 하마 가족은 밥 먹기 전에 손을 씻어야 하

---

* https://m.blog.naver.com/PostList.nhn?blogId=pshlbs

고, 음식을 손으로 먹으면 안 된다. 엄마 아빠가 모두 있는 가족도 있고 그렇지 않은 가족도 있지만, 같이 있어 행복하고 함께 할 수 있는 그 무엇이 있어 즐겁다. 멀리 떨어져 사는 북극곰 가족은 같이 있지 못하는 아쉬움을 전화 통화를 하며, 같이 찍은 사진을 보며 달랜다. 이렇게 가족은 모두 다르지만, 똑같은 것이 하나 있다. 그게 무엇일까? 우리는 이 중에 어떤 가족일까?

가족의 생활 모습이 다른 이유는 하는 일이 다르고, 사는 곳이 다르고, 가족의 수도 다르고, 같이 사는 사람이 다르기 때문이다. 모든 가족이 같을 필요는 없다. 내 가족과 다를 뿐 모든 가족의 생활 모습에는 그들만의 특징이 있기 때문이다.

사회에는 다양한 가족이 존재하지만, 아이들은 잘 알지 못한다. 학교에서 발견할 수 있는 다양한 가족의 형태는 한부모가족 다문화가족 조손가족 정도이고, 아이들이 주위에서 주로 접하는 가족은 엄마 아빠가 있는 가정이다.

"엄마와 친한 친구나 이웃 중에는 호칭을 아줌마라고 부르는 대신 '이모'라고 부르기도 합니다. '친한 이모'는 가족일까요? 아닐까요?"라고 물으면 아이들은 친하면 이웃이나 친구는 될 수 있지만, 가족은 아니라고 말한다. "그럼 잘 만나지 않는 삼촌이나 고모는 가족일까요? 멀리 떨어져 있어 같이 살지 않는 할아버지와 할머니 이모는 가족일까요? 질문하면 아이들은 대부분 멀리 떨어져 있어도 가족이라고 한다. 요즈음은 반려견 같은 동물을 가족이라고 여기는 경우가 많다.

『우리 가족 만나볼래?』에서는 가족을 유지되게 하는 것 중에 가장 중요한 것은 구성원 간의 사랑이라고 말한다. 아이들에게 세상에는 다양한 가족이 있고, 그 속에 다양한 삶도 있다는 것을 알려주는 것은 중요하다.

『우리 가족 만나볼래?』와 같이 다양한 가족 이야기를 나눠 본다면, 실제로 다양한 가족을 만나게 되었을 때 이해할 수 있는 폭이 넓어진다. 또한 다양한 가족에 대해 생각해본 아이들은 선입견이나 편견 없이 자연스럽게 받아들일 수 있다. 이런 유연한 사고는 아이가 자라면서 더 자유롭고 나은 사회를 만드는 데 도움이 될 것이다.

그림책이 수업과 만나면

▣ 월드 카페 토의하기

월드 카페는 질문을 통한 열린 토론 방식으로 진행되며, 질문의 결과를 집단 지성을 통해 도출해내는 것을 목표로 한다.

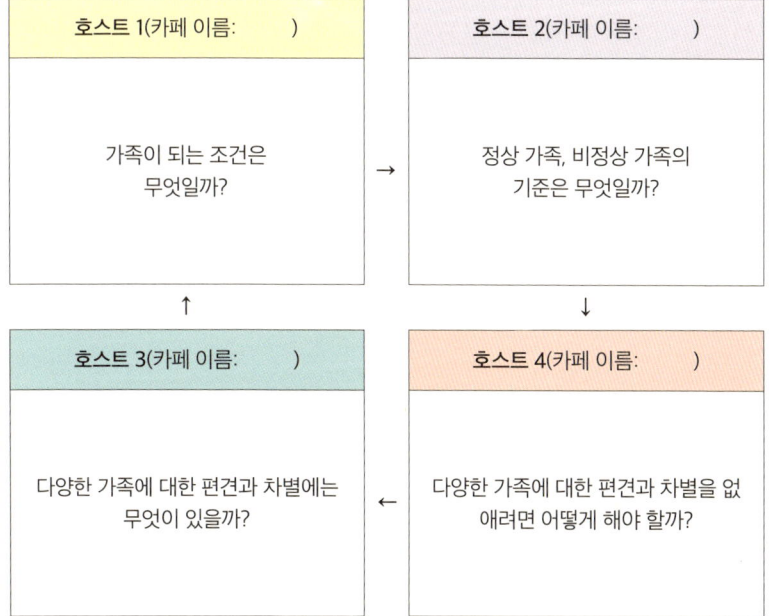

☞ 월드 카페 진행 순서

1. 카페 질문을 선정한다.
2. 테이블당 인원은 4~6명으로 하고, 주제를 적은 네임텍, 전지, 포스트잇, 네임펜을 준비한다.
3. 테이블 배치 후 호스트를 선정하고, 호스트의 역할을 안내한다. 호스트는 카페를 이동하지 않으며 카페 주제를 설명하고, 참여자 간 대화를 촉진하고, 대화를 기록, 정리한 후 마지막에 정리한 내용을 발표하게 된다.
4. 참여자는 자유롭게 대화하거나 포스트잇 등으로 자신의 의견을 표현한다. 정해진 시간이 끝나면 참여자들은 다른 카페로 이동하여 토의하고 몇 차례 이동 후 마지막은 본래 카페로 돌아온다.
5. 호스트는 모둠에서 나온 정리한 내용을 전체에 발표한다.

▣ 다양한 가족에 대한 토의*

1. 다음의 사례들을 가족으로 인정할 수 있는지 없는지 모둠별로 토의한다.

   가) 자녀가 없이 부부만 사는 형태
   나) 조손가정
   다) 이혼이나 사별로 인한 한부모 가정
   라) 1인 가정 (독신 가구)
   마) 아이를 낳지 못한 한국인 부부가 아프리카 아이를 입양한 형태
   바) 독신으로 살면서 보육원에서 자녀를 입양한 형태

---

* 조설아, 『이렇게 生생한 도덕 수업』, 도서 출판 기역 (2018), 147쪽

사) 혈연관계 아닌 사람들이 의식주를 함께 하며 서로의 생일, 잔치, 결혼 등을 챙기는 형태

아) 가출청소년이 모여 선생님의 보호 아래 의식주를 함께 하며 서로의 생일, 잔치, 결혼 등을 챙기는 형태

자) 결혼을 하지 않은 1인 가구인데 반려 강아지(혹은 반려 고양이)와 사는 형태

차) 같이 살지만 서로의 생일, 잔치, 결혼 등 경조사를 전혀 챙기지 않는 형태

2. 토의가 끝난 모둠의 학습지를 걷어 칠판에 기록한다.

	1모둠	2모둠	3모둠	4모둠	5모둠
가	O	O			
나	O	O			
다	O	O			
라	X	O			
마	O	O			
바	O	O			
사	O	O			
아	O	O			
자	X	O			
차	X	X			

3. 기록이 끝난 후 순서대로 모둠장이 일어나서 왜 모둠 의견이 칠판과

같이 나왔는지 말하게 한다. 학생들과 자유롭게 의견을 공유한다.

4. 모둠활동이 끝나면 통계를 내본다.

◉ 『우리 가족 만나 볼래?』 질문하기

- 그림책 표지에 누가 나오나요?
- 그림책에는 어떤 가족이 나올까요?
- 여러분한테는 누가 가족인가요?
- 엄마와 친한 이웃 중에는 '이모'라고 부르기도 합니다. '친한 이모'는 가족일까요?
- 『우리 가족 만나볼래?』 속 가족들을 소개해봐요.

    -바다코끼리 가족 :

    -조용한 두루미 가족 :

    -펭귄 가족 :

    -오리와 토끼 가족 :

    -하마 가족 :

    -개구리 가족 :

    -원숭이 가족 :

    -사자 가족 :

    -캥거루 가족 :

    -뱀 가족 :

    -곰 가족 :

- 『우리 가족 만나볼래?』 속 가족 중 어떤 가족이 인상적이었나요?
- 『우리 가족 만나볼래?』에는 항상 떠들썩한 바다코끼리 가족, 조용한 두루미 가족, 서로 똑 닮은 펭귄 가족, 생김새가 다른 오리와 토끼

가족, 규칙 정하는 것을 좋아하는 하마 가족, 멀리 떨어져 사는 북극곰 가족. 이렇게 가족은 모두 다르지만 똑같은 것이 하나 있대요. 그게 무엇일까요?

■ '우리 가족 한번 만나볼래?' 가족 소개하기

가족은 어떤 형태이든 소중해요. 서로 닮았든 닮지 않았든, 규칙이 있든 없든, 엄마 아빠가 모두 있든 아니든, 같이 있든 떨어져 있든 말이죠. 그림책 속 동물 가족들처럼 우리 가족을 그려보고 소개해볼까요. 아니면 내가 커서 만들고 싶은 가족을 소개해봅니다.

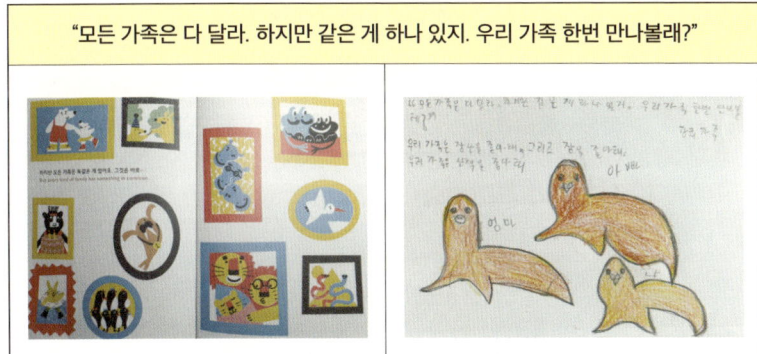

"모든 가족은 다 달라. 하지만 같은 게 하나 있지. 우리 가족 한번 만나볼래?"

가족

가족의 역할

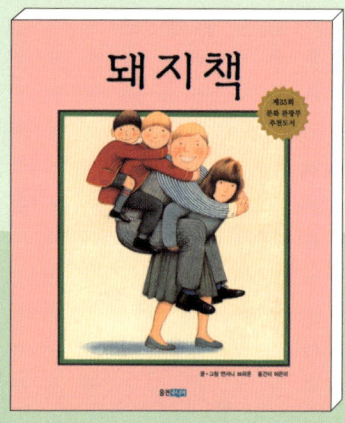

돼지책
앤서니 브라운 글·그림, 허은미 옮김, 웅진주니어

중요 질문 및 내용

✖ 가족 내 역할 갈등은 왜 일어날까?
✖ 피곳씨 부인이 집을 나간 행동에 대해 핫시팅 토의
✖ 집안일 역할 분담해보기

가족의 역할 갈등

직장에 다니는 여성들은 퇴근할 때 집으로 다시 출근해야 한다는 말을 자주 한다. 직장에서 일을 마치고 가정에 돌아가서 시장도 봐야 하고, 청소도 해야 하고, 저녁 식사도 준비해야 하고, 아이를 돌보고 공부도 챙겨야만 일과가 끝이 난다. 피곤해도 가족을 돌보는 역할은 포기하기 어렵다. 남성들도 집안일을 한다고 하지만 여전히 집안일을 같이 한다는 개념보다는 도와준다는 개념을 가지고 있다. 도와준다는 것은 내가 주체가 아니고 보조의 개념이고 선심을 쓰는 듯한 느낌을 준다.

결혼하면 아내, 남편, 엄마, 아빠, 며느리, 사위 등 많은 지위와 그에 따른 역할이 부여된다. 역할이란 지위에 대해 사회적으로 기대하는 행동 양식을 말한다. 부모라는 지위에는 자녀를 돌보는 역할을 기대하고, 교사라는 지위에는 학생을 가르치는 역할을 기대한다. 현대사회는 모든 사람이 동시에 여러 가지 지위를 가지게 되고, 그에 따른 역할을 수행해야 한다. 지위마다 각각 요구되는 역할이 달라 역할들이 서로 충돌할 때가 있다.

산업화 이후 기혼여성의 노동 참여로 부부간 역할 재분배의 필요성이 증대되었음에도, 맞벌이 가정 내의 한쪽으로 치우친 역할 분담은 역할 갈등을 일으키고 있다. 부부간에도 평등한 역할 분담이 이루어지기를 기대하지만, 기대에 못 미쳤을 때 오는 갈등, 역할수행의 어려움, 다양한 역할 사이에서 느끼는 갈등은 부부관계의 악화와 결혼생활의 위기로 이어지는 강력한 위험요인이 되고 있다.

최근에는 아빠가 양육에 참여할 때 자녀와의 거리감이 줄어들고 친밀감이 높아진다는 기대에 따라 남성의 육아 참여가 늘어나고 있다. '양육은 엄마의 몫'이라는 성별분업에서 벗어나 남성의 육아 참여를 위한 다양한 제도가 마련되는 등 전반적으로 독려하는 분위기가 형성되고 있다. 그러나 현실적으로 아직 육아휴직의 사용자 대다수는 여성이고 여성에게조차 이를 활용할 수 있는 직장이 많지 않아 대부분 여성은 직장을 퇴사하여 경력이 단절되고 이전 직장으로 복직은 어렵다. 또한, 맞벌이 부부의 일과 가정 간의 균형의 어려움과 양육 부담 증가는 저출산이라는 사회적 문제로 이어지고 있다. 노르웨이는 젊은 아빠 95%가 육아휴직을 사용한다고 한다. 그만큼 가정과 직장에서 남녀 역할에 대한 편견이 적다는 의미이고, 남녀 모두의 능력을 제대로 활용하고 있다는 의미이기도 하다. 우리나라도 제도 개선을 통해 아이를 편안하게 키울 수 있도록 휴가제도나 돌봄서비스를 마련하여 남녀 모두 가정과 직장생활이 양립할 수 있도록 해야 할 필요가 있다.

과중한 역할은 피로의 누적과 과로로 이어진다. 과로는 몸과 마음의 건강을 해친다. 과로 정도를 측정하는 도구를 통하여 객관적으로 가족의 과로 정도를 살펴보는 것도 가족의 마음을 이해하는 데 도움이 된다. 측정 도구에는 지난 2주간 피로를 느끼고, 기운이 없고, 집중이 안 되고, 성과가 낮고, 몸이 나쁜 상태라고 느끼고, 아무것도 하고 싶은 욕구가 없다 등의 20개 선택지가 있다. 상황에 비추어 자신의 마음속에 떠오르는 답에 V 표를 한다. 설문 결과를 통해 피로한지, 집중력이 떨어지는지, 의욕이 없는지를 알 수 있다.

가정과 일 사이 역할 갈등을 해결하기 위해서는 가족 안에서 지속적인 협의를 통해 역할과 규칙을 정하는 과정이 필요하다. 특히, 가정 경제 관리, 가사 노동, 여가 활동, 배우자의 가족과의 관계, 자녀 계획 등에 대해 충분한 협의를 해야 한다. 가족이 함께 미래의 계획을 구체적으로 세워나가야 행복하고 안정된 가족생활을 유지할 수 있다.

갈등은 언제든지 일어날 수 있고 그건 삶의 한 부분이다. 살면서 싸우지 않고 살아간다는 건 쉬운 일이 아니다. 좋은 싸움을 하면 비 온 뒤에 땅이 굳듯 서로에 대한 이해가 깊어지기도 한다. 하지만 학교나 가정에서 갈등 자체를 회피한다거나 싸움 자체를 터부시한다면 갈등을 직면하여 그것을 해결하는 방법을 배울 기회를 얻지 못한다. 상처를 남기지 않는 논쟁을 제대로 잘한다면 더 좋은 관계를 이끌어 갈 수 있다. 어린 시절부터 그 방법을 함께 연습해보는 것은 아주 중요하다.

엄마의 가출

『돼지책』은 가족 구성원의 역할, 여성 문제, 사랑과 배려 등 진지하고 묵직한 메시지를 담고 있다. 표지에서도 보이지만, 『돼지책』은 가정 내에서 여성 혼자서 짊어지고 있는 가사 노동의 문제와 역할 갈등에 관해 이야기한다. 표지의 여자와 세 남자는 피곳씨 가족이다. '아주 중요한 회사'에 다니는 피곳씨와 '아주 중요한 학교'에 다니는 두 아들 패트릭과 싸이먼은 집에서는 아무것도 하지 않는다. 늘 입을 크게 벌리고 빨리 밥을 달라고 요구하기만 한다. 모든 집안일은 피곳 부인 혼자의 몫이다. 피곳 부인도 직장에 나가지만 가족들에게 집안일과 엄마는 중요하게 여겨지지 않는지 출근 전에도, 퇴근 후에도 집안일을 모두 혼자 한다. 아무도 같이하는 가족은 없다. 집안일은 당연히 엄마의 일이라는 생각, 그래서 그 가치를 인정하기는커녕 누구도 신경 쓰지 않는다.

피곳 부인은 이름도 나오지 않는다. 그저 워킹맘으로, 아내와 엄마라는 이름으로만 나온다. 존재감이 없고, 집안일의 책임과 집안일에 희생을 당연시하는 분위기로 결국 견딜 수 없었던 피곳 부인은 쪽지 한 장을 남기고 집을 나가 버린다. "너희들은 돼지야." 엄마의 가출이 계획적이었는지 아니었는지는 알 수 없지만, 피곳 부인이 집을 나간 후, 가족들은 피곳 부인이 하던 집안일을 해보고 난 후에야 집안일이 힘들다는 것을 깨닫고 엄마의 소중함을 알게 된다.

가족 간의 소통, 공감, 역할 갈등에 대해 생각해보기 위해 『돼지책』을 가지고 논증 게임과 찬반 토론을 진행해본다. 한 가정의 중심 구성원인 엄마가 집안일이 힘들다고 아무 예고도 없이 '너희들은 돼지야'라고 적은 쪽지 한 장 남겨 놓고 집을 나간 것에 대해 토론한다. 과연 집을 나가는 방법밖에 없었을까? '엄마가 집을 나간 행동(가출)은 옳다'라는 논제를 주고 찬성과 반대 팀으로 나누어 찬반 토론을 해보면 가족 구성원들이 생각하지 못했던 이야기와 가족 내 무엇이 문제였는지 생각하게 되고, 대안을 제시할 수 있다. 찬반 토론은 찬반으로 모둠을 나눈 후 찬성과 반대에 관한 주장과 이유 · 근거를 쓰게 한 후 상대 주장의 이유 · 근거에 반박하는 순으로 진행한다. 그림책에서 근거를 찾아 자신의 주장을 펼쳐 보라고 한다.

아이들이 '엄마가 집을 나간 행동을 옳다'에 찬성하는 이유와 근거를 들어보면 첫째, 엄마는 직장생활을 하면 설거지, 빨래, 청소, 다림질, 식사 준비 등의 집안일을 혼자서 해내느라 힘들었다. 두 번째는 엄마를 "어이 아줌마 밥 줘" 하며 가사 도우미 아줌마 부르듯 엄마를 무시했다. 세 번째는 멋진 집, 멋진 정원, 멋진 차와 남편과 아들 둘이 있지만, 엄마 자신은 집안일로 힘들고 존재감이 없었기 때문에 행복하지 않았다. 엄마도 자신의 이름으로 자유로운 삶 속에서 중요한 일을 하며 행복할 권리가 있다.

'엄마가 집을 나간 행동을 옳다'에 반대하는 이유와 근거를 들어보면, 첫째는 엄마는 집을 나가기 전 가족과 대화를 하려는 노력이 없었다. 힘들면 힘들다고 말을 하여 가족과 소통을 해야 한다. 둘째는 아직 보호가 필요한 어린 나이의 아이들이 심리적 충격을 받고 엄마에 대한 신뢰가 깨진다. 셋째, 자유에는 책임이 따른다. 가족 내 나의 자유와 행복은 가족 간의 관계를 무시하고는 이룰 수 없다. 엄마는 가출 같은 극단적인 선택을 하기 전에, 대화를 시도하여 가족 내 가사 분담 규칙을 정하거나, 가사 도우미를 부르거나, 로봇청소기, 식기세척기를 사거나, 세탁물은 세탁소에 맡기는 것과 같은 대안을 고려해야 했다고 말한다.

그림책이 수업과 만나면

▣ 뜨거운 의자(Hot Setting) 토의

가상의 인물과 만나 서로 대화하는 토론 방법으로 의자(hot seat)에 앉아 있는 사람은 텍스트 속의 인물로 가정한다. 텍스트 속 인물을 연기하며 그 사람의 마음으로 질문에 답하는 형식이다. 인물과 이야기의 쟁점을 다양한 입장에서 이해할 수 있도록 도움을 준다.

- ■ 진행 순서
- 그림책 읽기
- 질문 만들기 : 내용(사실) 질문, 상상(심화) 질문, 적용(실천) 질문, 메타(종합) 질문

  등장인물(피곳씨, 피곳 부인, 사이먼, 패트릭)의 수만큼 활동지를 나눠 준다.

  각각 한 장에 한 인물에 관한 질문만 적는다.

- 배역 맡기 : 배역에 대한 이해를 바탕으로 피곳씨, 피곳 부인, 사이먼, 패트릭
- 사람들 앞에 의자를 준비하여 배역별로 차례대로 앉게 하여 질문을 한다. 모든 배역과 질문이 끝날 때까지 한다.
- 질문이 끝난 후 함께 모여 대화를 한다.

주제	엄마가 집을 나간 행동(가출)	
인물	피곳 부인	
생각 열기	▶ 인물에게 하고 싶은 질문을 정리해봅시다.	
	1. 피곳 부인의 가출은 계획적이었나요? 아니면 순간 힘들어서 그랬나요?	
	2. 가족들과 있을 때 가장 힘들었던 것은 무엇인가요?	
	3. 가출했을 때 어떤 기분이 들었나요?	
생각 나누기	▶ 인물을 맡은 친구에게 질문하고 대답을 정리해봅시다.	
	질문	대답
	1. 피곳 부인의 가출은 계획적이었나요? 아니면 순간 힘들어서 우발적으로 그랬나요?	"사실 그동안 너무 힘들었습니다. 그래서 내 가족들이 제가 없어 봐야 나의 힘듦을 알겠구나 생각했습니다. 어느 정도는 계획적이었습니다."
	2. 가출했을 때 어떤 기분이 들었나요?	"처음에는 시원했습니다. 시간이 갈수록 아이들이 보고 싶어지고 걱정이 되었습니다."
정리	▶ 뜨거운 의자 활동을 하고 느낀 점을 정리해봅시다. 가족 간 서로 힘든 부분에 관해 관심이 없고 배려가 없고 지나친 희생을 강요한다면 그것이 불평등이다. 가족 내 희생이나 소외를 없앨 때 필요한 것은 소통, 공감, 참여이다. 가정에서의 가사 노동에 대한 일방적인 부담과 희생이 지속된다면 행복하고 건강한 가정이 될 수 없다.	

☞ 핫시팅 기법
- 텍스트, 등장인물, 작가 등 현재 이곳에 있는 것처럼 이야기를 나눌 수 있다.
- 연기자는 텍스트 속의 인물을 최대한 연구하고 이해를 바탕으로 해야 한다.
- 역할을 할 때는 자기 생각이 아니라 인물 입장에 서서 말을 해야 한다.
- 참가자가 여럿이라면 각각의 연기자에게 질문하며 대화를 한다.

☞ 핫시팅 기법 적용 시 유의점
- 인물에 대한 충분한 분석과 이해 없이 참여하게 되면 연기자가 자기 생각을 말하게 된다.
- 낯선 사람에게 솔직하게 묻고 답하기 쉽지 않을 경우, 인물 연기자는 참여자에게 익숙한 사람으로 한다. 적당한 연기자가 없다면 빈 의자에 인물이 있다고 가정하고 진행한다.

▣ 다음 질문에 해당하는 지수까지 빈칸을 색칠해봅시다.*
- 다른 사람들의 기대(공부, 회장, 동아리)에 나를 맞추는 데 어려움을 느끼는 자신의 '역할 과로' 지수는? (이 측정을 통하여 간략하게 '과로 지수' 알아본다)

| 1 | 2 | 3 | 4 | 5 | 6 | 7 | 8 | 9 | 10 |

---

* 이성균 외 3인, 『책 읽는 학교를 위한 '한 학기 한 권 읽기' 독서 지도안』, 사계절 (2019), 12쪽

■ 현재 우리 사회에서 일어나는 남녀 차별의 정도는?

1	2	3	4	5	6	7	8	9	10

■ 자신이 직접 경험하거나 주변에서 남녀 차별 또는 불평등이 일어나는 장면을 본 적이 있나요? 있다면 구체적인 상황을 이야기해봅시다.

- 힘센 일은 남자가 해야 한다.
- 여자는 피구 남자는 축구
- 혼수 시 남자는 집을, 여자는 살림을 장만한다. 남녀 똑같이 부담해야 한다.
- 남자만 군대 가는 것

◨ 집안일 분담하기

■ 우리 집 가족 구성원 :

■ 우리 집 집안일 :

- 청소 : 안방 청소, 내 방 청소, 책장 정리, 장난감 정리, 거실 청소, 욕실 청소, 분리수거
- 식사 : 장보기, 아침 식사 준비, 저녁 식사 준비, 설거지, 음식물 쓰레기 버리기
- 빨래 : 빨래 돌리기, 빨래 널기, 빨래 개기
- 기타 : 어항 물고기 밥 주기, 어항 물 갈기, 쓰레기봉투 버리기, 식물에다 물주기, 강아지 산책시키기, 동생과 놀아주기, (   )

■ 우리 집 역할 분담하기
- 내가 할 수 있는 집안일 :
- 가족 1 (   ) :
- 가족 2 (   ) :
- 가족 3 (   ) :
- 가족 4 (   ) :

☞ 포스트잇 하나에 역할 하나씩을 쓴다. 모두 써서 붙인 후 각자 할 수 있는 일이 적힌 포스트잇을 가져간다. 남아 있는 포스트잇은 서로 토의하여 역할을 재분배한다.

4장

안전해, 성(性)

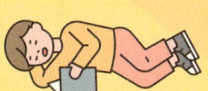

성폭력

그루밍 성폭력

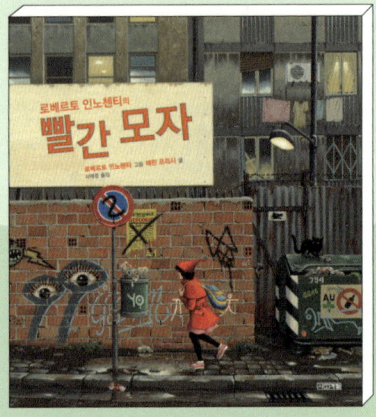

빨간 모자
에런 프리시 글, 로베르토 인노첸티 그림, 서애경 옮김, 사계절

중요 질문 및 내용
✖ 그루밍 성폭력이란?
✖ 창문 만들기 토의로 그루밍 성폭력 이해하기

그루밍, 이상한 친절

초등학교 6학년 A양은 할머니와 같이 살고 있고, 집안 형편이 넉넉지 않다. 요즘은 온라인 수업이 많아 집에 혼자 있거나 휴대폰을 보는 시간이 많아졌다. 어느 날 호기심에 시작한 채팅 어플에서 남성 B씨에게 메시지를 받았다. 자신을 20대라고 소개한 B씨는 A양에게 사는 곳을 물어보고 같은 동네에 산다며 친근감을 내비쳤다. 채팅은 며칠간 이어졌고 인스타그램 아이디를 서로 주고받으며 수시로 문자를 보내기 시작했다. "아침밥은 먹었어?" "학교는 잘 다녀왔니?" "오늘 수업은 어땠어?" "급식은 맛있어?" 등 친절하게 일상생활을 물어보며 친근하게 다가왔다.

그는 A양의 인스타그램 게시글을 통해 재학 중인 학교와 친구 관계, 하교 후 일정, 관심사나 취향, 크고 작은 심리 변화까지 파악하고 있었다. B씨는 SNS를 통해 이모티콘 선물을 보내고 편의점 상품권을 보내며 환심을 샀다. 혼자 외로웠던 A양은 "귀엽다" "예쁘다" "보고 싶다"며 애정을 주는 B씨에게 경계를 허물었다. 이후 B씨는 "여자 친구와 헤어졌는데 너무 힘들다. 얼굴 한번 보여달라"며 직접 만나기를 요청했다. A양은 B씨의 끈질긴 요청에 결국 만났고 두 달 동안 수차례 성폭행을 당했다.[*]

전형적인 온라인 그루밍 성범죄 사례이다.

그루밍(Grooming)은 마부가 말을 길들이기 위해 빗질하고 단장시킨다는 뜻이다. 그루밍 성범죄는 가해자가 피해자를 길들인 다음 이뤄지는 성범죄이다. 청소년들은 채팅앱과 사회관계망서비스(SNS)를 통해 자신의 개인정보를 공개하는 데 거부감이 적고, 가해자가 신분을 위장하고 접근해

---

[*] 중앙일보 2020.9.5 초등생에 그루밍 성폭행한 20대 - 신문기사를 참고하여 재구성

도 쉽게 알아차리지 못한다. 그루밍 접근법은 이메일이나 SNS로 나이를 속이고 고민을 나누며 친해지다 기프트콘, 이모티콘, 온라인 게임 아이템, 아이돌 콘서트 티켓 같은 선물을 대가를 바라지 않다는 듯이 건넨다. 그리고 친근함의 표현으로 얼굴 사진이나 몸 사진을 보내달라고 하고 이것을 미끼로 만남을 성사시켜, 자연스러운 신체접촉을 유도하며 성적인 관계를 만들어 간다. 오프라인뿐만 아니라 온라인에서도 발생 건수가 매년 증가하고 있으며, 미성년 피해자의 비율이 높아지고 있어 대책 마련과 함께 이에 대한 교육이 필요하다. 그루밍 성범죄는 일정한 패턴이 있는데 이 과정을 빨리 알아차리고 멈춘 후, 어른에게 도움을 구하도록 알려줘야 한다.

그루밍 성범죄는 일정한 단계를 거친다. 1단계는 대상 찾기, 2단계는 신뢰 쌓기, 3단계는 욕구 충족, 4단계는 고립하기, 5단계는 내맘대로이다.

앞의 이야기에서 B는 자신의 신분을 속이며 사회적 관계가 미숙한 아동이나 청소년을 범죄의 대상으로 삼았다. 바로 집안 형편이 어렵고 부모님이 안 계신 초등학생 A양이다. 1단계 '대상 찾기'이다. 그리고 수시로 문자와 안부를 전하며 관심사를 공유하고 취향, 심리까지 파악한다. 바로 2단계 '신뢰 쌓기'이다. 이모티콘과 상품권으로 환심을 사고 아이가 필요한 것을 사주며 호감을 얻거나 돈독한 관계를 만들어 심리적으로 지배했다. 3단계 '욕구 충족'이다. 통제력을 활용해 피해자를 주변 인맥들로부터 떼어놓고 가해자에게 더욱 의지하기 쉬운 환경을 만든다. 피해자는 자신에게 잘해주는 가해자의 친절을 이상하다고 인지하지 못한다. 나에게는 친절하고 상냥하고 고마운 사람이다. 둘만의 비밀이 만들어지며 4단계 '고립시키기'가 진행된다. 이 비밀은 관계를 지속할수록 피해자를 통제하고 범행을 위한 수단으로 바뀐다. 몸 사진을 보내달라거나 만남 후 신체적 접촉을 하고 우리 둘만의 비밀이라거나 비밀을 발설하면 SNS에 관계를 올리겠다고 협박하여 피해자를 고립시킨다. 그리고 마지막 단계로 가해자의 맘대로 피해자를 협박하고 성폭력한다. 바로 5단계 '내맘대로'이다.

여성가족부의 '2019년 성매매 실태조사'에 따르면, 전국 중·고등학생 6,423명 중 11.1%가 지난 3년간 온라인에서 성적 유인 피해를 봤다고 답했다. 인터넷 채팅이 일상인 아이들의 세계에서 그 피해는 초등학생까지 확대되고 있으며 어릴수록 자신이 그루밍되고 있다는 사실을 인지하지 못해 지속적, 반복적으로 일어나는 경우가 있다. 또한 가해자와의 친밀감 때문에 성폭력 사실을 폭로하기 어려워한다.

우리나라는 현재 온라인 그루밍을 처벌할 근거도 미흡하다. 현행법상 성적 유인이나 권유 행위는 처벌 대상이 아니기 때문이다. 그루밍 성범죄는 치밀한 전략 하에 이루어지는 심각한 범죄임을 깨닫고 이상한 친절을 베푼다면 그루밍임을 빨리 알아차리고 관계를 깨는 것이 중요하다.

아울러 온라인에서도 나와 타인을 존중하는 마음을 가져야 한다. 이상한 댓글이나 욕설, 비방하는 말은 사용하지 않아야 하며 개인정보나 비밀번호는 공유하면 안 된다. 수상한 생각이 든다면 즉시 중단하고 믿을 만한 어른에게 도움을 구하고 가상공간에서 사귄 사람은 함부로 만나지 않도록 교육해야 한다.

소피아는 잘못이 없어요

『빨간 모자』는 안 읽어본 사람이 없을 정도로 유명하다. 그러나 알고 있는 스토리는 모두 제각각이다. 그 이유는 샤를페로, 그림형제 등에 의해 이야기가 조금씩 다르게 쓰여졌고 현재도 추가되거나 수정되어 여러 가지 버전의 글과 그림으로 독자들을 만나고 있기 때문이다. 샤를 페로(1697)의 빨간 모자는 늑대가 소녀를 잡아먹는 것으로 끝난다. 상대가 친절할수록 모르는 사람을 믿으면 위험에 빠질 수 있다는 메시지를 담고 있지만, 어린이의 정서에 잔인하다는 의견이 많았다. 이 책 '줄리의 그림자' 편에 샤를페로가 나오는데 어떻게 나오는지 살펴보길 바란다. 그림형제(1857)의 빨간 모자는 사냥꾼을 등장시켜 늑대 배 안에서 소녀와 할머니를 구해주고 돌멩이를 넣어 복수한다. 가해자를 처벌한다는 설정은 아이들의 불안을 조금 덜어주지만, 배를 가르고 돌을 넣는다는 내용은 여전히 잔혹하며, 남자가 여자를 구해줘야 한다는 설정은 기존의 동화책 내용을 답습하고 있다는 지적이 있었다.

2013년에 나온 에런 프리시 글, 로베르트 인노첸티 그림의 『빨간 모자』는 그야말로 현대판으로 재해석한 내용이다. 사냥꾼이 늑대이고, 소녀를 보호해주는 사람이자 해치는 사람이다. 자칼로부터 나를 구해주고 할머니 집까지 데려다준 선의의 사냥꾼이 바로 가면을 쓴 늑대인 것이다. 아동 성폭력은 아는 사람에 의해 이루어지는 경우가 많은데, 아는 사람은 의심하지 않고 믿고 따라가는 아이들의 상황을 잘 표현했다.

도시 숲, 허름한 아파트에 엄마, 동생, 소피아가 살고 있다. 할머니에게 먹을 것을 갖다 드리러 가는 착한 소녀는 도시 숲의 휘황찬란한 모습에 온 마음을 빼앗기고 만다. 그리고 길을 잃는다. 현란한 광고판, 성적 이미지가 가득한 간판들, 경적을 울리는 자동차, 사람들 간의 싸움, 바깥은 어수선하고 휘황찬란하다. 엄마가 '큰길로 가야 해'라고 당부했지만, 세상의 유혹은 아이를 도시 숲으로 이끈다. 많은 사람이 나를 보고 있는 것 같지만, 사실은 아무도 나에게는 관심 없다. 책은 여러 곳에서 Danger(위험)이라고 경고하지만 이상한 친절을 의심하지 못한다. 오히려 도움이 필요한 상황에서 나타난 사냥꾼의 친절은 너무나 고맙게 느껴진다. 앞에서 설명한 다른 버전의 이야기와는 달리 현대판 빨간 모자의 결말은 열려 있다. 늑대가 할머니와 소피아를 해치는 장면은 시각화하지 않았기에 결말을 어떻게 해석할지는 독자의 몫이다.

처음 책을 읽고 난 후 반응도 여러 가지다. 내용이 어려워 이해가 되지 않는다고 말하는 사람도 있다. 그러나 글과 그림을 자세히 들여다보고, 무엇이 위험하고 왜 위험한지 나누다 보면 이상한 친절이 보이고 그루밍 성범죄가 보인다.

또한 아이들뿐만 아니라 어른들이 함께 읽고 이야기 나눠도 좋다. '나에게는 일어날 수 없는 일이다.' '대부분의 성폭력은 우연히 낯선 사람에 의해 일어난다.' '가해자들은 정신이상자이다.' '여자가 조심하는 것 말고는 성폭력을 막을 방법이 없다.' 모두 성폭력에 관한 잘못된 통념이다. 이러한 통념을 어떻게 바로잡고 예방하고 대처할지 토의해보자.

아이들은 이렇게 질문한다. '엄마가 큰길로 가라 했는데, 엄마 말 안 듣고 도시 숲에 가서 위험에 처한 것은 소피아의 잘못 아닌가요?' '길을 잃었을 때 빨리 어른에게 이야기하지 않은 것도 아이의 잘못 아닌가요?' 소피아에게는 잘못이 없다. 성폭력 범죄는 가해자의 잘못이지 피해자의 잘못은 아니다. 도시 숲으로 가서 길을 잃고, 어른들에게 먼저 물어보지 않았어도 안전하게 도시 숲에서 구경할 수 있는 사회가 되어야 하고, 아이가 길을 잃고 헤매고 있다면 누군가 도와줘야 한다.

마지막 두 가지 결말은 아동성범죄를 예방하기 위해서는 누군가의 관심이 필요하며, 위험에 처한 아이나 상황을 목격한다면 반드시 누군가 신고해야 한다는 것을 잊지 말아야 한다는 메시지를 전하고 있다. 우리는 모두 방관자가 되지 않아야 한다. 누군가에게 일어날 수 있다면 나에게도 일어날 수 있다. 누군가의 도움을 바란다면 나도 누군가를 도와주어야 한다. 그래야 안전한 사회가 될 수 있다. 『빨간 모자』는 일반적인 성폭력뿐만 아니라 그루밍 성폭력에 대해서도 이야기 나누기 좋은 책이다. 『빨간 모자』가 고학년을 위한 책이라면 『거미와 파리』는 저학년용으로 안성맞춤이니 꼭 활용해보길 바란다.

그림책이 수업과 만나면

▣ **핵심 질문으로 내용 이해하기**

책을 읽은 후 질문하기-답하기를 통해 아이들이 내용을 잘 파악하고 있는지 확인한다.

- 소피아가 사는 곳은? (도시 숲)
- 소피아가 할머니 댁에 갈 때 엄마가 당부한 말은? (큰길로 가야 해)
- 소피아가 길을 잃은 이유는? (더 우드에서 구경하다)
- 소피아가 길을 잃고 헤맬 때 도와준 사람은? (사냥꾼)
- 사냥꾼은 소피아를 어떻게 도와줬나요? (오토바이로 할머니 집에 데려다 주겠다고 함)
- 사냥꾼은 소피아를 할머니 집에 데려다 줬나요? (중간에 내림)

▣ **창문 만들기 토의: 아동 성폭력 이해하기**

창문 만들기 토의는 종이 중앙에 네모 칸을 만들어 핵심 질문을 적고 모둠원 수만큼 창문을 만들어 자신의 칸에 각자 쓰는 활동이다. 이때 중요한 것은 질문이다. 어떤 질문을 하느냐에 따라 수업의 내용이 달라지기 때문에 질문을 잘 선정해야 한다. 아동 성폭력을 이해하고 예방하기 위한 6가지 질문과 아이들이 모둠별 토의한 내용은 다음과 같다. 질문은 A4 용지에 적어 돌돌 말아서 묶은 후 모둠에서 한 가지씩 뽑아가도록 한다.

1) 도시 숲은 어떤 곳인가요?

복잡하고 어지럽다. 화려하고 시끄럽다. 재미있는 것이 많다. 사건이 많이 일어난다. 엄청 넓다. 자칼이 많고 믿을만한 사람이 없는 곳이다. 거짓말이 많은 곳이다. 소피아를 봐주는 사람이 없는 곳이다. 콘크리트와 벽돌이 많은 곳이다. 성 상품화된 포스터가 많은 곳이다. 길을 쉽게 잃을 수 있는 곳이다. 환경오염이 심각한 곳이다.

2) 소피아는 왜 위험을 알아차리지 못했을까요?

늑대가 소피아에게 친근하게 자연스럽게 다가와서, 소피아가 괜찮다고 생각했기 때문, 친근하게 다가와서 안전하다고 생각했다. 웃으면서 다가와서, 소피아가 도시의 유혹 때문에 위험을 알지 못했다. 자신을 구해준 사람이라고 생각해서, 순진해서, 소피아를 할머니 집에 잘 데려다 줄 것 같아서, 자신을 구해주기 위해 다시 올 것 같아서, 착한 인상으로 친절하게 다가와서

3) '소피아는 착한 소녀였어' 착하다는 말은 어떤 의미일까요?

부모님 말씀 잘 들을 때, 순진할 때, 너무 착해서 바보가 될 수 있다. 평소에 조용하고 말썽을 잘 일으키지 않아서, 할머니와 말동무해주고 같이 있으려고 하는 것

4) 어린이 성폭력 가해자는 어떤 방법으로 접근할까요?

위험할 때 도와주는 척하면서, 좋아하는 것을 가져다주면서, 착한 사람인 척, 아는 사람인 척, 무엇을 사주겠다는 조건으로, 무거운 물건을 못 든다고 한 후 도와달라고 접근한다. 누구에게 데려다 준다면서 접근한다.

5) 사냥꾼이 소피아에게 접근하는 과정을 순서대로 찾아보세요.
- 1단계: 대상 찾기 - 길을 잃은 소피아 뒤를 오토바이를 타고 따라가는 자칼이 보인다. 사냥꾼과 자칼은 한패이고 계획적인 범죄임을 알 수 있다.
- 2단계: 신뢰 쌓기 - 소피아가 자칼 일당에게 잡혀 위험한 상황인 것처럼 위장한다. 그리고 길을 잃은 소피아에게 사냥꾼은 얼굴에 웃음을 띠고 친절하게 다가간다.
- 3단계: 욕구 충족 - 할머니 집에 데려다 주겠다고 하고 오토바이를 태워준다. 소피아에게 필요한 것이 무엇인지 파악하고 소피아의 욕구를 충족시켜 준다.
- 4단계: 고립하기 - 할머니가 문 앞에 나와 계시지 않은 걸로 봐서 미리 와서 할머니를 위험에 빠뜨린 것을 알 수 있다. 소피아를 어른으로부터 고립시킨다.
- 5단계: 내맘대로 - 검은 그림자 하나가 슬금슬금 빠져나간다. 이 문장은 소피아가 위험해졌음을 암시하는 문구이다.

6) 두 가지 결말을 찾아보고 해피엔딩이 되기 위해서는 어떻게 해야 하는지 토의하세요.
- 결말 1 - 소피아와 할머니는 늑대에게 당했고 경찰관이 왔을 때는

이미 늦었다.
- 결말 2 – 늑대가 소피아에게 접근하는 것을 알고 나무꾼이 신고하여 늑대가 도망가고 소피아는 구출됐다. 누군가의 신고가 중요하다. 그래야 해피엔딩이 될 수 있다.

소피아가 성폭력을 당했다는 직접적인 문구나 그림들이 없어서 아이들이 헷갈려 하기도 한다. 그러나 아이들은 직접적으로 설명하지 않기에 더 많이 상상한다. 그루밍 성폭력에 대해 미리 알려주고 찾는 것보다는 아이들이 먼저 찾아보도록 하고 단계별로 정리해서 그림과 함께 설명해준다. 처음에는 찾는 것을 어려워하지만 '여기 오토바이 탄 자칼이 뒤따라가네, 우연일까?' 라고 힌트를 주면 그림을 유심히 보며 단계를 찾게 된다.

모든 모둠이 '사냥꾼이 소피아에게 접근하는 과정을 순서대로 찾아보기' 활동을 한 후 그루밍의 의미와 단계를 이해하도록 해도 좋다. 도시 숲에서 일어나는 범죄가 숨길 수 없는 현실이라면 문제를 드러내 놓고 아이와 함께 대처 방법을 찾는 것이 현명하다. 구체적으로 상황을 알려주며 무엇을 조심해야 할지, 위험한 상황이 오면 어떻게 거부의사를 표현해야 할지 가르쳐 주어야 한다. 착한 아이는 무조건 어른 말을 잘 듣는 아이라는 오래된 교훈으로부터 깨어나야 하며 이유 없는 칭찬, 선물이 계속될 때는 의심하고 거절하는 방법도 알아야 한다.

방관자 효과(bystander effect) 또는 제노비스 신드롬(Genovese syndrome)은 주위에 사람이 많을수록 어려움에 처한 사람을 돕지 않게 되는 현상을 뜻하는 심리학 용어이다. 일반적으로 어려움에 처한 사람 주위에 사람이 많으면 많을수록 도와줄 확률은 낮아지고, 도와줘도 행동으로 옮기는 데까지 걸리는 시간은 더 길어진다고 한다.* 누구나 방관자가 되지 않아야 한다. 성폭력은 누구에게나 일어날 수 있으므로 모든 사람이 어려움에 처한 사람을 도와주어야 한다. 그리고 어린이 성범죄의 경우 어른들의 관심과 보호가 더욱더 필요하다.

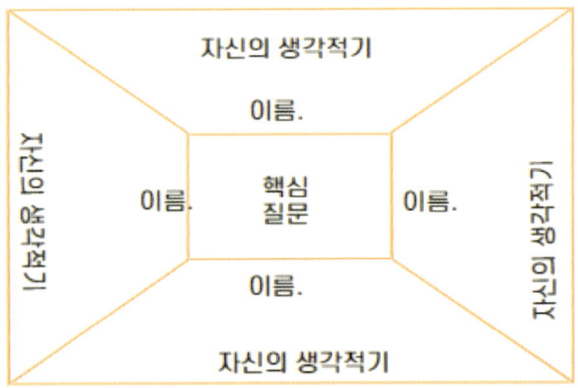

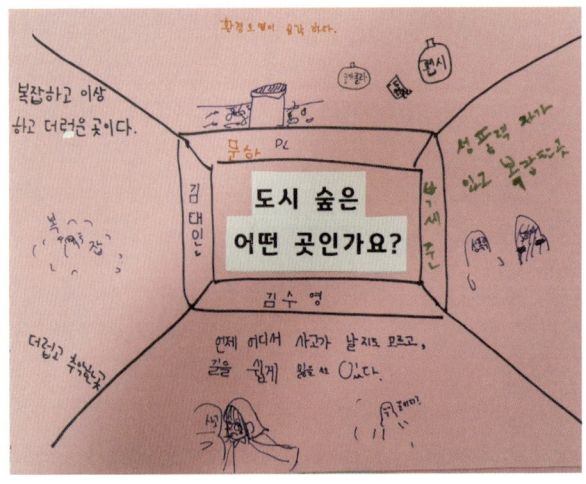

---

* http://gg.gg/v60eh

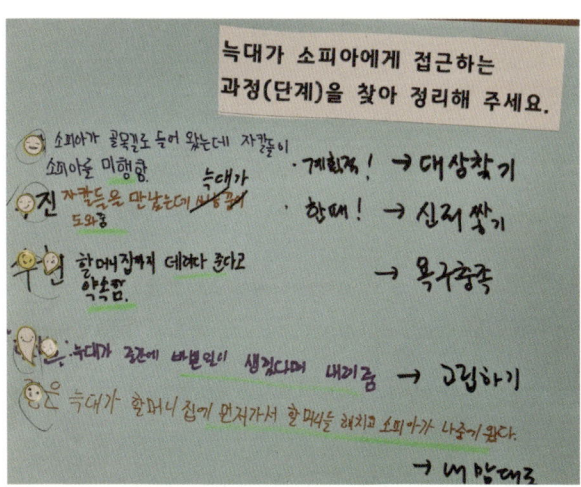

[창문 만들기]

성폭력

내 몸의 느낌

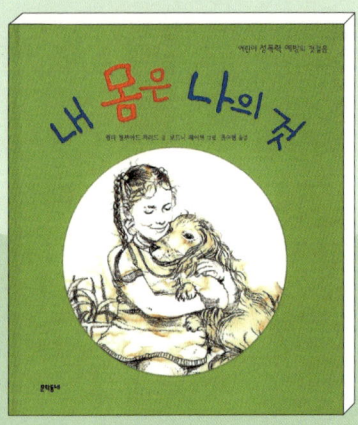

내 몸은 나의 것
린다 월부어드 지라드 글, 로드니 페이트 그림, 권수현 옮김, 문학동네

중요 질문 및 내용

- 좋은 느낌, 싫은 느낌, 애매한 느낌 어떻게 해야 할까?
- 상황별 나와 타인의 몸의 느낌을 알아차리고 존중하기

내 몸의 주인은 나, 내 감정의 주인도 나

13세 미만 아동 대상 성폭력 범죄에서 범죄자와 피해자의 관계를 살펴보면 57.6%가 타인이고, 이웃·지인(17.5%), 친족(15.6%) 등의 순이다. 범행 장소는 주거지(37.7%)가 가장 많고 노상(14.1%), 상점(4.0%) 순이다.* 보통은 아는 사람에 의해 아동 성폭력이 가장 많이 발생한다고 알고 있으나 아직은 모르는 사람에 의한 경우가 조금 더 많다. 우려스러운 점은 이웃이나 친족 등 아는 사람에 의한 범죄가 해마다 늘어난다는 것이다. 가장 가까운 부모나 평소 알고 지내던 친척이나 지인의 경우 은밀하고 교묘한 방식으로 오랫동안 길들여진 뒤 발생하기 때문에 알아차리지 못하고 신고도 늦어진다.

아동 성폭력을 예방하기 위한 가장 시급한 조치는 피해 초기에 어린이와 보호자가 빨리 인지하고 피해를 중단시키는 것이다. 아이들은 누군가가 내 몸을 만질 때 좋은 느낌인지 싫은 느낌인지 구별이 되지 않을 때가 있다. 나와 가까운 사람이라면 더욱더 그렇다. 감정은 좋은 느낌, 싫은 느낌으로 딱 나뉘지 않는다. 많은 성폭력 예방 교육에서 좋은 느낌, 싫은 느낌을 구분해보라고 하지만 확실히 구분되지 않는 애매한 경우도 있고, 좋다가 싫어지는 경우도 있다. 그래서 상황과 상대에 따라 감정을 알아차리고 표현하는 법을 찾아보고 연습해보는 것이 중요하다. 이러한 경험은 내 몸의 느낌을 이해하고 존중하는 또 다른 방법이 된다.

인류에게는 보편적으로 얼굴에 나타나는 7가지 감정이 있다. 찰스 다

---

* 대검찰청 2019 아동 성폭력 범죄분석자료(https://www.spo.go.kr/site/spo/crimeAnalysis.do#n)

원이 발견한 기쁨, 슬픔, 놀람, 분노, 경멸, 혐오, 공포이다. 감정은 반대되는 감정을 동시에 느끼기도 하고 복합적으로 나타날 때도 많아 한 가지로 구분하기 어렵다. 우리말에서는 감정을 표현하는 단어가 434개가 될 정도로 매우 다양하나 대부분 한정된 단어만을 쓴다. 어른들뿐만 아니라 아이들도 감정을 적절히 표현할 수 있는 언어나 표현방식을 모르는 경우가 많아 감정표현이 서툴다. 긍정적 감정을 '좋아'로 표현하거나 부정적 감정을 '짜증나' '싫어'로 일축해서 표현하곤 한다.

다양한 감정 단어를 사용하여 나의 감정을 표현하고 다른 사람의 감정을 읽고 알아차리는 연습을 해보자. 먼저 나의 감정을 표현하기 위해서는 때와 장소 및 상대에 따라 적절하고 바람직한 감정표현 방식을 배우고 연습한다. 시중에는 다양한 감정 카드가 있다. 나의 감정을 상황에 따라 감정 카드에서 여러 개 골라본다. 친구와 부딪혀 다툼이 일어나서 선생님께 혼났다면 '억울하다' '짜증나다' '서운하다' 등을 고를 수 있다. 억울하다는 아무 잘못 없이 꾸중을 듣거나 벌을 받아서 분하고 답답한 심정이다. 내가 억울했던 일과 그 이유는 무엇인지 생각해보고 스스로 적어보는 것도 감정 훈련의 방법이다.

상대에게 자신의 감정을 잘 전달하는 것도 연습해야 한다. 상대의 접촉이 싫다면 "네가 나를 만지는 게 싫어. 당장 멈췄으면 좋겠어"라고 정확하게 말하고 얼굴에 싫은 표정이 나타나도록 해야 한다. 그래야 상대방도 확실하게 의사를 전달받을 수 있다. 어른들은 아이의 감정을 무시하거나 외면하지 않아야 한다. 나의 감정이 존중받는다는 느낌을 받고 자라야, 누군가의 접촉이 싫은 느낌이 들 때 싫다는 표현을 할 수 있다.

다음은 타인의 감정표현을 알아차리고 수용하는 연습이다. 아이들끼리의 사소한 성적 장난이 폭력으로 연결되는 경우가 심심치 않게 일어난다. 친해서 놀 때는 기쁘고 즐거운 표정이지만 장난이 폭력으로 가는 과정에는 놀람, 슬픔, 공포 등의 감정이 나타난다. 장난이 아님을 상대의 말과 얼굴표정에서 알아차리고 얼른 수용하고 멈춰야 한다. 감정은 시시때때로 변할 수 있어 상대방을 진정으로 공감할 수 있어야 이해할 수 있다. 공감(共感)은 다른 사람이 경험한 바를 이해하고 느끼는 능력으로서, 다른 사람의 입장에서 생각해보는 능력이다.

아동 성폭력 예방을 위해 건강하고 모범적인 경계를 알려주고 내 몸에서 허락할 수 있는 부위와 허락할 수 없는 부위의 경계를 스스로 정해보는 연습을 하는 것도 중요하다, 내 몸을 만지도록 허락한다면 어떤 경우에, 누구에게 허락할 수 있을지 스스로 정해보고 이야기해본다. 이러한 과정은 내 몸은 내 것이기에 내 몸에 대한 결정권을 스스로 정하고 존중받고 있다는 느낌을 준다.

내 몸의 경계를 정하는 방법을 알아보자. 양팔을 앞으로 뻗어 손바닥을 마주 대고 양 다리 쪽으로 내린다. 그리고 어깨와 팔을 연결하면 우리 몸에 역삼각형이 그려진다. 똑같이 양손을 등 뒤로 가져가서 연결해도 역삼각형 모양이 된다. 가슴, 배, 생식기, 등, 엉덩이 등이 포함되는데 이 부위가 속옷으로 가려지는 우리 몸의 안전지대이다. 누구도 허락 없이 만질 수 없고 함부로 보여줘서도 안 된다. 아이들에게는 되도록 구체적으로 알려주는 게 좋고, 다른 사람이 만져서는 안 되는 또 다른 부위는 없는지 이야기해보자.

상대방이 비밀이라고 하더라도 이것은 나쁜 비밀이니 누군가 내 몸의 경계를 침범했을 때는 얼른 어른에게 알리도록 교육해야 한다. 성폭력 예방은 피해자 중심 예방 교육이 아니라 가해자 중심 예방 교육으로의 전환이 필요하다. 누구나 가해자가 되지 않으면 누구도 피해자가 생기지 않기 때문이다.

내 몸의 느낌을 표현해요

아동 성폭력 예방 교육 시 가까운 지인 또는 가족이 가해자일 수도 있다고 아이들에게 설명하기가 쉽지 않다. '우리 아빠가요?'라고 놀라는 아이도 있고 믿기 어렵다는 표정을 짓기도 한다. 저학년일수록 더 어렵다. 친족 성폭력 발생이 없으면 좋겠지만, 오히려 증가하고 있는 상황에서 숨길 수도 없다. 감정표현이 서툴고 자신의 의사표현이 힘든 저학년에게는 아이의 눈높이에 맞춰 설명해야 한다. 『내 몸은 나의 것』은 저학년을 대상으로 신체 접촉에 대해 이야기할 수 있는 책이다. 상황별 신체 접촉에 대한 나의 느낌을 이해하고 표현하는 활동을 통해 내 몸을 존중하며 싫은 느낌일 때 도움을 구할 수 있는 연습을 할 수 있다.

이 책에서는 좋은 느낌과 싫은 느낌뿐만 아니라 좋다가 싫어질 수 있는 감정에 대해서도 다루고 있다. 가족이어도 좋지 않은 신체 접촉에 대해서는 언제든 싫다고 말할 수 있고, 이를 존중해주는 가족의 역할이 중요하다는 것을 알려준다. 사실 가정과 학교에서 신체접촉과 감정표현에 대한 교육이 잘 이루어진다면 아는 사람에 의한 성폭력은 예방할 수 있다. 아동 성폭력은 오랫동안 반복적으로 지속되기 때문에 초기에 이를 인지하고 부모나 교사, 어른에게 알린다면 성폭력으로 가는 연결고리를 사전에 끊을 수 있기 때문이다.

줄리라고 이름 써진 필통과 편지는 줄리의 것이라 아무도 만지지 않는다. 오빠의 칫솔도 오빠 것이라 만지면 안 되고 오빠 방도 허락 없이 들어갈 수 없다. 자기만의 공간, 경계가 있음을 알 수 있다. 물건도 자기 것이 있듯 내 몸도 내 것이므로 수영복으로 가리는 부분은 다른 사람이 함부로 만져서는 안 된다. 동생은 혼자서 씻거나 기저귀를 갈 수 없으니 돌봐주는 사람이 엉덩이와 성기를 만질 수 있다. 의사 선생님이 진찰하기 위해서 엉덩이를 봐야 할 때는 줄리에게 '엉덩이를 봐도 되겠니?'라고 미리 말해 달라고 엄마가 의사 선생님께 부탁한다. 아이에게는 나의 엉덩이를 보여주기 싫을 때는 싫다고 말해도 괜찮다고 설명한다. 엄마가 나를 안아줄 때, 강아지를 안아줄 때, 남동생이 나한테 뽀뽀할 때, 아빠와 춤을 출 때는 기분 좋은 신체 접촉이다. 그리고 가족 외의 사람과도 기분 좋은 신체 접촉이 있다. 선생님이 나를 칭찬하며 안아줄 때 기분이 좋다. 줄리가 만날 수 있는 다양한 사람들과의 신체 접촉을 통해 기분 좋은 접촉과 좋지 않은 접촉이 무엇인지 구분하며, 원하지 않는 신체 접촉에 대해 어떻게 대처해야 하는지 알려준다. 아이들은 일어날 수 있는 비슷한 상황에 대해 구체적으로 알려주는 게 중요하다. 의사 선생님은 진찰하기 전에 줄리에게 "네 몸을 만져도 될까?"라고 먼저 물어본다. 아이의 의견을 묻고 수용하는 과정을 통해 자신의 몸과 감정은 존중받아야 할 소중한 자신의 것임을 배우게 된다. 어른들이 오히려 이 부분을 쉽게 간과하고 아이의 감정을 지나쳐 버리기 쉬운데, 줄리의 가족은 아이의 감정과 인격을 존중해준다.

오빠와의 장난은 좋다가 싫어지는 신체 접촉이다. 아이들 사이에서 종종 일어날 수 있는 일이다. 줄리가 그만 장난치라고 하지만 오빠는 장난이라며 계속한다. 이때 단호히 아빠가 아무리 장난이라도 상대방이 그만하라고 하면 그만두는 거라고 충고한다. 줄리의 의견을 존중해주는 아빠 덕분에 이와 비슷한 상황이 생기면 자신 있게 그만하라고 이야기할 수 있다. 원하지 않는 신체 접촉은 언제든지 '싫다'고 이야기해야 하며, 만약 상대방이 듣지 않을 경우 그건 상대방의 잘못이라는 점을 명확히 하여, 아이들이 올바른 판단을 할 수 있도록 도와주어야 한다.

줄리의 삼촌은 줄리를 무릎에 앉히고 등을 토닥이거나 팔을 문지르는데, 줄리는 그 느낌이 싫다. 그러나 삼촌 무릎에 앉기 싫다고 하면 삼촌이 섭섭해하지 않을까 싶어 걱정이다. 이런 줄리에게 엄마는 자신의 감정을 솔직히 이야기해야만 상대방도 이해할 수 있으니 '싫다'고 한번 말해보라고 응원한다. 용기를 낸 줄리는 "이제 무릎에 앉기 싫어요"라고 말하는데, 삼촌이 자신을 금세 이해해주는 것에 오히려 놀란다. 삼촌은 줄리가 싫어한다는 것을 몰랐던 것이다. 엄마는 스스로 감정을 표현하도록 아이를 격려하고 삼촌은 아이의 말을 수용하여 인정해준다. 다양한 상황에서 자기와 타인의 감정을 알아차리고 표현하도록 해보자. 좋은 느낌과 싫은 느낌을 구분하고 표현하는 것은 내 몸의 느낌을 이해하고 존중하는 것이다.

그림책이 수업과 만나면

◨ 내 몸의 느낌 알아보기

아빠와 춤을 출 때, 오빠와 장난칠 때, 삼촌이 무릎에 앉으라고 할 때, 줄리와 상대방의 기분은 어떠할까? 느낌모아 카드에 있는 감정을 활용하여 상황과 대상에 맞는 느낌을 적어보고 이유를 써본다.

느낌 모아							
감동적인	짜릿한	설레는	감사한	당당한	흐뭇한	뿌듯한	

기운이 나는	즐거운	고마운	충만한	사랑하는	벅찬	기대되는
혼란스러운	기쁜	여유 있는	홀가분한	고요한	마음이 놓이는	편안한
사랑스러운	재미있는	상쾌한	행복한	흥미로운	반가운	생기 있는
만족스러운	다정한	열정적인	따뜻한	친밀한	몰입하는	친근한
걱정스러운	안쓰러운	떨리는	안타까운	우울한	놀란	지친
의기소침한	겁나는	불안한	초조한	난처한	창피한	슬픈
당황스러운	외로운	허무한	안심되는	암담한	무기력한	피곤한
조심스러운	화나는	억울한	답답한	민망함	미안한	서운한

상황 1) 아빠와 춤을 출 때 - 줄리의 감정(나의 감정), 아빠의 감정(타인) 쓰고 이유 쓰기

기쁜	즐거운	편안한

나의 감정

뿌듯한	상황 아빠와 춤을 출 때	따뜻한
기운이 나는	사랑하는	흐뭇한

타인의 감정

이렇게 생각한 이유를 써보세요.
줄리는 아빠와 춤추는 것이 기쁘고 즐겁고 편안하다. 좋은 기분이다.
아빠는 줄리가 사랑스럽고 같이 춤을 추니 기운이 나고 기분이 따뜻하다.

상황 2) 오빠와 장난 칠 때 - 줄리의 감정(나의 감정), 오빠의 감정(타인) 쓰고 이유 쓰기

	나의 감정		
고마운	화나는	즐거운	
재미있는	**상황 오빠와 장난칠 때**	조심스러운	타인의 감정
친근한	짜릿한	놀란	

이렇게 생각한 이유를 써보세요.
나는 오빠와 장난칠 때는 즐겁고 나랑 놀아줘서 고마웠지만 장난이 심해지니 화가 났다.
오빠는 나랑 친하니까 친근하고 재미있고 짜릿했을 것이다. 그런데 아빠한테 야단맞으니 오빠가 놀랐을 거 같고 다음에는 조심해야지 라고 생각할 것 같다

상황 3) 삼촌이 무릎에 앉으라고 할 때 - 줄리의 감정(나의 감정), 삼촌의 감정(타인) 쓰고 이유 쓰기

	나의 감정		
난처한	마음이 놓이는	고마운	
반가운	**상황 삼촌이 무릎에 앉으라고 할 때**	서운한	타인의 감정
사랑스러운	따뜻한	친근한	

이렇게 생각한 이유를 써보세요.
나는 어떻게 할지 난처했는데 삼촌이 내 말을 들어줘서 고맙고 마음이 놓인다.
삼촌은 내가 반갑고 사랑스럽고 친근하다고 생각한다. 내가 앉지 않겠다고 해서 서운하기도 하겠지만 삼촌이니 나를 더 이해하고 따뜻하게 대해줄 것이다.

☞ 아이들은 감정에 이름 붙이기가 쉽지 않다. 여러 가지 감정 카드를 보면서 감정의 종류를 알고 상황에 따라 감정을 인식하여 선택할 수 있는 훈련을 해야 한다. 나의 감정도 표현하고 타인의 감정도 인식할 수 있는 연습이다.

◧ 나의 감정을 표현하기(1~2학년)

상황에 따른 감정을 선택하고 기대하는 바를 표현해보기
좋은 느낌 ☺, 싫은 느낌 😢, 애매한 느낌 😵 (좋다가 싫어질 수 있음)

상황	감정	기대하는 행동
자주 가는 문방구 아저씨가 예쁘다고 내 손을 잡고 만졌어요.	☺ 😢 😵	'아저씨 내 손을 만지는 것은 싫어요. 잡지 말아주세요.'
친구와 경찰게임을 했어요. 처음엔 잡고 잡히는 게 재밌었지만 팔에 멍이 들어서 그만하라고 했어요.	☺ 😢 😵	'너무 세게 잡아당겨서 팔이 아파, 이제 그만할래.'
동생은 나랑 쌍둥이예요. 싸울 때도 있지만 우리는 같이 목욕하며 물거품 놀이도 하고 등도 씻겨줘요.	☺ 😢 😵	'너랑 목욕할 때 기분이 좋아.'

☞ 느낌모아 카드에서 상황에 맞는 감정단어를 선택하여 써보는 활동을 해도 된다.

> 성폭력

성적 수치심과 죄의식 그리고 용기

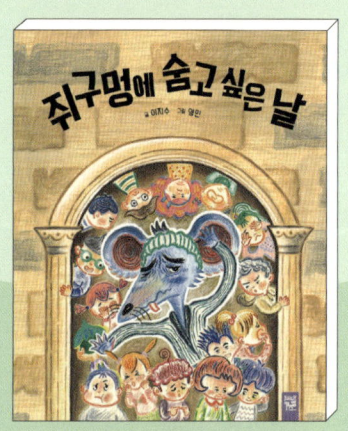

쥐구멍에 숨고 싶은 날
이지수 글, 영민 그림, 키즈엠

중요 질문 및 내용

- ✖ 수치심, 죄의식이 무엇일까?
- ✖ 불필요한 수치심, 죄의식을 어떻게 해야 할까?
- ✖ 나에게 필요한 용기를 연습해보기
- ✖ 성폭력 피해자가 느끼는 수치심과 죄의식을 이겨낼 수 있도록 용기 주는 말해보기

수치심과 죄의식은 어디에서 올까?

청소년기는 자의식이 눈뜨는 시기이다. 자의식은 자기 자신에 대해 의식하고 스스로에 대해 깨어 있고 주변 환경을 인식하는 상태로 인간들이 자연히 갖게 되는 의식이라 할 수 있다.

자의식에 관련된 감정 상태를 자의식 정서(self-conscious emotion)라고 부른다. 슬픔, 화, 공포 등과 같은 정서는 '자기'가 아닌 타인 또는 사건들에 의해 경험하는 반면에, 자의식의 정서는 자신의 행동에 대한 반응이다. 자의식 정서는 자신의 기대, 타인들의 기대 혹은 사회가 설정한 규칙대로 얼마나 잘 살아가고 있는지에 따라 영향을 받는다. 자의식의 정서는 도덕적 규범, 사회적 관습을 어겼다고 느끼게 되면 회피하거나 없애고 싶어진다. 자의식 정서와 관련된 감정은 당혹감(embarrassment), 수치심(shame), 죄의식(guilt), 자긍심(pride) 등 대략 4가지로 분류된다. 당혹감, 수치심, 죄의식은 성폭력 피해를 당했을 때 느끼는 대표적인 정서이다.*

당혹감은 어찌할 바를 몰라 어리둥절한 느낌을 말한다. 실수했거나, 어떤 계기로 시선이 집중되었거나, 난처한 상황에서 느끼는 감정으로 얼굴이 붉어지는 경우이다. 수치심이나 죄의식은 자신에게 화가 나지만, 당혹감은 자신에게 화가 나지는 않는다.

죄의식(guilt)은 잘못이나 죄에 대하여 책임을 느끼거나 자책하는 마음이다. 타인에게 상처를 주거나, 무시하거나, 실망시키거나, 타인의 기대를 충족시키지 못했을 때와 같이 자신이 타인에게 행한 행위 때문에 죄책감을 느낀다. 게다가 주로 자신이 아끼는 사람들에 대해 죄의식을 더 느낀다.

---

* 자의식적 정서이론:https://dohwan.tistory.com/1663

크든 작든 사람은 누구나 잘못된 행동을 저지르는데, 죄의식은 사람들이 행동을 개선하도록 동기화하기도 한다. 때론 타인에게 심각한 피해를 당했는데 피해자가 오히려 죄의식을 느끼는 경우도 있다. 성폭행당한 사람이 자신의 옷차림을 자책하고, '그때 그 장소에 가지 말았어야 했어'라고 후회를 한다. 성폭력은 자신이 자신과 연결된 부모님, 친구 등에게 민폐를 끼친 것 같은, 내가 주의를 기울이지 못해 실수했다는 자책으로 지나친 책임감을 일으킬 수 있으며, 그로 인해 죄의식이 커질 수 있다. 클라우디아 블랙(Claudia Black) 교수는 이를 '잘못된 죄의식(false guilt)'이라고 칭하면서 자신이 통제할 수 없는 일에 고통을 느낄 필요는 없다고 말한다.

수치심(shame)은 스스로를 부끄럽게 느끼는 마음이다. 자신이 부족한 사람이라는 마음을 불러일으킨다. 우리는 외모, 말투, 경제력, 학력과 학벌, 질병, 장애, 삶의 방식 등 자신의 모든 것에 대해 수치심을 느낄 수 있다. 수치심은 사람이 집단의 좋은 구성원으로 살아가도록 동기부여 해주기도 한다. 예를 들면, 지나치게 폭력적이거나 욕심이 많거나 게으르지 않게 하여 주변 사람들에게 해를 끼치지 않게 한다. 하지만 수치심을 지나치게 느끼면 행동의 위축 등의 문제를 낳는다. 수치심의 수준이 높은 사람들은 타인의 불만, 비난을 굉장히 예민하게 느끼고 자신이 할 수 있는 것이 없다고 느끼기에 타인의 비난이 부당하다고 여기게 되고 분노하기 쉽다.

수치심과 죄의식 모두 부정적인 정서이지만, 일반적으로는 수치심이 더 고통스러운 정서로 여겨진다. 수치심은 일반적으로 움츠러드는 느낌과 함께 무가치감(worthlessness)과 무력함(powerlessness)을 경험하게 만든다. 또한 수치심을 경험하는 사람들은 무방비로 노출된 기분을 함께 경험한다. 실질적으로 누군가에 의해 관찰당하지 않더라도 수치심이라는 감정 자체가 타인이 나의 약점을 지켜보고 있는 듯한 기분이 든다.

데이비드 호킨스(David R. Hawkins)는 그의 저서 『의식 혁명』에서 의식의 밝기에 따른 인간의 의식 수준을 수치화했다. 의식수준에서 수치심과 죄의식은 의식의 밝기 중 가장 어둡다. 그만큼 앞이 보이지 않을 만큼 암담한 상태이다. 에너지 밝기 200 이상 '용기'에서부터 참된 힘이 주어진다. 여기서 말하는 '힘(Power)'이란 생명과 에너지를 주고 인간 행동의 변화를 주는 힘이다. 반면 '위력(Force)'은 그것을 빼앗아가는 것으로 설명된다. 위력에 의한 성희롱, 성폭력은 힘의 불균형에서 온다. 자신이 가진 권력으로 상대방을 굴복시키는 것이다.

에너지 구분	의식의 밝기 (단위:Lux)	의식 상태	감정 상태	행동
POWER 긍정적 의식 에너지	700~1000	깨달음	언어로 표현할 수 없음	순수의식
	600	평화	하나 됨	인류공헌
	540	기쁨	감사	축복
	500	사랑	존경, 행복	공존
	400	이성	이해, 조화로움	통찰력
	350	포옹	용서, 관대함, 책임감	용서
	310	자발성	낙관, 힘찬 긍정	친절
	250	중립	신뢰, 해방감	유연함
의식의 전환점	200	용기	긍정, 원기 왕성한	힘을 주는
부정적 의식 에너지 FORCE	175	자존심	경멸, 과장됨	과장
	150	분노	미움, 공격적임	공격
	125	욕망	갈망, 구속당함	집착
	100	두려움	근심, 불안, 긴장, 의심	회피
	75	슬픔	후회, 외로움, 낙담함	낙담
	50	무기력	절망, 지침	포기
	30	죄의식	비난, 자포자기, 황량함	학대
	20	수치심	굴욕	잔인함

[출처: 의식 혁명, 데이비드 호킨스, 판미동/ 출처의 내용을 표로 정리]

여기서 주목할 것은 용기는 부정적인 것에서 긍정적으로 나누어지는 중요한 기준이 된다. 용기란 두려움이 없는 상태가 아니라 그 두려움을 이겨내는 것으로, 성폭력 피해자들이 느끼는 수치심, 죄의식, 무기력, 슬픔, 분노를 이겨내려면 용기가 필요하다. 따라서 성폭력 피해자들에게 용기를 불어넣어 주어야 한다는 것이다. 성폭력은 가해자의 잘못이지 피해자의 잘못이 아니기 때문에 용기를 내어 도움을 청하게 하고, 극복하도록 도와줘야 한다.

네 잘못이 아니야

창피하고 난처하고 부끄러울 때 어딘가에 숨고 싶을 때 '쥐구멍에라도 들어가고 싶다' 라는 표현을 쓴다. 『쥐구멍에 숨고 싶은 날』은 어느 날 생쥐 아저씨가 사는 쥐구멍에 아이들이 하나둘 뛰어 들어오면서 벌어지는 이야기를 담고 있다. 담 밑에 작은 쥐구멍에 고상한 생쥐 아저씨가 살고 있다. 생쥐 아저씨는 책을 읽고, 음악 감상을 하며 혼자만의 시간을 보내는 것을 좋아한다. 어느 날, 생쥐 아저씨가 기분 좋게 목욕하려고 욕조에 발을 넣으려던 순간 아이들이 쥐구멍 속으로 갑자기 들어왔다. 자신만의 시간을 방해받은 생쥐 아저씨는 화가 났고 당혹스러웠다. 하지만 아이들 한 명 한 명의 사연을 듣고는 쥐구멍에 머물도록 허락해준다.

좋아하는 남자친구 우진이 앞에서 넘어진 보미, 줄다리기하다가 방귀를 뀐 은지, 친구들한테 달리기를 잘한다고 엄청나게 자랑했는데 꼴찌 한 영철, 친구들 앞에서 자기소개하는 게 부끄러운 지훈, 많은 아이가 부끄럽고 창피해서 쥐구멍에 숨었다. 아이들은 옹기종기 모여 앉아 이야기를 나누었다. 실수했던 이야기, 부끄러웠던 이야기를 하며 서로 맞장구치고 웃음을 터뜨렸다. 나만 부끄러운 줄, 창피한 줄 알았는데 친구들 마음속에 하나씩 부끄러움이 있다는 것을 알게 된다. 옹기종기 모여 이야기를 나누며 부끄럽고 창피해 작아진 마음들이 회복된 아이들은 생쥐 아저씨에게 고맙다는 말을 남기고 쥐구멍 밖으로 나간다.

아주 좁은 쥐구멍이라도 내 마음을 이야기를 할 수 있는 공간, 이야기를 들어주는 누군가가 있다면 우리는 스스로 부끄러워했던 것을 별것이 아니라고 용기를 낼 수 있다. 회피의 장소였던 쥐구멍이 회복의 장소로 변한 것이다. 쥐구멍에 들어간 아이들이 서로 이야기를 나누며 부끄러움과 고민을 훌훌 날려 버렸듯, 혼란스러운 감정 때문에 마음이 힘들 때는 혼자서 고민하지 말고 다른 사람과의 대화만으로도 별것 아닌 것이 될 수 있다. 용기를 내 마음속에 있는 무거운 수치심을 꺼내어 세상에 내보이는 순간 고민은 생각보다 가볍게 증발해버리는 것을 경험할 수 있다. 좀 실수해도 괜찮다고, 좀 부끄러워도 괜찮다고, 다들 너와 비슷하다고 '네 잘못이 아니야'라고 공감과 응원을 얻는다.

교실에서는 아이들이 당혹감, 수치심, 죄의식을 느끼는 상황은 매일 일어난다. 방귀를 뀌거나, 넘어지거나, 오답을 말하거나, 책을 읽을 때 떨거나, 말할 때 발음이 좋지 않다거나, 부적절한 복장을 하거나, 수학 문제를 풀지 못하거나, 한글을 읽지 못하거나, 친구보다 달리기를 못 하거나, 상대방의 기분을 상하게 하거나, 거짓말하다가 들키거나, 누군가를 속였거나, 남의 물건 훔치는 등 다양하다.

아이들에게 부끄러웠던 순간을 이야기하라고 하면 잘 하지 않는다. 그걸 어떻게 이야기하냐고 말한다. 이럴 때 필요한 것이 용기다. 수치심을 없애기 위해선 일상에서 작은 일에서부터 용기를 내보는 것이 필요하다.

『용기란 뭘까?』는 '용기란 두려움이 없는 게 아니라 두려움을 이기고 내가 꼭 해야 하는 일을 하는 것'이라고 말한다. 용기란 아빠에게 있지만 나에게 없다가도 꼭 필요할 때는 나도 모르게 생긴다고 말한다. 어떤 용기는 아주아주 커서 금방 눈에 띄지만, 어떤 용기는 너무너무 작아 잘 보이지 않는다. 용기는 풍선이 커지듯 커지지 않고 필요할 때마다 살 수도 없다.

용기는 조금씩 자란다. "난 오늘부터 용기 있는 사람이 될 거야"라고 다짐한다고 해서 쉽게 갖게 되는 것이 아니다. 작은 일에서부터 용기 내는 연습이 필요하다. 잘하고 싶지만, 도저히 할 수 없을 때는 못 한다고 솔직하게 말하는 것도 용기이고, 중간에 그만두고 싶지만, 끝까지 해보는 것도 용기이고, 내가 잘못했으면 용서를 구하는 것도 용기이고, 실수했을 때 먼저 미안하다고 말하는 것도 용기이다. 용기를 낼 때 생각해봐야 할 것이 있다. 내가 도저히 할 수 없는 일을 하겠다고 덤비는 것은 만용이다. 하지만 내가 할 수 있는 일조차 겁이 나서, 또는 귀찮아서 하지 않는다면 그건 비겁함이다.

두려움은 위협이나 위험을 느껴 불안하고 조심스러운 마음을 들게 한다. 두려움은 용기 내는 것을 어렵게 한다. 두려움이 있을 때 괜찮아, 할 수 있어, 잘 될 거야, 힘내, 사랑해 말들은 용기를 준다. 용기 내는 것은 어른에게도 힘든 일이다. 어려움을 극복하고 감당해 내야 하는 존재는 분명 나이지만, 그 과정에서 주변의 응원과 도움이 필요하다.

용기를 연습하기 전에 건강한 수치심과 해로운 수치심에 관한 구별이 필요하다. 아이들은 건강한 수치심과 해로운 수치심을 구별하는 걸 어려워할 수 있기 때문이다. 건강한 수치심은 내가 타인에게 잘못했을 때 느끼는 부끄러움이고, 해로운 수치심은 내가 잘못한 것이 아닌데 느끼는 부끄러움이다.

우리는 모두 '창피'를 당하고, 명예를 잃어버리고, 존재를 무시당할 때의 고통에 대해 어느 정도는 알고 있다. 수치심으로 누군가는 목숨을 끊고, 눈에 띄지 않기를 바라며 슬그머니 도망친다. 어린 시절 성폭력 등으로 생긴 수치심은 상담과 치료를 통해 문제를 해결하지 않는다면 한평생 성격이 왜곡되기도 한다.

수치심과 죄의식은 성폭력 피해자가 느끼는 대표적인 감정이고 이런 감정을 느끼고 있는 피해자에게 용기를 주는 말은 '네 잘못이 아니야'이다. 왜 네 잘못이 아니라고 해야 할까? 그것이 성폭력을 당한 것은 피해자의 잘못이 아닐 뿐만 아니라 수치심 죄의식은 피해자가 아닌 가해자가 가져야 할 감정이기 때문이다. 이것을 바로 잡는 것이 '네 잘못이 아니야'라고 말해주는 것이다.

그림책이 수업과 만나면

▣ 해로운 부끄러움(수치심)과 건강한 부끄러움(수치심)을 구분해본다.

[보기]
거짓말했을 때, 발표하다 틀렸을 때, 나는 사랑스럽지 않아, 나는 뚱뚱해, 나는 잘하는 게 없어, 친구에게 욕을 했을 때, 나는 보잘것없는 아이야, 나는 완벽하지 않아, 친구나 동생을 때렸을 때, 부모님은 동생만 좋아해 나를 싫어해 나는 나빠, 나는 충분히 착하지 않아, 나는 친구보다 못해, 나는 살아갈 가치가 없어, 나는 키가 작아, 욕심이 많아 남의 것을 빼앗을 때

- 스스로 부끄러움을 느껴야 할 때는 언제일까요? 보기에서 찾아보세요.
  건강한 부끄러움은 내가 타인에게 잘못했을 때 느끼는 부끄러움입니다.
- 해로운 부끄러움을 찾아보세요?
  해로운 부끄러움은 내가 잘못한 것이 아닌데 느끼는 부끄러움입니다.

◨ 수치심 날려 버리기

잘못된 수치심을 비판적인 시각으로 바라보고 극복하는 단계*

> **'친구들 앞에서 자기소개하는 게 부끄러운 지훈'**
>
> 【줌인】
>
> 1. 개별화 - 나만 이런 것이다.
>   친구들은 다 자기소개를 잘하는데, 지훈이만 친구들 앞에서 자기소개 하는 게 부끄럽다.
> 2. 병리화 - 나는 뭔가 문제가 있다.
>   친구들이 내 소개를 듣고 나를 이상하다고 생각할 거야
> 3. 강화 - 나는 수치심을 느껴야 한다.
>   친구들 앞에서 자기소개를 잘못하는 것은 부끄러운 일이다.
>
> 【줌아웃】
>
> 1. 맥락 이해 - 큰 그림을 본다.

---

* 브레네 브라운, 『수치심을 권하는 사회』, 가나출판사(2019), 141쪽

아이들은 자기 소개할 때 어떨까? 나만 부끄러운 것일까?

2. 정상화 - 나만 이런 게 아니다.

친구들도 자기소개할 때 심장이 뛰고, 말도 더듬거린다. 나만 그런 게 아니다.

3. 의문 제거 - 내가 아는 것을 다른 사람과 공유한다.

친구들과 자기소개 할 때 부끄럽고 떨리는 마음을 이야기해본다.

☞ 그림책 내용 중 부끄러움을 느꼈던 아이들의 이야기 또는 자신이 겪었던 상황을 가지고 수치심 날려 버리기 활동을 해본다.

▣ 다음 상황에서 필요한 용기는 무엇인지 댓글 달기

친구가 자꾸 놀릴 때 용기 내어야 하는 말은?	하지 마! 그렇게 놀리니까 내가 기분이 안 좋아.
자신이 없을 때 용기 내어야 하는 말은?	실수해도 괜찮아.
친구에게 실수했을 때 용기 내어야 하는 말은?	미안해.
울고 싶었을 때 필요한 용기는?	울고 싶을 땐 우는 거야.
살면서 특별히 용기가 필요하였을 때는 언제일까요?	잘못을 시인했을 때 누가 나를 부당하게 대할 때
나에게 가장 용기 주는 말은 무엇인가요?	사랑해.
성폭력을 당한 사람에게 용기는 주는 말은 무엇일까요?	네 잘못이 아니야. 그리고 힘내.

4장. 안전해, 성(性)

성인권과 성역할

성인권

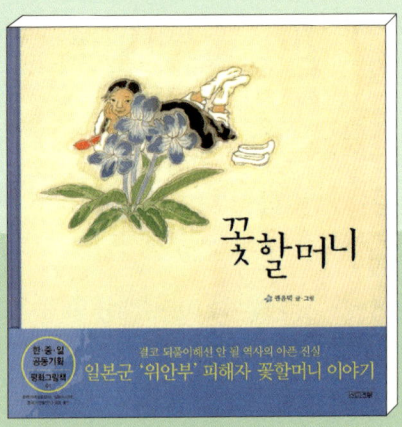

꽃 할머니
권윤덕 글·그림, 사계절

중요 질문 및 내용

- ✖ 성인권이란 무엇일까?
- ✖ 성인권을 위해 우리가 할 수 있는 일과 하면 안 되는 일을 브레인 라이팅하고 실천하기

인간의 소중한 권리 '성인권'

인간의 존엄성은 태어날 때부터 부여받은 것으로 그 자체로 소중하다. 이를 인권(人權)이라 하며 인간이라면 당연히 가져야 할 권리이며 기본권이다. 권리란 '어떤 일을 행하거나 누릴 수 있는 힘이나 자격'을 뜻한다. 내가 가진 권리를 소중하게 생각하는 만큼 다른 사람의 권리도 잘 지켜주어야 한다. 인권이 중요한 이유는 자신에게 주어진 권리를 알면 나다움을 실현할 수 있고, 부당한 상황에 놓였을 때 자신의 권리를 주장할 수 있기 때문이다.

인간에 대한 이해가 깊어지면서 누구나 존중받아야 할 성인권에 대한 중요성도 커졌다. 성인권은 '성적 권리에 근거하여 공적·사적인 영역에서 차별 및 침해받지 아니하고 성적 자기결정권을 포함한 기타의 권리를 보장받으며 성적 주체로서 행복을 추구할 권리'*이다. 모든 인간은 성을 부끄럽거나 숨겨야 할 것이 아닌, 권리로 생각해야 하고 그 권리를 지켜나갈 때 행복하다. 성적인 권리를 알고 실천하면 성으로 인한 즐거움과 행복을 추구할 수 있을 뿐만 아니라 성적인 폭력이나 학대, 성 문제를 예방할 수도 있다.

모든 인간이 권리의 주체이고 이 세상의 모든 아동 또한 권리의 주체로 존중받아야 한다. UN 아동권리협약은 역사상 가장 많은 국가가 비준한 인권 조약으로, 아동이 누려야 할 기본적인 권리를 담고 있다. 건강하게 자랄 권리, 교육받을 권리, 놀 권리, 차별받지 않을 권리 등 1조부터 42조까지 실제적인 아동 권리를 담고 있다. 제34조 성착취는 '우리를 성적으로

---

* http://gg.gg/ox0x2 (한국양성평등교육진흥원 블로그)

학대하거나 성과 관련된 활동에 우리를 이용해서는 안 됩니다'라고 명시되어 있다. 아동은 무분별한 성적정보로부터 보호되고 또래나 성인에 의한 성적침해로부터 보호받아야 한다.

아동 인권 실태가 꾸준히 개선되고 있지만, 아직도 여성할례로 고통받는 아이들이 있고, 아동 조기 강제 결혼, 아동 노동 착취, 성적 학대 등 생존과 발달이 위협받는 사례들이 발생하고 있다. 국제 연구(Barth et al.,2012)에 따르면, 여성의 약 20%, 남성의 5~10%가 어릴 때 성폭력 피해를 입은 것으로 보고되었다. 아동은 권리를 보호받아야 하는 권리주체이고, 모든 성인은 아동의 권리를 존중하고, 보호하고, 실현시켜야 할 의무가 있다. 아동의 성적 권리를 보호하고 존중하기 위해 부모, 교사, 국가는 다음과 같은 의무를 이행해야 하고 아동은 제공 받아야 한다.

첫째, 발달단계에 따른 성과 관련된 지식과 정보를 제공받을 권리
둘째, 발달단계에 따른 성적인 표현과 행동을 보장받을 권리
셋째, 자신의 몸을 있는 그대로 존중받을 권리
넷째, 성적인 위험으로부터 보호받을 권리

2021년 1월 서울시 교육청이 발표한 학생 인권 종합 계획에는 학교 성인권 교육이 포함되어 있다. 그런데 이로 인한 논란이 계속되고 있다. 이유는 성소수자 학생의 인권교육을 강화하고 이들을 보호·지원한다는 우려 때문이다.* 사회적 합의가 되지 않아 논쟁의 소지가 되고 있는 부분이지만, 성인권은 인권의 영역으로 반드시 포함되고 교육되어야 한다.

---

* http://gg.gg/ox0yk

최근 청소년 성범죄 피해자 및 가해자가 증가하고 있고 초등학생까지 연령대가 낮아지고 있다. 인터넷이나 다른 매체를 통해 자극적인 성적 정보에 더 많이 노출되고 있는 상황에서 청소년이 자신의 삶에서 책임 있는 선택을 할 수 있는 지식과 기술을 갖추고, 유해 매체로부터 보호받아야 할 권리는 매우 중요하다. 단순히 조심하라는 소극적인 교육에서 벗어나 폭력 민감성 및 인권 의식에 대한 통합적인 변화를 기대하고 교육해야 한다.

폭력은 낮은 자존감과 무관하지 않다. 인권교육은 아이들의 자존감을 향상시키고 타인의 권리를 존중하는 교육이다. 그런데 아동이 권리주체이기만 한 것은 아니다. 권리를 가지고 있다고 해서 오로지 나만의 권리만을 주장할 순 없다. 아동은 권리주체임과 동시에 타인의 권리를 존중하고 지켜줘야 할 책임을 가진 의무이행자이기도 하다. 누려야 할 권리와 행해야 할 의무에 대해서도 알고 실천해야 한다.

인권에 대해 교육한다는 것은 인간 존엄성을 실현하기 위해 사회 속에서 타인의 권리를 존중하려는 마음을 갖고 여러 사람이 공존하는 방법을 배우는 것이다. 초등학교 성인권 교육내용을 살펴보면 외모(몸)의 다양성을 인정하고 차별하지 않는 법, 남을 존중하는 동시에 성적 착취나 폭력과 학대 등으로부터 나의 권리를 찾는 법, 성역할 고정관념의 문제점을 알고 이해하는 법, 성폭력·가정폭력 등으로부터 나를 보호하는 법 등에 주안점을 두고 있다. 이러한 교육으로부터 아이들이 제외되지 않도록 아동을 권리의 주체로 존중하고 교육받을 수 있는 여건을 마련해야 한다. 모든 개인의 건강권, 교육권, 동등한 정보 접근법 같은 보편적 인권에 대한 이해와 증진을 필요로 하는 교육은 이제 선택이 아니라 필수이다.

'꽃 할머니' 고통 속에 평화를 꽃피우다

　　몇 년 전 국립 여성사 전시관 특별기획전을 둘러볼 기회가 있었다. '여성독립 운동가, 미래를 여는 100년의 기억'이 주제인데 쉽게 발걸음을 옮길 수 없는 코너가 있었다. 바로 '일본군 위안부' 전시관이다. 아이들과 수업 시간에 나눠보고 싶은 마음에 열심히 사진을 찍었지만, 지우지도 못하고 두 해를 간직했다. 일본군 위안부로 끌려가 지속적인 성폭력을 당한 이야기를 '성인권'이란 주제로 초등학생과 이야기하기가 어렵다고 생각했기 때문이다. 그러던 중 알게 된 『꽃 할머니』는 자연스럽게 이야기를 풀어 나갈 수 있는 계기가 되었다.

　　『꽃 할머니』는 1940년 무렵 일본군 위안부로 끌려갔던 심달연 할머니의 증언을 바탕으로 만들어졌다. 할머니는 1940년 태평양 전쟁 시기에 밭에서 나물을 캐다 일본군에게 강제로 끌려 간 후 일본군 위안부*가 되었다. 당시 할머니의 나이는 13세였다. 싫다고 하면 때리고, 군화발로 짓밟고 머리채를 끌어 땅바닥에 들이박는 등 인권을 무시한 폭력은 계속되었다. 아이들은 강제로 수도 없이 성폭력을 당했다는 사실에 믿을 수 없어 한다. 나와 같은 나이에 어떻게 이런 일이 일어날 수 있냐고 흥분하고 슬퍼하며 분노한다. 그리고 할머니의 아픔을 공감하는 순간에는 숙연해진다. 아이들도 언론과 다른 교과를 통해 일본군 위안부에 대해 어느 정도 알고 있고, 최근에 상영된 일본군 위안부를 다룬 영화 '아이 캔 스피크'에서도 꽃 할머니의 아픔을 느낄 수 있었다고 하는 아이들이 있다. 영화의

---

* 일본의 전쟁범죄 중 하나로, 일본 제국 정부의 관여 및 묵인 하에 자행된, 식민지 및 점령지의 여성을 대상으로 한 전시 강간 등의 성범죄 행위를 이른다. (http://gg.gg/v64yz)

마지막 장면, 법정에서 할머니가 하는 최종 진술을 아이들과 함께 보는 것도 추천한다.

할머니의 비극은 전쟁이 끝나도 계속되었다. 군인들은 할머니를 전쟁터에 버려두고 떠났고 그 후 20년 후 한국에 있는 고향으로 갔지만, 아는 사람도 없고 기억마저 잃어버렸다. 세상의 무관심은 할머니를 더욱 외롭게 했고, 기억이 가까스로 돌아왔지만 성폭력이라는 수치심은 말 못 할 상처로 남아 설 자리를 더욱 잃게 만들었다.

그런데 꽃 할머니가 겪는 아픔은 지금도 지구 곳곳에서 되풀이되고 있다. 누군가의 아픔을 함께 공감하고 미래에는 이런 일이 없도록 하기 위해서는 세상 밖으로 끄집어내어 아프지만 함께 나누어야 한다. 꽃 할머니의 용기로 이야기가 세상 밖으로 나왔고, 다시는 똑같은 일이 일어나지 말아야 한다는 연대의식을 심어주었다. 작가 권윤덕은 위안부 이야기가 마음의 빚 같았다고 한다. 제도적 성폭력을 행한 일본 제국군에 대한 분노와 참혹한 진실 앞에 마음을 객관화하기 어려워 글쓰기를 중단하기도 했지만, 세상에 알려야 하고 잊지 말아야 하기에 포기할 수 없었다고 한다.

한중일 합작 평화 그림책 시리즈로 만들어졌지만 정작 일본에서는 출판되지 못한 아쉬움이 있다. 다시는 꽃 할머니와 같은 피해가 없도록 역사적 사실을 미래 세대에게도 알리고 고통 속에 평화를 꽃피운 꽃 할머니를 영원히 우리 가슴속에 새겨보자. 이 책을 가지고 아이들과 나눌 때 주의할 점은 무조건 일본은 나쁘다고 흥분하는 친구들이 있다. 수업 전에 우리가 주의 깊게 생각해야 할 주제는 성인권임을 미리 당부하길 권한다.

그림책이 수업과 만나면

▣ 꽃 할머니가 누려야 할 권리를 유엔아동권리협약에서 찾아보고 자신의 의견 표현하기

꽃 할머니가 누려야 할 권리	이유	나의 생각
19 폭력으로부터 보호	군화발로 짓밟고 때리고 폭력을 당했다.	꽃 할머니가 얼마나 힘드셨을까? 이런 일은 없어야 한다.
35 인신매매와 유괴 예방	어느 날 갑자기 강제로 끌려갔으니 어린이 유괴나 마찬가지다.	꽃 할머니 시대에 유엔 아동인권이 없어서 너무 안타깝다.
8 신분 보호	전쟁이 끝나도 한국으로 들어오지 못했고 돌아와서도 보호받지 못했다.	전쟁은 없어져야 한다. 아직도 꽃 할머니 같은 피해가 일어나다니 믿어지지 않는다.

* 유엔아동권리협약*을 모둠별로 나눠주고 권리를 찾아 그리게 한다.

▣ 『꽃 할머니』를 읽고 성인권에 대해 브레인 라이팅하기

유엔아동권리협약 제34조 '성착취'

: 우리를 성적으로 학대하거나 성과 관련된 활동에 우리를 이용해서는 안 됩니다.

---

* https://www.unicef.or.kr/news/crc-publications.asp?idx=751

우리는 권리를 보호받는 주체인 동시에 타인의 권리를 존중하고 지켜주어야 하는 의무도 있다. 성인권을 위해 우리가 할 수 있는 일과, 하지 말아야 할 일을 표현해보자.

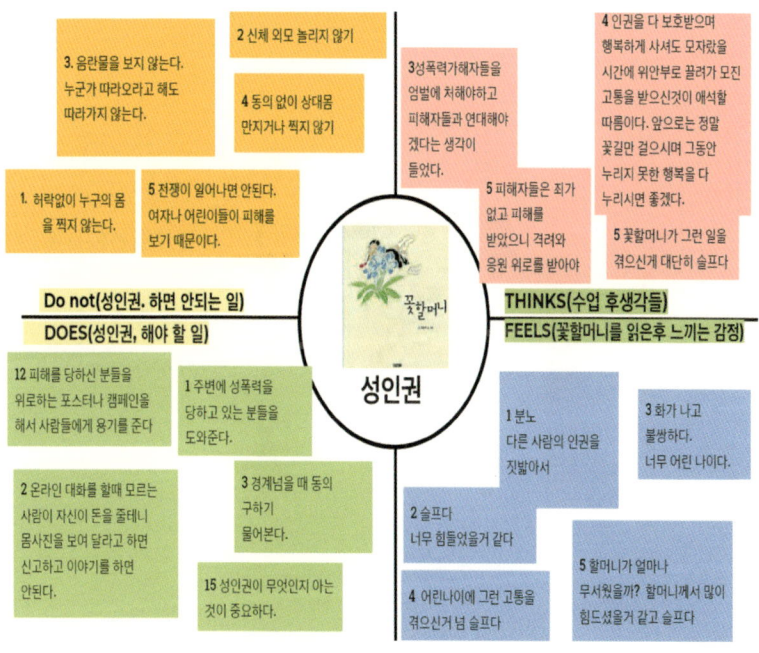

[Allo(온라인 도구 툴)를 활용한 활동자료]

☞ 브레인 라이팅은 포스트잇에 자신의 생각을 적고 모둠원과 비슷한 내용끼리 유목화한 후 중복되는 것은 하나만 남겨 두고 붙이는 방법이다. 가운데 동그라미를 그리고 주제를 쓴 후 4등분하여, 성인권을 위해 할 수 있는 일과 하면 안 되는 일, 꽃 할머니 수업 후 생각과 감정을 적는다.

성인권과 성역할

성역할 고정관념

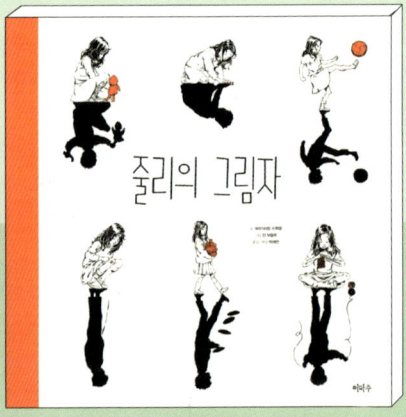

줄리의 그림자
크리스티앙 브뤼엘 글, 안 보즐렉 그림, 박재연 옮김·해설, 이마주

중요 질문 및 내용

✖ 나는 누구일까요?
✖ 있는 그대로의 나와 다른 사람이 기대하는 나 사이에서 어떻게 해야 할지 라파엘 질문법으로 토의하기

사회문화적 성 'Gender'

'여자는 ~~하다' '여자는 ~~해야 한다' '남자는 ~~하다' '남자는 ~~해야 한다' 라는 말을 어려서부터 많이 듣는다. 당연한 듯 당연하지 않은 남자와 여자를 특징짓는 말들은 가정, 학교, 직장, 사회 곳곳에서 볼 수 있으며, 자신도 모르는 사이 그 말이 당연하게 여겨지고 사회문화적으로 각 성에 바람직하다고 기대되는 역할을 수행하게 된다. 이렇게 한 문화권이 가지고 있는 남녀 성별에 따라 각기 다르게 기대하는 행동양식, 태도, 인성 등을 포함하는 생각을 '성역할 고정관념'이라고 하며, 이러한 고정관념이 사회, 문화적으로 형성되어 남성성과 여성성으로 구분하는 것을 '젠더(gender)'라고 한다.

실제로 '젠더 온'의 교육자료「남자라서 듣고 싶지 않은 말 50가지, 여자라서 듣고 싶지 않은 말 55가지」* 로 수업을 해보았다. 여자는 여자답게 얌전하게 행동해야지, 여자애가 왜 이렇게 칠칠맞니? 여자가 왜 그렇게 뚱뚱해? 공부를 못하면 얼굴이라도 예뻐야지, 여자애들은 머리가 길어야 예뻐 등의 55가지 말이 들어있고, 남자는 남자가 부끄러움이 많아. 씩씩해야지 너 마마보이구나? 왜 이리 말랐어? 남자는 강해야 해, 남자가 왜 이리 겁이 많니? 남자가 무거운 것도 못 들어? 같은 50가지의 말이 있다. 누구나 한 번쯤은 들었을 법한 성역할 고정관념이 담긴 말이다. 유치원생부터 초등학생 중학생 성인까지 나이에 따라 들을 수 있는 말을 실제 나이의 사람이 나와서 얘기하는데 수업 시간에는 중학생 정도에서 멈추고 남녀 따로 영상을 보여준 후 몇 개 정도 들어보았는지 세어보게 했다. 한 번도 안

---

* https://genderon.kigepe.or.kr/

들어 봤다는 아이는 극소수이고 상당수의 아이들이 10개 이상 들어보았다고 했고, 다 들어보았다는 아이도 있었다. 과거에 비해 많이 인식이 개선되고 바뀐 것 같지만, 여전히 현재의 아이들도 들으면서 자라고 있음을 알 수 있다.

좀 더 자세히 들여다보면 남성적, 여성적이라고 생각되는 것들이 태생적이거나 본질적인 것이 아닌 대부분 나중에 만들어진 것, 학습된 것이 많다. 우리가 어렸을 때 수없이 읽었던 동화책과 만화영화는 어떠한가? 신데렐라, 백설공주, 라푼첼 등 왕자, 공주 시리즈는 여자는 수동적이고 소극적인 존재로, 남자는 적극적이고 진취적인 존재로 그려져 있다. 요즘 아이들이 많이 보는 뽀로로의 포비, 에디와 루피, 패티도 마찬가지다. 포비 에디는 모험심 강하고 용감한 아이로, 루피, 패티는 친절하고 수동적인 아이로 그려진다. 청소년이 좋아하는 뮤직비디오, 게임, 유튜브에서도 이런 모습들을 볼 수 있다.

유치원과 저학년의 90%는 여자는 분홍, 남자는 파랑이라는 공식이 약속이나 한 듯 가방, 신발, 옷 등에서 나타난다. 상점에 진열된 분홍계열의 인형과 소꿉놀이, 주방 기구들은 여자아이를 위한 것이다. 'Pretty' 가 새겨진 옷, 주방에서 일하는 여자 광고, 긴 머리에 쏙 들어간 허리를 강조한 인형 등은 여자에게는 은연중 의존성, 양보성, 희생, 자애, 심미성 등의 역할이 부여되고 있다는 걸 알 수 있다. 파랑계열의 자동차, 총, 공 등의 활동적인 놀이기구는 남자아이를 위한 것이다. 'Strong' 이 새겨진 옷, 야외에서 뛰노는 모습은 남성다움을 상징하는 독립성, 자율성, 활동성 등을 의미한다. 과거보다 성별 고정관념을 탈피하고자 하는 움직임이 많이 있으나 여전히 이러한 모습을 찾아볼 수 있다. 미디어나 동화책뿐만 아니라 장난감 같은 물건의 선택 또한 부모에게 있으니 개인의 의지와는 상관없이 부모나 환경, 사회구조에 의해 남성성, 여성성이 길러지는 것이다. 과거 그림을 살펴보면 남자들이 분홍계열 옷을 즐겨 입은 것을 볼 수 있고 빨간색이 남자들의 상징 색이었던 적도 있었다. 이는 원래부터 여자는 분홍, 남자는 파랑이라는 공식은 아니라는 것을 의미한다.*

    그렇다면 성역할 고정관념은 무엇이 문제일까? 여성과 남성에 대한 이분법적 생각은 '여성은 이런 직업을, 남성은 이런 직업을 가져야 해'라는 성 고정관념으로 굳어져 개인이 가진 다양한 잠재력을 발휘하지 못하게 된다. 또한 여성 또는 남성을 평가할 때 고정관념에 부합되지 않는 정보는 무시하여 상대방을 무시하는 경향도 생긴다. 성역할 고정관념은 주로 여성에게 불리하게 작용하지만, 남성 역시 남성적으로 규정된 역할에 부합하지 않는 경우 부정적으로 평가받게 된다.

    학교에서는 몇 십 년 동안 출석부 번호 순서는 남자가 앞번호, 여자가 뒷번호였다. 젠더감수성**이 없던 시대에는 이를 당연하다고 여겼다. 하지만 성역할 고정관념을 심어줄 수 있다는 인권위의 권고로 2018년에 시정 조치되어 지금은 많은 학교가 기억, 니은 순으로 번호를 정한다. 이렇듯 우리가 주의를 기울이지 않는다면, 아무런 생각 없이 혹은 아무런 의문도 제기하지 않고 당연하듯이 사회가 정해놓은 규칙과 역할에 따르게 된다. 그래서 '당연함' 속에서 '예민함'을 기를 수 있는 젠더감수성이 중요하다.

---

*   '빅토리아 여왕의 가족'(1846) 프란츠 빈터할터 작, '볼프강 아마데우스 모차르트의 초상'(1763) 루이 카르콩텔 작 등을 보면 남성도 빨강계열의 옷을 입었고 강인함을 상징하는 남성적인 색이 빨강색이었다.

** 성차별주의적 고정관념을 경계하면서 다른 성의 상태에 대해 인식하고 통찰하는 능력이며 인지적 노력과 함께 개방적 감수성이 요구되는 능력(Aksornkool & Namtip, 2002)

성별로 구별 지어 당연하듯 해왔던 모든 말과 행위의 원인과 결과, 영향에 대해 생각해보고 우리 삶 곳곳에 존재하는 성별 불평등 문제를 민감하게 바라보고 '당연하지 않아'라고 생각해보자. 그럼 보이지 않던 차별적 요소들이 눈에 들어오기 시작할 것이다. 그리고 아이들 각자의 고유한 가치를 존중하고 서로를 특정 성별로서가 아니라 함께 존중하며 살아갈 수 있는 환경을 만들어주자.

있는 그대로의 나와 다른 사람이 기대하는 나

『줄리의 그림자』는 1975년 세상에 나왔다. 크리스티앙 브뤼엘이 글을 쓰고 안 보즐렉의 그림이 더해져 프랑스 68혁명 직후 발간되었다. 68혁명은 종교, 애국주의, 권위에 대한 복종 등 보수적인 가치들을 대체하는 평등, 성 해방, 인권, 공동체주의, 생태주의 등의 진보적인 가치들이 사회의 주된 가치로 자리매김하게 된 혁명이다.* 이 운동을 기점으로 성에 대한 억압으로부터의 자유를 외치게 되었고, 성역할 고정관념에서 벗어나야 한다는 목소리를 내기 시작했다. 이 시대에는 어린이들이 좋아하는 샤를 페로의 작, '잠자는 숲속의 공주' '신데렐라' '엄지 동자' 같은 동화가 인기를 누리던 시대이다. '공주는 왕자를 만나서 행복하게 살았습니다.'로 끝나는 동화책이 주를 이루던 시대에 이 책이 나온 것은 당시에는 혁신적이었다. 『줄리의 그림자』를 자세히 보면, 샤를페로의 이름이 적힌 묘비가

---

* 독일68운동기(쾨뢴)의 일상과 성혁명, 그리고 몸의 정치학(2008), 한국연구재단 연구과제, 송충기(공주대학교)

작게 보인다. 기존의 동화에서 단골처럼 등장하는 남자, 여자로서의 고정관념에서 탈피하자는 작가의 의도가 숨어 있다는 것을 눈치챌 수 있다.

줄리는 여자아이다. 롤러스케이트를 타고 침대에 올라가 책을 읽고 계단 난간을 타고 아슬아슬하게 내려간다. 또 지저분한 옷을 입고 헝클어진 머리로 산책을 나선다. 이런 모습을 보면 보통의 부모는 어떻게 말할까? 아이들에게 "너의 엄마라면 뭐라고 말씀하실 거 같아?"라고 물어보면 '여자애가 그게 뭐니' '여자는 단정해야지' '예쁘게 머리 빗고 와' '여자애가 왜 이리 지저분해' 같은 다양한 대답이 나온다. 그렇다면 줄리의 부모는 어떻게 말했을까? 줄리 부모의 대답도 다르진 않다. '다른 여자애들처럼 굴 수는 없니?' '더 단정하게 빗어' '이렇게 머리 묶으니 예쁘잖니. 이제야 우리 딸 같네' '조신하게 행동하면 안 되겠니?' '저런 선머슴 같은 녀석' 줄리에게 따라붙는 수식어는 왈가닥, 천방지축, 말괄량이, 선머슴 같은 녀석이다. 부모는 계속해서 여자라는 틀에 맞추어 말하고 행동하기를 명령하고 누군가와 줄리를 비교한다.

우리가 일상적으로 사용하는 단어들을 잘 들여다보면, 남성과 여성을 항상 평등하게 표현하고 있지는 않다. '선머슴' 같은 표현은 일반적인 소녀로 보이지 않는 드세거나 과격한 여자아이를 부르는 말로 뭔가 결함이 있는 듯한 표현이다. 그런데 남자아이에게는 '선계집'이라는 말은 쓰지 않는다. 여의사, 여자고등학교, 여대생, 유모차, 저출산, 맘스 스테이션, 계집 등 우리가 무심코 사용했던 많은 말이 성 고정관념과 차별적인 요소가 들어간 단어들이다.

부모님의 성화에도 줄리는 늘 당당하고 씩씩하게 "나는 다른 아이들과 달라요. 나는 줄리라구요"라고 말한다. 그런데 줄리에게 고민이 생겼다. 여자인 나에게 남자 그림자가 생긴 것이다. 그림자를 없애기 위해 숨기도 하고, 도망도 가보지만 여전히 제자리라 고민이 깊어진다. 그런데 그림자를 묻기 위해 찾아간 공원에서 나와는 정반대의 고민을 하는 남자아이를 만나 이야기하게 된다. 그리고 자신을 괴롭히던 문제로부터 해답을 찾고 집으로 향한다. 그러자 줄리를 따라오는 그림자가 다시 변한다. 과연 줄리는 어떤 해답을 찾았을까?

이 책의 글과 그림은 빨강과 검정의 대비를 이루고 있다. 사랑과 증오, 자유와 억압, 허용과 금지, 해방과 구속의 상반된 의미를 나타나는 빨간색 물건들을 찾아보는 것도 즐거움을 더해준다. 또한 줄리의 방에 걸려 있는 인디언 포스터, 피에로, 그림자를 묻기 위해 찾아간 공원에서 만난 달팽이 등 곳곳에 숨어 있는 상징적인 요소들을 찾아보고 어떤 의미가 있을지 이야기해보자.

'나는 누구인가?' '나는 무엇을 좋아하고 어떤 사람이 되고 싶은가?' 있는 그대로의 나를 바라볼 것인지, 다른 사람들이 내게 기대하는 모습의 나를 좋아할 것인지, 성역할 고정관념뿐만 아니라 자신의 정체성에 대해 생각해볼 수 있는 책이다.

그림책이 수업과 만나면

▣ 라파엘 질문법으로 생각 펼치기

라파엘 질문법은 4단계로 이루어져 있다. 1단계 질문은 책 속에 있는 사실을 확인하기, 2단계는 내용을 분석하기 위한 추론 질문, 3단계는 저자와 나 사이의 질문으로 내용에 대한 평가, 4단계는 나 자신과 삶에 적용하는 질문이다. 단계별 질문을 만들고 '답 1'은 스스로 답해보고 '답 2'는 짝이나 모둠에서 토의한다. 그리고 전체 토의에서 '있는 그대로의 나와 다른 사람이 기대하는 나'를 이야기해보고 어떻게 하는 것이 나다운 것인지 토의해본다.

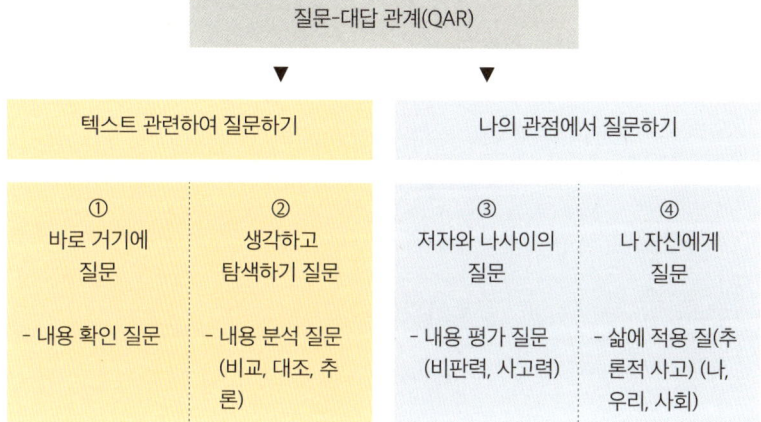

[라파엘 모형 적용 예시]

- 1단계: 텍스트 관련하여 질문하기

1단계. 바로 거기에 질문		
1. 주인공의 이름은?	답 1)	답 2)
2. 줄리의 그림자가 어떻게 바뀌었나요?	답 1)	답 2)
3. 공원에서 누구를 만났나요?	답 1)	답 2)
4. 그림자를 묻기 위해 어디로 갔나요?	답 1)	답 2)

- 2단계: 텍스트 관련하여 질문하기

2단계. 생각하고 탐색하기 질문		
1. 줄리의 성격은 어떠한가요?	답 1)	답 2)
2. 줄리는 왜 고민했나요?	답 1)	답 2)
3. 엄마는 왜 선머슴이라고 했을까요?	답 1)	답 2)
4. 줄리는 왜 그림자를 없애려고 했나요?	답 1)	답 2)

- 3단계: 나의 관점에서 질문하기

3단계. 저자와 나 사이의 질문		
1. 작가가 전하고 싶은 메시지는 무엇인가요?	답 1)	답 2)
2. 남자아이는 왜 이름이 없나요?	답 1)	답 2)
3. 어른들은 왜 여자에게 예뻐야 한다고 할까요?	답 1)	답 2)

- 4단계: 나의 관점에서 질문하기

4단계. 나 자신(우리, 사회)에게 질문		
1. 나답다는 말은 어떤 의미일까요?	답 1)	답 2)
2. 여자라서 남자라서 '~해야 해' 라는 말을 들어본 적 있나요?	답 1)	답 2)
3. 우리 사회는 성평등한 사회인가요?	답 1)	답 2)

◨ '나다움'을 찾아보기

　'여자는 조신해야'라고 엄마가 말하자 줄리는 '나는 줄리라구요'라고 말한다. 나다운 것은 어떤 것일까? 아래 표에서 평소에 들어보았던 말을 골라 스크래치 드로잉 페이퍼에 그림과 글을 활용하여 나다운 말로 고쳐보자.

여자들이 듣기 싫은 말 55가지 중	남자들이 듣기 싫은 말 50가지 중
넌 여자니까 여자애들이랑 놀아야지 여자애가 왜 이렇게 칠칠맞니? 여자가 왜 그렇게 뚱뚱해? 여자애가 왜 이렇게 말이 많아 공부를 못하면 얼굴이라도 예뻐야지 위험한데 일찍 일찍 좀 다녀 여자애가 화장 좀 하고 다녀 너 생긴 건 안 그런데, 의외로 여성스럽다? (중략)	남자는 여자한테 양보하는 거야! 남자는 강해야 해 씩씩해야 남자지! 무슨 남자가 그리 겁이 많아 니가 설거지를 한다고? 남자가 뭘 그렇게 깔끔 떨고 그래? 남자가 왜 부끄럼이 많아. 씩씩해야지 이건 뭐 기지배도 아니고 왜 이리 말랐어? 파마는 여자들이 하는 거야 (중략)

[한국양성평등진흥원 자료]

• 스크래치 드로잉 페이퍼를 활용하여 표현하기

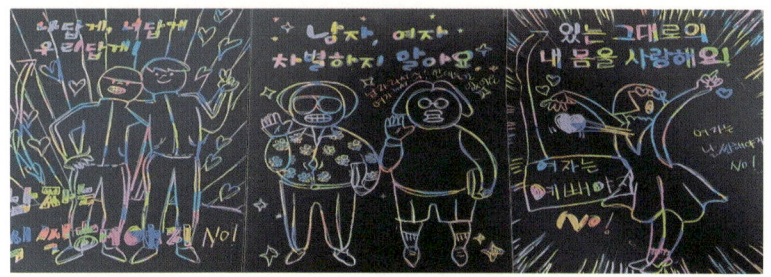

[나다움을 찾아봐요]

성인권과 성역할

성평등 VS 성차별

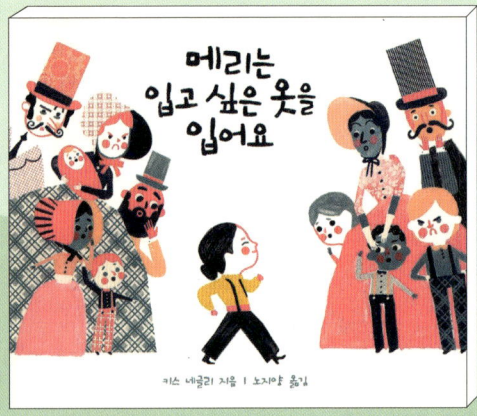

메리는 입고 싶은 옷을 입어요
키스 네글리 지음, 노지양 옮김, 원더박스

중요 질문 및 내용

- 우리 주위에서 먼지 차별은 무엇이 있을까요?
- 메리는 성차별적 상황을 어떻게 해결해 나갔는지 SWOT로 토의하고 나에게 적용하기

성차별을 넘어 함께 만들어가는 성평등

2020년 세계경제포럼(WEF)에서 발표한 세계 성격차지수(Global gender gap index)에서 한국은 144개국 중 109위를 차지했다. 반면 유엔개발계획(UNDP)에서 발표한 성불평등지수(Gender Inequality index)에서는 189개국 중 10위를 기록했다.

성격차지수는 국가발전 수준을 고려하지 않고 '남성과 여성의 삶이 얼마나 다른가'에 초점이 맞춰져 있다. 그래서 여성 인권의 절대적 수준을 파악하기는 어려우나, 성불평등지수는 '여성이 어떤 수준의 삶을 사는가'에 초점이 맞춰져 있어 어느 지표에서 불평등이 심화되는지 알 수 있다. 두 지표 모두 한정된 영역만을 설명하고 있어 성평등 수준을 단정하기는 어렵지만, 우리나라는 교육, 보건 분야 성별 격차는 미미한 반면 정치, 경제 영역에서는 성불평등이 여전하다는 것을 알 수 있다.

그럼 한국여성정책연구원의 국가성평등지수(2018)는 어떠할까? 국가성평등지수는 사회 각 분야에서 여성과 남성의 평등한 정도를 나타내는 통계로, 여성과 남성이 동등한 지위를 갖고 있는가를 판단·평가하며, 이를 토대로 성평등을 개선시키고자 하는 정책 도구이다. 의사결정, 경제활동, 보건, 복지, 가족, 안전, 문화 및 정보, 교육직업훈련 8개 분야로 구성되어 있다. 이중 보건 분야(97.0%)가 가장 높고, 의사결정 분야(31.1%)가 가장 낮았다.

이러한 성평등 지표와 지수는 왜 중요할까? 성평등 정도를 통해 성차별 문제를 들여다볼 수 있기 때문이다. 위의 그래프에서 성평등이 각 분야에서 잘 이루어지고 있다면, 점을 연결한 안쪽 원의 크기는 크고 둥근 모양이어야 한다. 한쪽이 찌그러져 있거나 크기가 작다면 성평등이 이루어

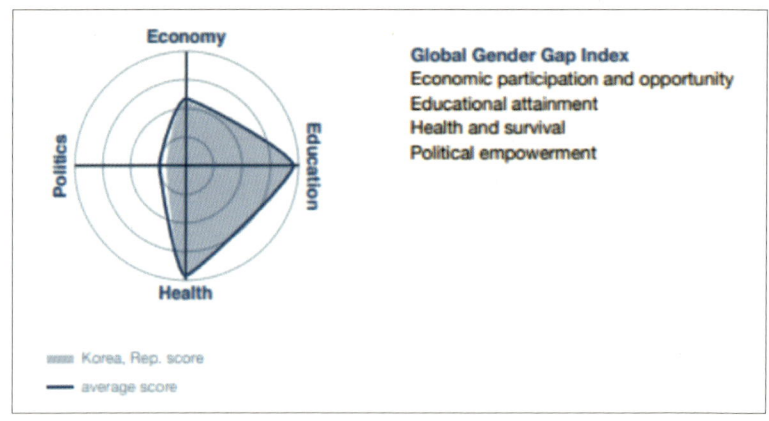

성격차지수(Global gender gap index, 2020)

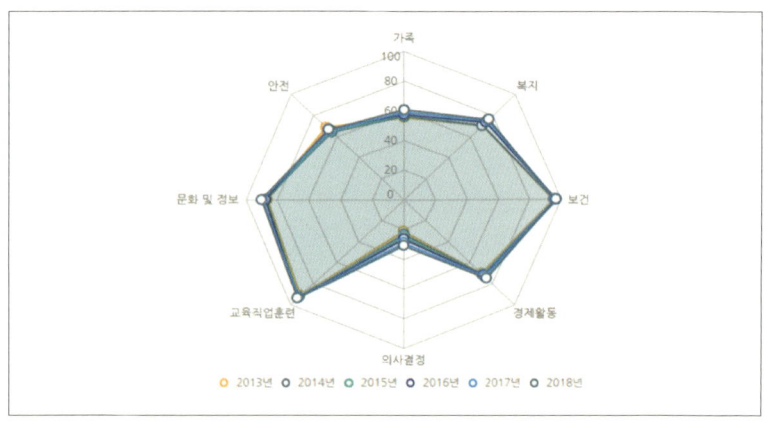

국가성평등지수(2018)

지지 않고 차별이 있다는 의미이다.

성격차지수에서는 여성의 정치적 권한(Political empowerment)이 가장 낮다. 국가 성평등지수에서도 의사결정이 가장 낮고 그다음 낮은 지표가 가족이다. 의사결정 지수를 좀 더 자세히 살펴보면, 우리나라 국회의원 중 여성 비율은 17%(여성 51명, 남성 249명), 4급 이상 공무원 중 여성 비율은

16.2%, 중앙행정기관 등의 관리자 중 여성 비율은 14.6%로 나타났다. 대학을 졸업하기까지 모든 조건이 비슷하지만, 졸업 후 취업 이후에는 남녀의 차이가 확연히 드러난다. 우리 사회는 아직도 남성 중심의 사회시스템에서 움직이고 있다는 걸 알 수 있다. 그리고 가족 지수를 살펴보면, 취업자 중 여성의 가사노동 시간은 2시간 30분, 남성은 41분이다. 육아 휴직 비율도 여성이 81%인 반면에 남성은 17%이다. 육아와 가사노동은 여전히 여성이 주로 담당하고 있다.

조사대상에 들어가지 못한 국가들의 성평등지수는 더욱더 열악하다. 세계적으로 여성들은 남성과 비교해서 급여를 24% 덜 받고 있으며, 특히 남아시아와 아프리카 일부에서는 약 30% 정도로 격차가 심하다. 이러한 차별은 몇몇 지역에서 더욱 심각하게 나타나고 있다. 북아프리카, 서남아시아 지역에서의 여성의 일자리 참여는 현저히 낮으며 남성들에 비해 25~30% 정도만 고용의 기회가 있어 여성들의 소득은 더욱 낮아지고 있다. 이러한 차별과 불평등은 남녀 간 노동소득 불평등 격차(1.75대 1, 2014)를 만들었고 상위 소득 1% 내에서는 남성이 85%를, 상위 0.1% 안에서는 남성이 89%를 차지할 정도로 높은 유리천장이 만들어졌다.*

여성의 지위가 과거에 비해 많이 향상되었지만, 여전히 성차별은 존재하고 아직도 성평등으로 가기 위해 해결해야 할 과제가 많이 남아 있다. 역사 속에서도 성별이 다르다는 이유만으로 차별은 계속 이루어졌다. 임신과 출산으로 여자는 대를 이어가며 자연스럽게 집안일을 하게 되었고, 남자는 공동체를 다스리고, 조직하며 세상을 움직이는 모든 법과 제도를 만들고 집행했다. 여자는 학교에 다니지 못하는 시대가 있었고 여자

---

* 파쿤도 알바레도 외, 『세계불평등 보고서 2018』, 글항아리(2018)

라서 정치 관련 직업에 선출되거나 지원하지 못하는 시대가 있었다. 이러한 법들을 바꾸기 위해 수많은 여성이 차별에 저항하며 세상을 변화시켰다. 1893년 9월19일 세계 최초로 여성에게 참정권이 주어진 것도 기본적인 권리를 얻기 위한 여성들의 투쟁과 희생의 결과다. 그리고 현재도 세상의 수많은 차별에 대해, 차별받는 사람들에 대해, 사회적 약자에 대한 공감과 이해를 넓히기 위한 노력이 지속되고 있다. 나와 너의 문제, 우리 가족의 문제를 넘어서 차별을 일으키는 이 세상의 모든 불평등한 사회적 구조를 깨닫고 함께 연대하는 것이 중요하다. 나와 상관없다고 해서 아무도 관심을 갖지 않는다면 세상은 아무것도 변하지 않는다.

성차별에 맞선 용기, 성평등을 이루다

야무지게 뒤로 묶은 머리, 연지곤지를 찍은 듯한 볼, 앞뒤로 힘차게 흔드는 팔, 그리고 검정 멜빵바지에 검정 구두, 짧은 노란 윗옷을 입은 메리의 옆모습은 당당하고 씩씩하다. 그런데 메리를 보는 주위 사람들의 표정은 뭔가 불편하고 못마땅하다. 메리를 보며 놀라거나 심술이 나 있는 사람도 있고, 곱지 않은 시선으로 한마디씩 하거나 손가락질하는 사람도 있다. 심지어 메리를 보지 못하도록 자기 아이의 눈을 가리는 어른도 있다. 도대체 메리에겐 무슨 일이 일어난 걸까?

제목이 없다면 그림만으로는 이유를 상상하기가 힘들다. 다른 아이들과 다른 점은 메리의 옷차림이다. 주위의 모든 여자는 중세시대에나 입었을 법한 풍만한 드레스에 챙이 넓은 모자를 쓰고 있는데 메리는 바지를 입고 있다. 요즘 아이들 눈으로는 바지를 입은 게 뭐가 이상하지? 하겠지만 남자도 아닌 여자아이가 치마가 아닌 바지를 입고 길거리에 나섰다는 이유로 메리는 지금 이상한 아이가 되었다.

『메리는 입고 싶은 옷을 입어요』는 각자 입고 싶은 옷을 마음껏 입을 수 있도록 길을 열어준 사회운동가 메리 에드워즈 워커(Mary Edwards Walker)가 처음 바지를 입던 날의 에피소드를 담은 그림책이다. 150년 전만 해도 여성이 바지를 입는다는 건 상상하기도 어려웠다. 바지를 입고 밖에 나가면 사람들이 손가락질하거나 심지어 경찰에 붙잡혀 가기도 했다. 예전부터 그래 왔으니 당연히 여자는 치마를 입어야 한다고 생각했고, 앞으로도 그래야 한다고 생각했을 것이다. 왜 여자는 치마만 입어야 하나요? 라고 말하는 사람도 없었고 달라져야 한다는 생각은 아무도 하지 않았다.

사실 19세기 드레스는 생각만 해도 불편한 게 한두 가지가 아니다. 허리가 잘록하게 들어가도록 하기 위해 꼭 조이는 코르셋을 입어야 하고, 신발을 덮는 치렁치렁한 길이는 여름엔 덥고 무겁고 답답하고 숨쉬기도 힘들다. 그런데 메리는 달랐다. 달라져야 한다고 생각했다. 아무도 하지 못하는 생각을 행동으로 옮긴다는 것은 대단한 용기가 필요하다. 사람들의 수군거림에 속상해하자 아빠는 메리를 위로해준다. 사람들도 여자애가 바지 입은 모습을 한 번도 못 봐서 이상하다고 생각하는 거라고.

메리는 바지를 만들어 입고 학교에 간다. 하지만 학교 앞에는 수많은 사람이 바지 입은 메리의 등교를 반대하며 피켓시위까지 하고 있다. '여자 바지 절대 금지' 움츠러들고 도망가고 싶을 것 같은데 메리는 당당하게 말한다.

"남자애 옷이 아니에요! 나는 내 옷을 입었을 뿐이라고요."

메리는 남자 옷도 여자 옷도 아닌 '내' 옷을 입은 것이다. 여자라서 안 된다는 차별을 깨고 용감하게 시대 관습에 도전했다. 오늘날 우리가 입고 싶은 옷을 마음대로 입을 수 있는 건 메리처럼 용감하게 차별에 도전한 사람들 덕분이다. 20세기 초만 해도 여성의 수영복은 노출되는 부분이 없었다. 긴소매의 헐렁한 셔츠에 무릎까지 내려오는 반바지였다. 오스트레일리아의 수영선수 아네트 켈러만은 자신에게 맞는 수영복을 직접 만들기로 결심하고 역사상 최초로 팔이 드러나고 꼭 끼는 오늘날의 원피스 수영복을 탄생시켰다. 그러나 노출된 수영복을 입다 메리처럼 경찰에 체포되었다. 그래도 포기하지 않고 자신의 수영복을 홍보하며 다른 사람도 입을 수 있도록 용기를 주어 오늘날의 수영복을 우리가 입게 되었다.

어딘가 불편함을 느낀다면 용기 내어 말할 수 있어야 한다. 성평등은 미세한 차별이라도 차별로 인식하는 것부터 시작된다. 바지를 입고 싶은 메리가 있다면 반대로 치마를 입고 싶은 누군가가 있을 수도 있다. 같이 읽으면 좋을 책으로 『꽁치의 옷장엔 치마만 100개』를 추천한다. 두 책 모두 당당하고 유쾌하게 나답게 살아가도록 용기를 준다.

그림책이 수업과 만나면

◼ '먼지 차별'을 찾아 청소하기

먼지 차별은 소수집단이나 약자를 향한 사소하지만 일상적인 차별을 의미한다. 아주 작아서 눈에 잘 띄지 않아 문제를 제기하기도 어렵지만 쌓이면 위험해질 수 있다. 우리 주변의 먼지 차별을 찾아보고 쓰레기통에 넣어보자.

- 종이에 먼지 차별을 쓴다 → 커다란 쓰레기통을 앞에 둔다 → 먼지

차별 내용을 큰 소리로 읽고(~~을 없애 버릴 거야) 쓰레기통에 버린다.

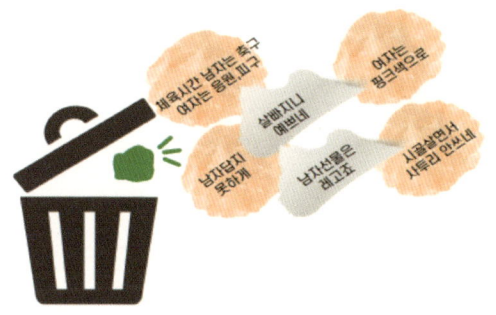

먼지 차별을 찾아 청소해요

■ 세상을 바꾼 여자 '메리 에드워즈 워크'이야기 읽고 SWOT 토의하기

『메리는 입고 싶은 옷을 입어요』는 메리 에드워즈 워커가 실제로 겪었던 일입니다. 그림책과 메리 에드워즈 워커를 설명하는 글을 읽고 메리의 강점과 약점, 기회와 위기에 대해 알아봅시다. 그리고 차별을 알았을 때 어떻게 행동해야 하는지 토의해봅시다.

> **메리 에드워즈 워커(Mary Edwards Walker)**
> 메리 에드워즈 워커는 1832년 뉴욕 주 오스위고에서 태어났습니다. 어릴 적부터 독립적이었고 다른 사람들보다 성평등 문제에 큰 관심과 열정을 갖고 있었습니다. 이렇게 된 데는 부모 영향이 컸는데, 메리의 부모가 자녀들을 자유롭게 생각하고 행동하도록 길렀기 때문입니다. 심지어 자신들의 교육 철학에 맞게 자녀들을 가르치기 위해 직접 학교를 세우기까지 했습니다.
> 메리는 여성이 바지를 입는다는 사실만으로도 충격이던 시대에 바지를 입

은 최초의 여성 가운데 한 명입니다. 어른이 되어서도 바지를 입었다는 이유로 여러 차례 경찰서에 잡혀가기도 했는데, 그때마다 이렇게 주장했습니다. "나는 남자 옷을 입지 않았습니다. 내 옷을 입었을 뿐입니다!"

메리는 1855년 의대를 졸업해 당시 많은 사람이 여성은 될 수 없다고 여기던 의사가 되었습니다. 남북 전쟁이 일어나자 1861년 북부 연합군에 지원하여 군의관으로 활약했습니다. 역시 모두가 입을 모아 여성은 할 수 없다고 하던 일이었습니다. 메리는 최전방에서 병사들을 진료하다가 남부 연합군에 포로로 잡히기도 했습니다. 남부 연합군은 메리에게 드레스를 입으라고 갖은 방법으로 강요했지만, 메리는 끝까지 신념을 꺾지 않았습니다.

1865년 닥터 메리 워커는 미국에서 가장 등급이 높은 무공 훈장인 명예 훈장을 받았습니다. 지금까지도 이 무공 훈장을 받은 여성은 메리가 유일하다고 하니 그녀가 얼마나 대단한 삶을 살았는지 알 수 있고, 한편으로는 여성들의 유리천장이 얼마나 높은지 보여주는 하나의 단면이 아닌가 생각됩니다. 메리는 그 메달을 자랑스러워하며 매일 옷에 차고 다녔다고 합니다. 그는 결혼 서약에서 남편에게 복종해야 한다는 표현을 거부했으며, 결혼 후에도 자신의 성을 계속 사용했다고도 하죠. 여성 의복 개혁자인 그는 여성참정권을 위해서도 노력했으나 미국 여성이 투표권을 얻기 일 년 전인 1919년에 사망했습니다. 메리는 교사이자 외과 의사이자 전쟁 영웅이며, 작가이자 시대 관습에 저항한 사회운동가입니다.

SWOT - 강점(Strength), 약점(Weakness), 기회(Opportunities), 위협(Threats)

강점을 가지고 기회 살리기, 강점을 가지고 위험을 피하기, 약점을 보완하며 기회 살리기, 약점을 보완하고 위험 피하기를 통해 문제해결 전략을 세울 수 있습니다. 메리는 어떻게 문제를 해결해나갔나요? 그런 메리의 행동에서 무엇을 배울 수 있나요?

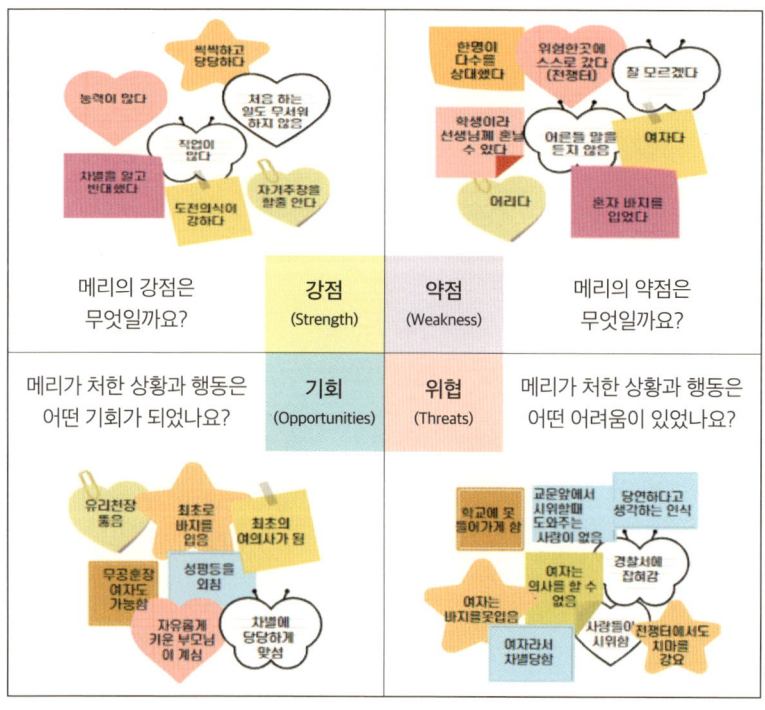

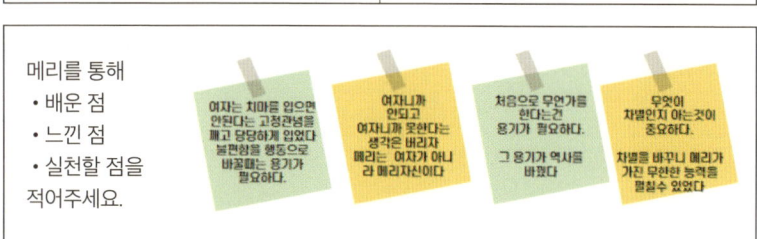

[참고자료] 차별을 바꾼 용감한 여자들

케이트 세퍼드 | 1893년 세계 최초 여성참정권을 통과시키기 위해 투쟁한 사회운동가

마리 퀴리 | 노벨상을 두 번이나 받은 물리학자이자 화학자. 여자라서 프랑스 왕립 과학아카데미에 들어가지 못하고 교수가 되지 못함

베라 루빈 | 우주 암흑물질을 입증한 천체과학자. 여자라서 자기가 원하는 대학원에 들어가지 못했지만 나중에 박사가 됨

에이다 러브레이스 | 최초의 컴퓨터 프로그래머. 남자들이 주로 하는 일이라고 생각하지만, 처음 컴퓨터가 나왔을 때는 여자가 프로그램 짜는 일을 했음

이태영 | 우리나라 최초 여자 법대생이자 최초 여자 변호사

베르타 벤츠 | 최초의 자동차를 타고 인류 최초 장거리 운전에 성공

에멀린 팽크허스트 | 영국의 사회운동가. 남성과 동등한 여성의 참정권을 위해 투쟁함

5장

함께해, 성(性)

동의와 거절

동의

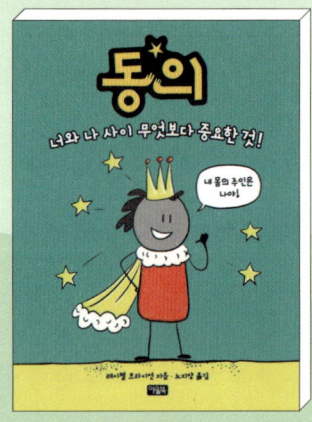

동의
레이첼 브라이언 글·그림, 노지양 옮김, 아울북

중요 질문 및 내용

✖ '동의'란 무엇일까?

✖ 청어가시 구조도로 동의를 종합해보기

✖ 동의와 거절 연습해보기

아동·청소년의 동의

동의란 무엇일까? 동의의 사전적 의미는 같은 뜻, 또는 뜻이 같음, 의사나 의견을 같이함, 다른 사람의 행위를 승인하거나 시인함이다. 자기 결정은 의미 있는 동의를 할 수 있는 능력을 의미한다. 즉 타인에게 피해를 주지 않는 한, 그 결정이 결과적으로 자신에게 불이익을 가지고 온다고 하더라도, 자신과 관계되는 것을 스스로 결정할 수 있는 권리를 말한다. 자기결정은 책임을 전제로 한다.

어린이는 보통 37개월부터 12세 이하의 연령대에 속한 사람으로 '소아'라고도 한다. '어린이'라는 말은 소파 방정환이 처음으로 제안·보급한 것으로 알려져 있으며, 다른 말로는 아이(줄여서 '애'), 아동(兒童)이라고도 한다. 어린이의 '어리'는 한글이 처음 창제된 15세기 무렵 주로 '이르다'(Early)라는 의미로 사용되었으나, 16세기 이후에 '나이가 어리다'라는 의미를 얻게 되었던 것을 18세기에는 후자의 의미만 남게 되었다. '어린이'라는 단어는 17세기의 《가례언해》와 《경민편언해》에 나이가 어린 사람을 뜻하여 '어린이'의 형태로 나타나며, 후에 소파 방정환 선생이 '젊은 사람을 젊은이라고 하듯이 나이가 어린 사람도 어린이라고 불러야 한다'라고 주장하며 '어린이'라는 용어를 널리 보급하는 데 힘썼다.

아동의 권리에 관한 협약 제1조는 '이 협약의 목적상 "아동"이라 함은 아동에게 적용되는 법에 따라, 보다 조기에 성인 연령에 달하지 아니하는 한 만 18세 미만의 모든 사람을 말한다'라고 규정하고 있다.

국가와 사회는 아동·청소년에 대하여 다양한 보호 의무를 부담한다. 국가는 청소년의 복지향상을 위한 정책을 펴고, 초·중등교육을 실시할 의무를 부담한다. 개인 영역에서도 마찬가지여서 친권자는 미성년자를 보호하고 양육하여야 하고, 미성년자가 법정대리인의 동의 없이 한 법률행위는 원칙적으로 그 사유에 제한 없이 취소할 수 있다.

어린이는 일반적으로 선거권, 피선거권 등 참정권이 없으며 혼인도 자유롭지 못하다. 아르바이트를 할 수 없고(법적으로 아르바이트는 만 16세 이상의 청소년부터 가능), 형벌을 받지 아니하며(만 10세 이상의 어린이는 소년원에는 송치 가능), 술과 담배를 살 수 없다. 자동차 운전면허는 어느 나라의 어린이건 딸 수 없다.

아동복지법은 성적 학대 행위를 금지하면서 이를 어긴 자를 처벌하고 있다. 아동에 대하여 폭행 또는 협박으로 성폭력 범죄를 저질렀을 때 성폭력범죄의처벌등에관한특례법, 아동·청소년 성 보호에 관한 법률, 형법 등으로 각각 처벌받을 수 있다.

성폭력에 대해 법적으로 죄를 물을 때 핵심적인 판단 기준 중의 하나는 '동의'이다. 동의는 성폭력에서뿐만 아니라 다른 법적 판단에서도 아주 중요한 단서이다. 신체적 접촉에도 동의가 필요하다. 성폭력이란 강간뿐만 아니라 동의하지 않은, 즉 원치 않는 신체적 접촉, 음란한 전화, 인터넷 등을 통해 접하게 되는 불쾌한 언어와 추근거림, 음란한 눈빛으로 바라보는 것 등 성적으로 상대방의 동의 없이 가해지는 모든 신체적, 언어적, 정신적 폭력을 일컫는 말이다. 성폭력의 구별 기준은 나의 생각, 감정, 느낌, 기분 등 '나'가 중심이다.

미성년자의 성과 관련한 '동의'에는 맹점이 있다. 미성년자는 의미 있는 동의를 할 수 있는 능력이 부족하다. 그럼에도 가해자가 사랑하는 사이라고 변명을 하면서 처벌받는 연령이 아니면 법적 구속력이 없다. 그나마 N번 방과 관련하여 청소년을 보호해야 한다는 각성이 일었고, 미성년자를 보호하기 위해 2020년 5월 개정된 법에 따르면 미성년자 의제강간 기준연령이 기존의 만 13세에서 16세로 상향(형법)되었다. 또한, 형법 제305조에 따른 13세 미만 미성년자에 대한 간음·추행의 죄에 대하여 공소시효를 배제하도록 하였다.

이처럼 아동·청소년을 보호하고자 하는 이유는, 아동·청소년은 사회적·문화적 제약 등으로 아직 온전한 자기결정권을 행사하기 어려울 뿐만 아니라, 인지적·심리적·관계적 자원의 부족으로 타인의 성적 침해 또는 착취행위로부터 자신을 방어하기 어려운 처지에 있기 때문이다. 또한 아동·청소년은 성적 가치관을 형성하고 성 건강을 완성해가는 과정에 있으므로 성적 침해 또는 착취행위는 아동·청소년이 성과 관련한 정신적·신체적 건강을 추구하고 자율적 인격을 형성·발전시키는 데에 심각하고 지속적인 부정적 영향을 미칠 수 있다. 따라서 아동·청소년이 외관상 성적 결정 또는 동의로 보이는 언동을 하였다 하더라도, 그것이 타인의 기만이나 왜곡된 신뢰 관계의 이용에 의한 것이라면, 이를 아동·청소년의 온전한 성적 자기 결정권의 행사에 의한 것이라고 평가하기 어렵다. 동의의 이면에는 책임이 밑바탕에 깔려 있다. 동의했으니 결과에 대해서는 책임을 지라는 이야기다. 하지만 어린 아동은 경험이 적어 어른처럼 판단하기 어려우므로 동의했어도 책임을 지기 어렵다.

아동·청소년은 우리의 다음 세대를 잇는 주역들이다. 다음 세대들이 올바르게 성장한다면 그 사람 다음 세대로도 이어져 아이들이 더욱 안전한 세상에서 자라게 될 것이다. 안전한 세상을 만들어야 할 책임은 어른에게 있다. 어른부터 '동의'에 대한 올바른 인식을 가지고 실생활에서 아동·청소년에게 롤모델되어야 한다.

동의가 뭐예요?

'동의'는 우리의 건강과 안전을 위해, 좋은 관계 형성을 위해 꼭 필요하고 무엇보다 중요하다. 하지만 '동의'가 무엇이고, 왜 중요한지 그 이유를 설명하려 하면 구체적으로 어떻게 해야 할지 막막해진다. 『동의』는 '동의'와 '존중'의 개념을 만화적 요소와 대화 형식으로 풀어내고 있어 아이들에게 쉽게 설명해줄 수 있다. 『동의』의 내용을 담고 있는 '어린이를 위한 동의(Consent for kids)' 동영상은 전 세계 20여 개국에 번역되고 높은 조회수를 기록하고 있다.

『동의』를 통하여 동의가 무엇인지 알고 동의하는 법을 연습할 수 있다. 친구를 잘 사귈 수 있게 도와주기도 하고 도움받는 방법도 알려준다. 동의가 무엇인지, 너와 나 사이 경계선은 어떻게 긋는지, 친구들을 응원하려면 어떻게 하는지, 건강한 친구 관계란 무엇인지 배울 수 있다.

동의란 내가 '나'라는 나라의 주인이 되는 것과 같다. 내가 내 몸의 주인이 된다는 건 무슨 뜻일까? 내 몸은 내 거라는 뜻이고 신체에 대한 결정은 내가 할 수 있다. 따라서 나의 경계선은 내가 그을 수 있다. 경계선이란 한계를 말한다. 경계선은 내가 편안한 상황을 정하고 선을 긋는 것이다.

내 마음이 편안하다는 것을 어떻게 알 수 있을까? 그것은 나의 느낌이 말해준다. 느낌은 내가 언제 편하고 편하지 않은지 알려준다. 따라서 동의와 거절의 기준이 될 수 있다. 동의를 잘하려면 먼저 동의의 원칙을 세워야 한다. 원칙을 세운다는 건 경계를 세운다는 것이다. 내가 편안한 상황을 정하고, 불편한 상황에서는 거부해도 된다는 것이다. 이 세상에 똑같은 사람은 없으니까 경계선도 사람마다 다를 수 있다. 상대방의 동의가 있어야 그 경계선을 넘어갈 수 있고 경계선은 상황에 따라 상대에 따라, 어떤 경험 때문에 바뀔 수도 있다.

아이들은 신체적 접촉에 편안한 상황과 편안하지 않은 상황에 대해 말을 표현해보라고 하면 구체적으로 대답을 못 하는 경우가 있다. 상대방의 외모를 비유해서 성적으로 놀리는 것, 치마 들치기, 머리 잡아당기기, 기습 뽀뽀, 포옹, 뒤에서 껴안기, 무릎에 앉기, 신체 만지기(엉덩이, 허벅지, 가슴, 성기 등), 타인을 스마트폰으로 사진 찍어 친구들에게 보여주거나 인터넷에 올리기 등의 예를 제시하여 자신만의 편하지 않은 상황을 고르게 한 다음 불편했던 느낌 감정을 표현하게 한다. 느낌은 내가 언제 편하고 편하지 않은지 알려주기 때문에 내 느낌을 믿으면 된다.

나에게는 크게 거슬리지 않는 행동이 다른 사람에게는 심하게 거슬릴 수 있다. 사람마다 경계선이 다르므로 다른 사람이 어디까지 동의하는지 먼저 묻는 건 매우 중요하다.

"손잡아도 될까?" "안아줘도 될까?" "뽀뽀해도 될까?" 물었을 때 상대방이 침묵한다든지 애매한 답변을 하였다면 동의를 받은 게 아니다. 약이나 술을 먹을 때도 마찬가지다.

동의는 하루아침에 배워지는 게 아니다. 연습이 필요하다. 동의와 거절을 연습한다는 것은 좋은 관계를 맺는 것과도 연결된다. 거절할 때도 거절을 하는 이유를 말해주어야 한다. '내가 지금 기분이 안 좋아서', '나는 지금 혼자 있고 싶어서', '나는 지금 책을 읽고 싶어서' 등 거절 이유를 알려준다면 상대방이 '내가 싫어서 거절하는 거구나' 하는 생각이 들지 않게 하여 관계를 망치지 않을 수 있다. 수줍음이 많은 아이는 상대가 다가오는 게 불편해 거절할 수 있다. 수줍음이 많은 친구와 친해지고 싶을 때는 친구 마음이 편해질 때까지 좀 멀리 있어야 한다는 것도 사전에 알려준다.

동의를 연습하면서 생각해봐야 할 것은 나의 동의만 중요한 것이 아니라 다른 사람들의 동의를 얼마나 존중했나 하는 것이다.

상대방이 싫어할까 봐 거절을 못 하는 아이들이 있다. 부모, 친구 등 친밀한 관계에서도 상대방이 싫어할까 봐 싫은 상황을 허락해서는 안 된다는 점을 이야기한다. 동의와 거절의 기준은 내 기분이지 상대방이 나를 싫어하게 될까 봐서가 아니란 것을 알려준다. 거절을 당한 사람도 상대방의 의사를 존중해야 한다. 연인관계에서도 서로 같이 좋아하는 때도 있지만, 한쪽으로 기우는 경우가 있다. 더 좋아하는 쪽은 상대가 불편한 신체 접촉 요구를 해올 때 어떻게 해야 할지 몰라서, 거절하면 분위기를 망칠까 봐, 상대가 헤어지자고 할까 봐, 상대방 마음에 들고 싶어 거절 표현을 하지 못하고 침묵하거나 동의하는 경우가 있다. 이때의 동의는 자신을 존중하지 않는 행동이고, 내가 거절했다고 자신을 싫어하는 사람은 분명 나중에라도 더 큰 문제가 생길 수 있으니 어렵더라도 의사 표현을 정확히 해야 한다.

이 세상에 사는 모든 사람에게 눈에 보이지 않는 경계선이 있다. 자신의 몸에 대한 권리가 자신에게 있다는 사실을 알고 자란 어린이들은 소유와 선택의 개념 또한 자연스레 익힐 수 있다. 우리의 신체와 관련된 문제 대부분은 '동의'를 받지 않는 데서 시작하는 만큼, '동의'의 개념을 몸에 익혀 두면 많은 문제 상황에 도움이 된다. 사랑의 이름으로, 나이로, 권력으로 압력을 가할 때 거절을 할 수 있도록 마음의 힘을 어릴 적부터 길러 주어야 한다.

그림책이 수업과 만나면

▣ 『동의』 청어가시 구조도로 종합력 키우기

청어가시 구조도란 청어의 가시 모양에 글의 내용을 요약하여 정리하는 방법이다. 설명하는 글이나 주장하는 글에서 글의 짜임을 살필 수 있고, 가운데 부분이 조절 가능하여 교재의 내용이 길더라도 구조화할 수 있어 활동도가 매우 높다. 청어가시 구조도를 활용하여 전체 내용을 간추리는 활동을 통해 분석력과 종합력을 키울 수 있다.

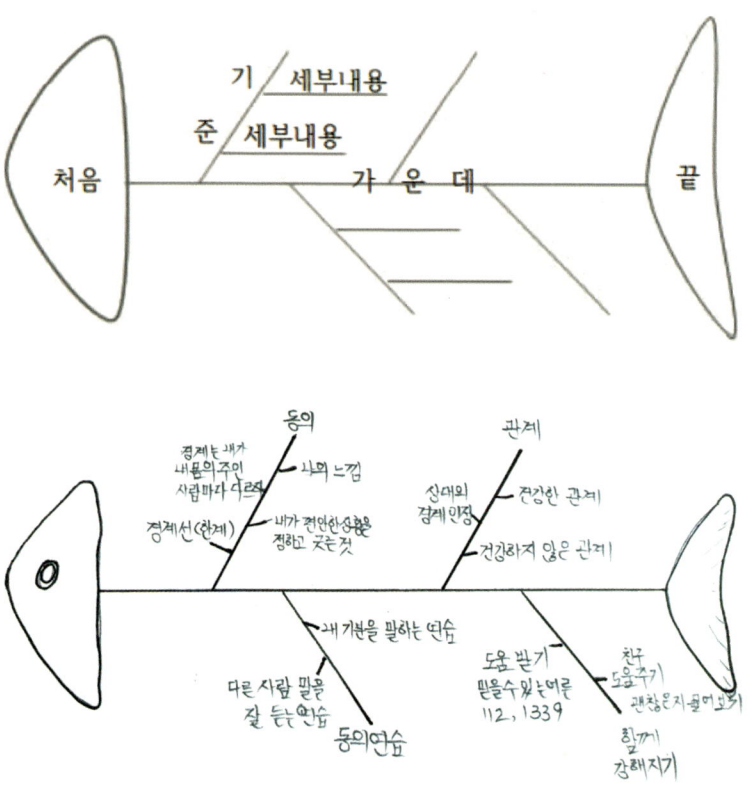

☞ 청어가시 구조도의 활동 순서

　가. 생선의 머리는 글의 처음에 해당하는 내용을 요약하여 쓴다.

　나. 가운데 사선 모양으로 뻗은 가시는 글을 정리할 수 있는 기준을 정리하여 쓴다.

　다. 가로로 난 잔가시는 각 기준에 해당하는 세부 내용을 요약하여 쓴다.

　라. 생선의 꼬리에는 글의 끝부분을 요약하여 쓴다.

▣ '동의'와 '거절'로 나의 경계 세우기

　안전과 편안함에 따라 누군가를 나의 동그라미 안에 들어오게 할 수도, 들어오는 것을 거절할 수도 있습니다. 동그라미는 나를 지켜주는 안전망이고 내가 주인인 공간입니다. 동그라미 크기는 보통 내가 양팔을 뻗었을 때 거리입니다. 동그라미에 들어올 수 있는 사람들은 내가 '동의'했을 때 들어올 수 있습니다. 다른 사람의 동그라미에 들어가려면 "들어가도 될까?" 허락을 받아야 합니다. 들어오는 것에 거절한다면 왜 안 되는지 나의 상황과 이유를 말해줍니다. 거절할 때도 친구 사이엔 예절이 필요합니다.
(거절할 때는 친구가 싫어서라는 말보다는 나의 기분이나 느낌, 상황으로 표현해주세요)

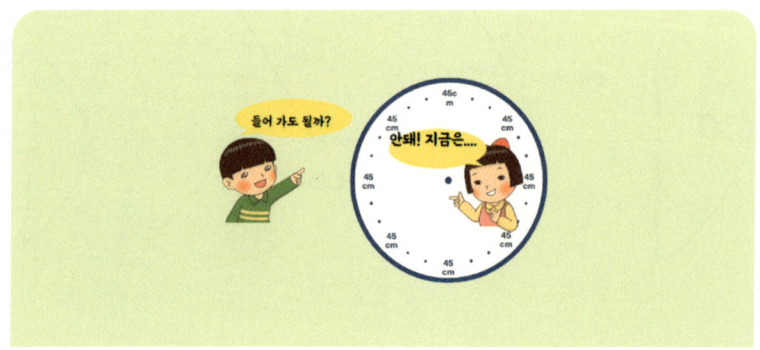

> 1) 동그라미 안으로 "들어가도 될까?" 물어보세요.
> 2) 동의해보세요. : "친구야 손을 잡아도 될까?"
> 3) 거절해보세요. : "친구야 손을 잡아도 될까?"

☞ 동의를 잘하려면 두 가지 연습을 해야 한다. 사람들에게 내 기분을 말하는 연습과 다른 사람들 말을 잘 듣는 연습이다. 동의와 거절을 할 때는 분명하고 직접적으로 말한다. 처음에는 어색할 수 있지만 하면 할수록 점점 쉬워진다.

☞ 어떤 행동이 나에게는 크게 거슬리지 않더라도 다른 사람에게는 심하게 거슬릴 수 있다. 사람마다 경계선이 다르므로 다른 사람이 어디까지 동의하는지 먼저 묻는 건 매우 중요하다.

▣ 동그라미 안에 들어온 사람들과 할 수 있는 행동의 범위를 정해보기

동의란 내가 내 나라의 주인이 되는 것과 같다. 내가 내 몸의 주인이 된다는 건 무슨 뜻일까? 내 몸은 내 것이라는 뜻이고 신체에 관한 결정은 내가 할 수 있다. 따라서 나의 경계선은 내가 그을 수 있다. 경계선은 내가 편안한 상황을 정하고 선을 긋는 것이다.

> 사람들 : 엄마, 아빠, 할머니, 할아버지, 동생, 형, 누나, 오빠, 친구(이름을 쓰세요), 옆집 아줌마, 옆집 아저씨, 경비아저씨, 담임선생님, 학원 선생님, 사촌오빠, 사촌 형, 삼촌, 이모, 외삼촌, 외숙모, 가게 주인, 생각나는 사람이 있으면 쓰기, 친구

1) 친구 중 동그라미에 들어오도록 허락한 사람은 누구인가요?
2) 가족 중 동그라미에 들어올 수 있는 사람은 누구인가요?
3) 원안으로 들어온 사람들과 할 수 있는 행동을 골라 보세요.

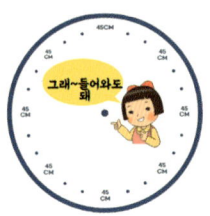

할 수 있는 행동 예 :

손잡기, 팔짱 끼기, 뽀뽀하기, 안아주기, 어깨동무하기, 머리카락 만지기, 만지지 않고 이야기만 하기, 뒤에서 껴안기, 조금 떨어져서 말만 하기, 기타 행동

① 엄마 :

② 아빠 :

③ 원안에 들어오도록 허락한 친구 누구(　)와 할 수 있는 행동 :

　친구 (　) :

　친구 (　) :

④ 다른 사람 :

동의와 거절

경계 존중

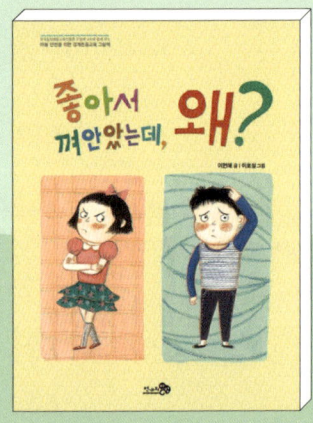

좋아서 껴안았는데, 왜?
이현혜 글, 이효실 그림, 천개의바람

중요 질문 및 내용

✖ 사람 사이의 경계는 어떻게 존중해야 할까?

✖ 사람 사이의 경계를 찾아보고 경계 존중 요청 연습하기

사람과 사람 사이 '경계'

경계(boundary)는 사람과 사람 사이의 보이지 않는 물리적, 심리적 거리이자, 인간관계에서 '나'와 '나 아닌 것'을 구분하게 하는 자아의 경계이자, 관계의 교류가 일어나는 통로이다. 우리는 처음 보는 사람 앞에서는 긴장하고, 신경을 곤두세우며 몸이 긴장한다. 지하철이나 버스에서 타인과 몸이 닿지 않기 위해 나만의 공간을 확보하려고 하는 이유도 자아의 경계가 있기 때문이다. 그러나 친밀한 사람이라면 경계는 유연해진다. 눈을 마주치고 손을 잡고 몸이 닿아도 문제가 되지 않는다. 바로 관계의 교류가 일어났기 때문이다. 건강한 경계는 자신을 보호할 만큼 충분히 탄탄하되, 동시에 다른 사람들과 관계를 맺을 때는 친밀하게 교류할 수 있을 만큼 개방적이어야 한다.

건강한 경계를 세우기 위해서 할 수 있는 일을 살펴보자. 나를 보호하기 위해서는 나의 경계가 침범되었을 때 솔직하게 자신의 상황과 감정을 이야기해야 한다. '꼭 말을 해야 하나?'라고 생각하고, 표현하지 않는다면 상대방은 알 길이 없다. '내가 거절해서 상대방이 미안해하면 어쩌지?'라는 생각도 도움이 되지 않는다. 상대의 말과 행동을 거절하는 것이지 상대라는 존재 자체를 거절하는 것이 아니기 때문에 솔직하고 정중하게 의사를 표현해주는 것이 나의 경계를 튼튼히 하는 방법이다.

반대로 친밀한 관계라면 나의 경계를 열어주는 의사 표현, '좋아' '괜찮아' 등을 확실히 해주어야 한다. 경계가 엄격하여 상호교류가 일어나지 않는다면, 나밖에 모르고 자기 생각과 느낌에 매몰되어 다른 사람의 감정이나 의견을 고려하지 못해 인간관계에 문제가 생긴다. 또한 서로가 느끼는 경계에 대한 생각이 다르기 때문에 문제가 생기기도 한다. 나는 상대방을 그저 보통의 아는 사람이라고 생각하고 있는데 상대방은 나를 친밀한 사이라고 생각하여, 물건을 함부로 가져가거나 어깨를 두드리거나 손을 잡는 등의 신체 부위를 만질 수 있다. 이때 사적 경계를 침범받은 나는 불쾌감이나 불편을 느끼게 된다. 생각, 감정, 취향, 욕구, 기분 등은 사람마다 다르고 장소, 상황, 지역, 국가에 따라 다르다. 이를 인정하고 자기표현을 잘하고 상대방의 표현도 잘 수용하는 연습을 해야 건강한 경계를 세울 수 있다. 자기표현의 핵심은 감정을 표출하는 것이 아니라 감정에 담긴 욕구, 즉 원하는 것을 표현하는 것에 있다. 다음은 자기표현을 할 때 잊지 말아야 할 원칙이다.*

- 나는 누군가의 동의, 허락 없이 나의 생각, 감정, 욕구를 표현할 권리가 있다.
- 상대 역시 나의 동의나 허락 없이 자신의 생각, 감정, 욕구를 표현할 권리가 있다.
- 건강한 자기표현은 나와 상대의 권리를 인정하고 표현하는 것이다.
- 비언어적 표현과 언어적 표현을 일치시키도록 한다. 싫다고 말하고 웃으면 안 된다. 언어적 표현이 바로 나오지 않는다면 비언어적으로라도 표현해야 한다. 말을 하기 어렵다면 얼굴 표정을 달리한다.
- 자기표현의 핵심은 나의 영역을 보호하고 내가 원하는 것을 표현하는 것이지 상대를 판단하거나 변화시키거나 더 나아가 공격하는 것이 초점이 되어서는 안 된다.

경계가 무엇인지 모르는 사람이 많다. 먼저 경계가 있다는 것을 인식하는 것이 중요하다. 아이들도 처음 들어보는 개념이니 낯설고 모호하긴 마

---

* 문요한, 『관계를 읽는 시간』, 더퀘스트(2018), 290쪽

찬가지다. 사람 사이에 경계가 있다는 것을 처음 알았다고 하는 아이가 대부분이다. 아이들은 경계의 구분과 경계를 침범 받았을 때 이를 인식하기가 어렵기 때문에 어른들이 먼저 아이의 경계를 지켜주어야 한다.

동네 문방구를 자주 가다 보니 아이와 아저씨는 아는 사이가 되었다. 아이는 인사를 건네는 정도인데 아저씨는 예쁘다는 표현으로 아이에게 다가와 볼을 만지거나 머리를 쓰다듬으면 안 된다. 아이의 경계를 침범한 것이다. 아는 사람에 의한 아동 성폭력의 경우 친밀함의 표현으로 신체접촉이 이루어지다 폭력이 일어나므로 경계는 안전을 위한 최소한의 장치가 될 수 있다. 그러므로 친할수록 타인의 영역을 존중하고 배려해야 한다.

경계침해 사례는 여러 가지가 있다. 물리적 경계침해는 자신만의 물건을 동의 없이 가져가거나 허락 없이 문을 열고 갑자기 자신의 방으로 벌컥 들어오는 행동 등이다. 집에서 자녀들과 친밀하다는 이유로 쉽게 일어나는 행동이다. 신체적 경계침해는 원치 않은 신체 부위 만지기이다. 언어적 경계침해는 소리 지르기, 위협하기, 싫은 것 계속 물어보기, 별명으로 놀리기 등이다. '너는 왜 이리 뚱뚱하니', '내가 너 때문에 못살아', '너는 누굴 닮아 이리 멍청하니?'처럼 말로 상대방의 경계를 침범하는 행위이다. 정서적 경계침해는 무작정 찾아오기, 싫은데 계속 따라다니기, 난감한 거 물어보기 등 정서적, 감정적으로 상처받게 하는 행위이다. 시각적 경계침해는 남의 몸 몰래 엿보기, 자기 몸 보여주기, 일방적으로 음란물 보여주기, 인터넷이나 SNS에 허락받지 않고 사진, 동영상 올리기 등이 포함된다.

위와 같은 행동은 상대에게 상처를 주기도 하고, 폭력이나 범죄에 연루될 수도 있다. 경계의 의미가 어려운 아이들에게 평소 지나칠 수 있는 사소한 행동들이 경계를 침범하는 행동이 될 수 있다는 것을 구체적인 사례를 들어 설명해보자. 『좋아서 껴안았는데, 왜?』는 아이들의 눈높이에 맞게 경계의 의미와 종류에 대해 잘 설명되어 있어 경계 존중교육에 좋은 책이다. 이와 비슷한 『내가 안아줘도 될까?』도 추천한다.

아동안전을 위한 경계 존중 교육

성폭력 예방 교육을 아무리 열심히 해도 성폭력을 비롯한 학교 폭력은 해마다 증가하고 있다. 이에 대한 근본적인 해결책 중 하나가 경계 존중 교육이다. 아이들에게 경계에 대해 알려주는 것은 매우 중요하다. 다른 사람에게 피해를 주지 않고 다른 사람이 내 몸에 어떤 행동을 할 때 어떻게 대응해야 하는지를 스스로 판단할 수 있기 때문이다.

아이들 간의 다툼도 이 경계가 지켜지지 않아 발생하는 경우가 많다. '장난인데요' '그냥 놀았을 뿐이에요' '재밌어서 그랬어요' 별것도 아닌 일로 친구가 너무 예민하게 반응하는 것이라고 이야기하지만, 피해자는 전혀 즐겁지 않고, 놀이라고 생각하지도 않는다. 놀이라면 쌍방이 즐거워야 하는데 당하는 사람은 괴롭다. 싫은 표정을 하는데도 계속하면 장난을 넘어선 폭력이다. 아이들은 친구들의 '싫어'라는 말에 즉시 멈추지 않고 싫다고 말하는 그 상황이 재밌어서 오히려 더 장난을 치기도 한다. 상대방을 불쾌하게 하는 작고 사소한 행동들이 지속되거나 행동이 과해진다면 불편함과 수치심을 넘어 폭력이 될 수 있다. 이처럼 사소하지만 일상에서 지켜야 할 서로 간의 존중을 배우고 배려를 하게 되는 경계 존중 교육은 누구에게나 꼭 필요하다.

준수는 같은 반 지아가 너무 좋아서 지아를 꽉 껴안았다. 그러자 지아가 막 화를 낸다. 준수는 좋아하는 마음을 표현한 것뿐인데 도대체 뭘 잘

못한 건지 몰라 어리둥절하다. 반면에 지아는 얼굴에 화가 가득 나 있다. 둘 사이에 불편한 상황이 일어났다는 것을 눈치챌 수 있다. 준수가 지아의 경계를 침범한 것이다. 사실 경계란 개념이 아주 생소한 것만은 아니다. 누군가 나의 기분이나 감정을 상하게 하는 순간 '선 넘지 마' '거기까지, STOP!' 이런 식으로 경계를 서로 이야기해왔다. 이 책은 사물과 사람 사이에서 일어날 수 있는 상황을 예를 들어 아이들 눈높이에 맞게 이해할 수 있도록 자세히 설명되어 있다.

국경선은 나라와 나라를 구분해주는 경계선이고, 차도와 인도를 구분해주는 경계선도 있다. 경계는 서로의 안전을 위해 존재한다. 나라와 나라 사이, 차도와 차도 사이, 차도와 인도 사이, 물건과 물건 사이, 사람과 사람 사이 공통으로 들어갈 단어를 찾아보라고 하면 의외로 아이들이 찾지 못한다. 그만큼 아이들에겐 사람과 사람 사이에 경계라는 단어가 생소하고 들어본 적이 없기 때문이다. 모든 물건에도 경계가 있다는 걸 보여주기 위해 신발장, 가방, 사물함, 필통에도 모두 자신의 이름이 적혀 있다.

준수가 지은이의 볼을 꼬집고 도망간다. 아무리 장난이라도 다른 사람의 몸을 함부로 만지면 안 된다. 각자의 몸에도 경계가 있어 구분되기 때문이다. 눈에 보이지는 않지만 누구에게나 자신만의 영역인 '경계'가 있다는 걸 알 수 있다.

친구들 사이에서 일어날 수 있는 행동, 친밀함의 표현으로 어른들이 하는 행동, 가족 간에 일어날 수 있는 상황 등 많은 일상의 행동이 경계를 넘어선 글과 그림으로 표현되어 있다.

저학년이라면 경계를 넘어서는 행동을 찾아보라고 할 수 있고, 고학년이라면 물리적, 신체적, 시각적, 언어적, 정서적 경계로 구분하여 찾아볼 수 있다. 경계 존중 교육은 다른 사람을 존중하고 배려하는 마음과 행동이 실천으로 이어져야 한다. 서로의 경계를 지키기 위해서는 어떻게 해야 하는지 아이들과 '동의' '허락'에 대해서도 나눠보며 연습해본다.

그림책이 수업과 만나면

▣ **경계를 찾아라!**

경계의 종류에는 시각적, 물리적, 정서적. 언어적, 신체적 경계가 있다. 책에서 경계를 찾아보자.

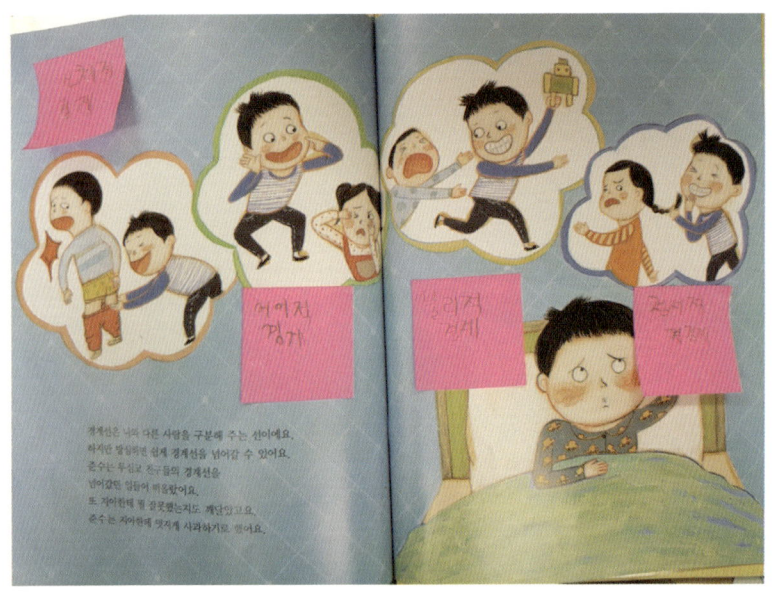

[저학년]

☞ 1, 2학년은 모둠별로 책과 포스트잇을 나눠주고 책 속의 그림을 보고 상대방을 불편하게 하는 행동을 찾아 포스트잇 붙이기 활동을 한다. 3,

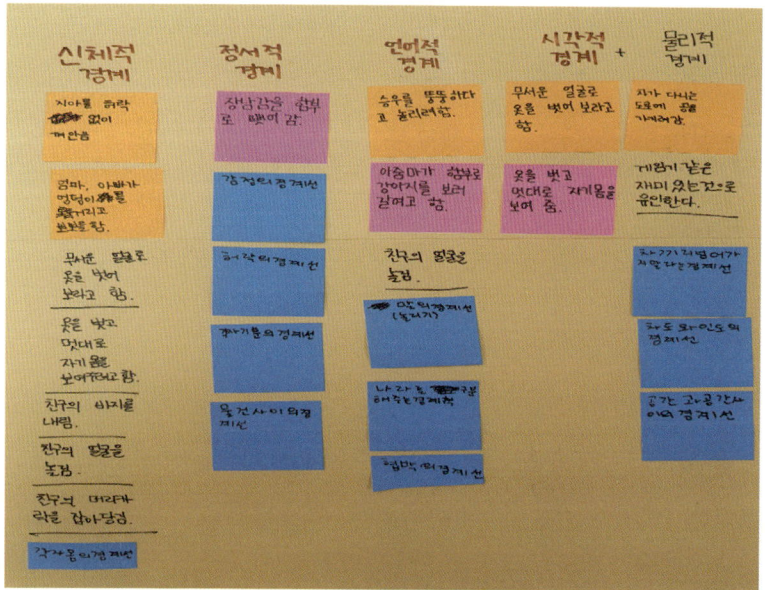

[고학년]

4학년은 책의 그림을 보면서 경계 침해 행동을 찾아 경계의 종류를 포스트잇에 쓰게 한 후 붙여보게 한다. 고학년은 책의 내용과 일상생활에서 경험했던 경계 침해 행동을 모둠 용지에 분류해 써보도록 한다.

◉ 내 몸의 경계를 스스로 정하기

사람마다 경계는 다르므로 물어보고 허락을 받아야 한다. 내 몸을 허락 없이 만지면 안 되는 부위에 스티커를 붙이고 이유를 써본다.

☞ 나라, 문화, 대상, 친밀도, 상황 등에 따라 경계는 다르다. 사람마다 경계가 다르다는 것을 알아야 동의와 허락의 개념이 중요하다는 것을 알 수 있다. 누구는 머리를 만지는 것이 싫을 수도 있고, 좋을 수도 있다. 발가

5장. 함께해, 성(性) **285**

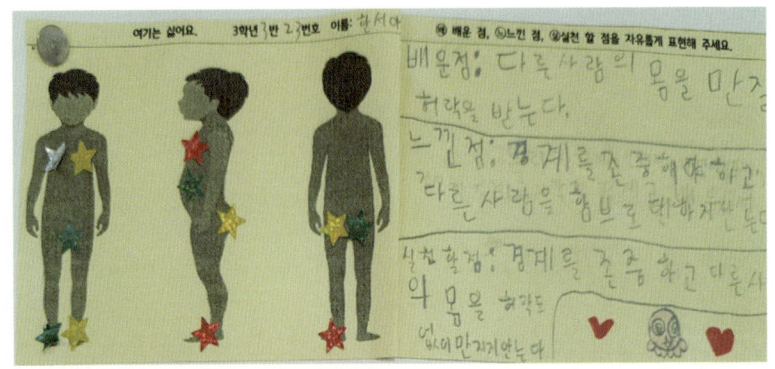

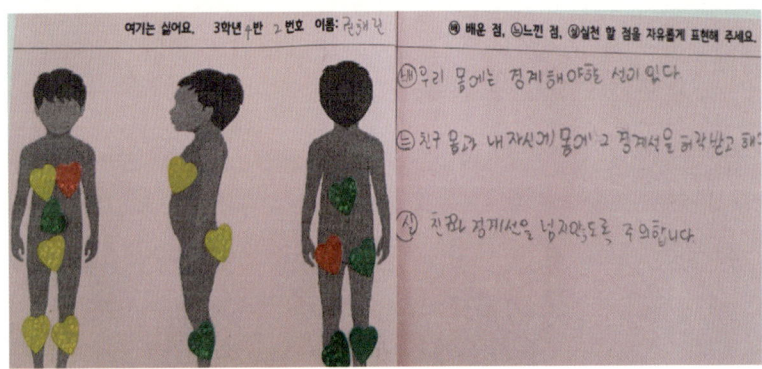

락을 만지는 것이 싫은 친구도 있고, 다 싫다고 하는 친구도 있다. 물론 그 사람의 기분이나 감정에 따라서 오늘은 좋고 내일은 싫을 수도 있다. 이 활동은 사람마다 경계는 모두 다르다는 것을 알기 위해서이다. 전면, 후면, 측면 몸 사진*을 제시하고, 내 몸의 주인은 나인데 내 몸의 어디를 허락 없이 친구가 만지는 것이 싫은지 표현해보고 이유를 쓰도록 한다.

---

* 몸사진: 초등젠더교육연구회 아웃박스 자료 참고

◼ 경계 존중 연습하기

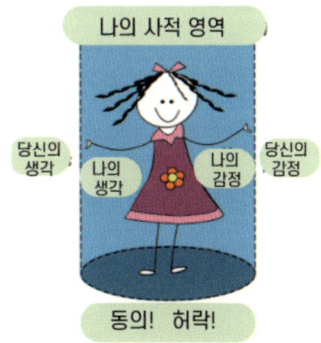

나의 생각과 감정은 나의 사적 영역입니다.

누구나 나만의 경계가 있고 경계의 범위는 사람마다 다릅니다.

다른 사람의 경계에 들어갈 때는 동의나 허락을 받아야 합니다.

* 경계 존중을 연습해봅시다.

1. 6개의 상황 중 하나를 골라 경계 요청해보기
2. 상대방은 반응해보기(거절하기, 찬성하기, 무반응 등)
3. 나의 대답 또는 느낌 쓰기

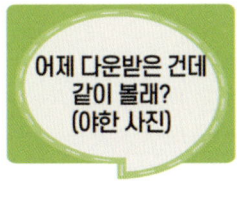

① 경계 존중 요청하기	② 상대방 반응	③ 나의 대답 또는 느낌
나 오늘 깜빡하고 휴대폰을 안 가져왔어. 집에 전화 한번만 해도 될까?	알겠어. 금방하고 줘.	고마워. (진짜 고마운 느낌)
요청인: 김OO 만난 사람: 이OO		

활동 전 생각 문제
- 누군가 나의 경계를 넘어왔을 때 싫다면 어떻게 해야 할까?
- 누군가 나의 경계를 넘어왔을 때 좋다면 어떻게 해야 할까?
- 다른 사람의 경계를 넘어갈 때 어떻게 해야 할까?
- '음~' '저기~' '그러니까...' 또는 침묵은 어떤 의미로 받아들여야 할까?

활동시 주의점
- 바른 언어를 사용하고, 예의를 지켜 말하기
- 정확한 의사표현 연습하기
- 대답할 때까지 기다려주기
- 싫다는 의견 받아들이기

동의와 거절

진정한 사과

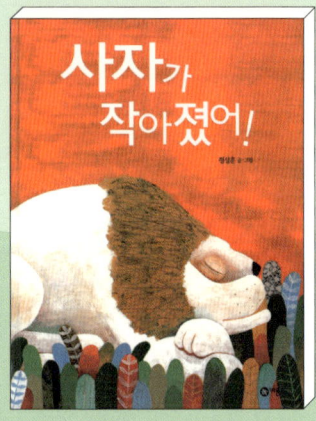

사자가 작아졌어!
정성훈 글·그림, 비룡소

중요 질문 및 내용

✖ 진정한 사과는 어떻게 해야 할까?
✖ 가젤과 사자의 감정을 읽고 진정한 사과 연습해보기

용기가 필요한 행동, 사과

우리는 살아가면서 누구나 크고 작은 실수나 잘못을 하게 된다. 인간은 완벽하지 않기에 실수할 수도 있다. 최대한 실수를 줄여야 하지만 어쩌다 실수를 했을 때는 이를 인정하고 진정한 마음을 담아 제대로 사과해야 한다. 순간을 모면하기 위해 얼버무리거나 변명과 회피를 늘어놓으면 상황을 더 악화시킬 수 있다.

진정한 사과는 나와 너를 위한 최고의 소통법이다. 그런데 이 사과라는 것이 참 어렵다. '미안해' '사과할게'라고 말했는데 '그게 사과야?'라며 되묻기도 하고 진심이 안 느껴진다며 오히려 더 화를 내기도 한다. 그런데 생각해보면 어떻게 사과하는 것이 진정한 사과이고 상대의 용서를 구할 수 있는 것인지 배우지 않았기에 잘 모르는 경우가 많다.

'사과'에 해당하는 단어 'apology'는 그리스어 'apologia'에서 유래된 단어로 '그릇됨에서 벗어날 수 있는'이란 뜻을 지니고 있다. 과거의 잘못한 일에 대해 인정하고, 사죄하며 책임을 진다는 의미이다. 반면 '미안'이라는 단어 'sorry'는 '아픈 상처'라는 뜻을 지닌 'sore'에서 유래되었고, 착잡한 심정이나 감정을 표현한다는 의미로 일어난 일에 대해 안타깝게 여긴다는 뜻이 담겨 있다. 그래서 유명 정치인이나 연예인이 대중을 향한 공식적인 사과를 할 때는 '미안합니다'라는 표현보다는 '사과드립니다'라는 표현을 많이 쓴다. 잘못을 인정하고 책임진다는 의미가 들어있기 때문이다. 단어의 의미처럼 진정한 사과는 상대방이 아파하는 마음만큼 아파할 수 있는 진정성이 스며 있어야 사과를 받는 사람이 공감할 수 있다.

만약 '당신의 감정을 상하게 했다면 미안합니다'라고 말했다면 어떤 기분이 들까? '○○했다면'이라는 조건이 붙는 순간 사과의 진정성은 증발한다. 누구를 위한 사과인지, 무엇을 잘못했는지, 잘못에 대한 후회나 반성은 있는지, 상대방에게 책임을 전가하는 것은 아닌지, 진심을 읽을 수 없기 때문이다. 마음에 없는 사과, 순간을 모면하기 위해 하는 사과, 어쩔 수 없이 하는 사과는 상대방의 마음에 와닿지 못한다.

그래서 사과할 때 주의해야 할 점을 알아야 한다. 사과하는 말 앞에 조건이 붙는 수식어는 오히려 상대의 기분을 상하게 할 수 있어 하지 않아야 한다. 가령 '네가 기분이 상했다면' '네가 그렇게 생각했다면' '네가 상처 받았다면' '네가 화가 났다면' 미안해, 사과할게 라고 말하는 것은 자신이 한 행동에 대한 후회나 반성은 없는 표현이다. 모두 책임회피나 상대에게 책임을 전가하기 위한 반응이다.

그럼 진정한 사과는 어떻게 해야 하는 것일까? 2019년 EBS에서 방영된 '진정성 시대' 1부 '진정한 사과' 편에서 시선추적기법을 통해 대중은 어떤 사과문에 진정성을 느끼는지 실험을 했다. 진정한 사과글의 구성은 일정한 패턴이 있다. 사과 → 설명 → 책임 인정 → 후회 반성 → 보상 → 용서의 구성이다. 먼저 '~한 것에 대해 진심으로 사과드립니다' 라고 잘못에 대해 사과한다. 그리고 어떤 경위로 사건이 일어났는지 설명하고 다시는 그런 일이 일어나지 않도록 하겠다는 재발 방지의 구체적인 대안과 현실적으로 상대방의 피해에 대해 책임지는 과정이 필요하다. 이는 자신의 책임을 밝히고 인정하며 후회와 반성의 뜻을 알리고 앞으로의 보상, 해결책을 이야기한다는 의미이다. 마지막으로 잘못에 대한 책임을 진다는 확신을 주고, 한 번 더 용서를 구할 때 진정성을 느끼는 걸로 조사되었다.

"내가 원하는 건 진정한 사과입니다." 위안부 할머니, 성희롱 성폭력 피해자, 학교폭력 피해자 등 크고 작은 사건마다 피해자들이 공통으로 원하는 것은 '진정한 사과' 이다. 먼저, 피해자가 느꼈을 분노. 슬픔, 고통, 공포를 피해자 입장에서 생각하고 그들의 감정을 공감할 수 있어야 한다. 진정한 반성이 동반되지 않은 기계적인 사과는 오히려 신뢰성이 떨어진다. 2020년 성 착취물 제작 유포로 세상을 떠들썩하게 했던 N번 방 사건의 주범 조○○은 재판이 진행되는 동안 백여 차례의 반성문을 날마다 제출했으나 피해자들에 대한 진정한 사과는 찾을 수 없었다. 오히려 자신의 범행을 사회구조, 인터넷 문화, 피해자, 언론 때문이라고 책임을 회피하거나 부인하는 내용으로 오히려 더 많은 공분을 일으켰다. 아직도 자신이 무엇을 잘못했는지조차 모르는 태도는 사실상 피해자들에 대한 2차 가해이다.

진정한 사과의 사례도 찾아볼 수 있다. 제2차 세계대전 이후 독일은 희생자 박물관을 만들고 과거사를 가르치는 등 자신들이 저지른 과오를 진심으로 반성하는 모습을 보여줬다. 말뿐인 반성이 아니라 진심으로 후회하고 다시는 이런 일을 범하지 않겠다는 의지와 약속이 담긴 실천적 반성이다. 또한 전 서독 총리 빌리 브란트의 '무릎 사과'는 잊을 수 없는 진정한 사과로 알려져 있다. 서독에 적대감이 강했던 폴란드 국민은 빗속에서 바르샤바의 전쟁희생자 비석 앞에 무릎 꿇고 눈물을 흘린 브란트의 사과를 생방송으로 지켜보며 오랜 앙금을 털어버릴 수 있었다고 한다.

무엇을 잘못했는지 정확하게 이야기하고 조건이나 해명 없이, 피해자의 마음이 풀어질 때까지, 피해자가 됐다고 할 때까지 몇 번이고 해야 하는 것이 진정한 사과이다. 그래서 사과를 하는 주체는 '나'이지만 사과가 향하는 방향은 철저하게 피해자의 입장이다. 진심 어린 진정한 사과만이 가장 강력한 치유의 언어이자 치료법이다.

사과하기는 힘들다. 왠지 먼저 사과하면 잘못을 인정하는 것 같고 자존심이 상하는 것 같기도 하다. 사과는 용기가 필요한 행동이다. 얽힌 일을 처리하고자 하는 의지가 있어야 하고 상대방의 마음을 헤아릴 줄 아는 공감 능력도 있어야 한다. 'sorry'의 어원처럼 아픔을 동반하기도 한다. 진정한 사과를 통해 용기 있는 사람이 되어보자.

가젤을 울린 사자의 진정한 사과

『사자가 작아졌어!』는 사자와 가젤을 통해 공감과 소통, 진정한 사과에 대해 생각해볼 수 있는 책이다. 사과에 대해 이야기할 때 어떻게 하는 것이 진정한 사과인지 말로 설명하기가 어려울 때가 있다. 어른들은 보통 화해를 시킬 때 '미안하다고 말해'라고 말한다. 그럼 아이는 '미안해'라고 하라는 대로 앵무새처럼 말한다. 이런 경우는 사과를 하는 사람도 내가 무엇을 잘못했는지 알지 못하고, 사과를 받는 사람도 사과받았다는 느낌이 안 들어서 속상하다. 누구나 실수할 수 있기에 사과도 할 줄 알아야 한다. 아이들은 사과를 통해 앞으로 어떻게 행동해야 할지를 배우고, 자신의 잘못을 고칠 기회가 된다. 그래서 진정성 있게 사과하는 법을 배우는 것이 중요하다.

울창한 수풀 속에 사자가 느긋하게 낮잠을 자고 있다. 점심 식사로 가젤을 먹은 사자는 밀림의 왕답게 남부러울 것이 없다. 양면을 가득 메운 사자의 모습에서 사자가 얼마나 크고 위엄 있는 존재인지 알 수 있다. 밀림의 왕 사자가 초식동물 가젤을 잡아먹는 것은 어쩌면 당연한 양육강식의 이치이다. 그런데 이게 웬일인가? 사자가 작아졌다. 토끼보다 더 작아진 사자, 어제 건너던 개울도 못 건널 정도로 작아진 사자는 그만 물에 풍덩 빠지고 만다. 지나가던 가젤이 사자를 구해줬지만, 자신의 엄마를 잡아먹은 사자라는 걸 아는 순간 가젤의 표정은 얼음처럼 굳어버린다. 놀라움과 분노 아픔이 묻어나는 표정이다. 자신의 부모를 죽인 원수를 눈앞에서 만난 것이다. 그것도 강자와 약자가 위치가 뒤바뀌어서. 지금 당장이라도 강물에 사자를 집어 던져 복수하고 싶을 것이다. 가젤이 우리 엄마를 죽인 사자가 아니냐고 말하자, 사자는 엄마인지 몰랐고 단지 배가 고파서 먹었을 뿐이라고 말한다. 사자 입장에서 생각하면 억울할 수도 있다. 사자가 가젤을 잡아먹은 것이 뭐가 잘못이란 말인가? 왜 가젤에게 용서를 구해야 하는지 이해가 되지 않을 수도 있다. 그러나 사자는 가젤의 화난 마음을 풀어주기 위해 여러 가지 방법을 시도한다. 꽃을 줄게, 노래를 불러줄게, 뿔에 그림을 그려줄게, 그러나 가젤의 마음은 풀리지 않는다. 다 소용없고 나에게 필요한 건 엄마라고 말하며 가젤의 큰 눈에서 눈물이 줄줄 흐른다. 뚝뚝 떨어지는 눈물을 보며 가젤이 그동안 얼마나 아팠는지, 얼마나 슬펐는지 가젤의 마음을 공감하기 시작한다. 사자는 어떻게 사과해야 하는지 몰랐다. 자신이 할 수 있는 모든 방법을 동원하지만 가젤의 마음은 풀리지 않는다. 다른 어떤 방법으로도 가젤을 위로할 수 없다는 생각이 들자 그럼 '나를 잡아먹어'라고 말한다. 접시에 놓여 있는 작은 사자를 보며 사과의 끝이 얼마나 깊은지, 또 얼마나 아파야 하는지, 또 얼마만큼 사과를 해야 진정한 사과인지 알 것 같다. 초식동물인 가젤이 육식동물을 잡아먹을 수 없다는 것을 알고, 사자가 무엇을 하든 엄마가 살아 돌아올 수 없다는 것도 안다. 단지 가젤은 자신의 슬픔을 슬퍼할 수 있을 때까지 슬퍼하고, 위로받고 싶은 심정이었을 것이다.

'널 슬프게 해서 미안해.'

가젤의 콧등에 올라타 눈물을 닦아주고 온몸을 기대어 조용히 하염없이 안아주는 사자의 모습은 잔잔한 감동을 준다. 자신이 떨어질 수도 있는 위험한 높이지만, 가젤이 괜찮아질 때까지 꼬옥 안아준다. '널 슬프게 해서 미안해'라는 말 뒤에는 조건이 붙지 않았다. '나는 배가 고파서 먹었고 너의 엄마인지도 몰랐단 말이야'라고 뒤에 말했다면 가젤의 마음은 움직이지 않았을 것이다. 가젤의 슬픔을 진심으로 아파하고 미안해하자 사자는 원래의 모습으로 돌아온다. 진심이 전해지는 사과다. 진심이 전해지는 사과는 서로의 마음을 움직인다. 사자가 작아지지 않았다면 가젤의 마음을 헤아릴 수 없었을 것이다. 자신을 내어놓기까지 하는 사자의 행동을 통해 우리는 진정한 사과의 의미를 느낄 수 있다.

그림책이 수업과 만나면

◨ 기분 & 마음을 나타내는 감정 단어

기쁨		슬픔		불쾌		두려움	분노
감동적이다	신나다	괴롭다	슬프다	곤란하다	불편하다	걱정하다	답답하다
감사하다	자랑스럽다	그리워하다	실망하다	귀찮다	어색하다	두렵다	원망스럽다
기쁘다	자신있다	막막하다	안타깝다	부끄럽다	지루하다	긴장하다	밉다
든든하다	재미있다	미안하다	외롭다	부담스럽다	피곤하다	무섭다	지긋지긋하다
만족스럽다	편안하다	서럽다	우울하다	부럽다	황당하다	깜짝놀라다	분하다
반갑다	행복하다	서운하다	허전하다			불안하다	짜증나다
사랑스럽다	홀가분하다	속상하다	후회하다			당황하다	억울하다

■ 가젤과 사자의 감정 읽어보기

위의 감정 단어에서 가젤과 사자의 감정을 표현해보고 진정한 사과란 어떻게 하는 건지 생각해본다.

상황	가젤	사자
'너 혹시 사자 아니야?' (점심도 굶고 저녁도 굶으면서 울던 일이 떠올랐어)	감정: 두려움, 분노 엄마를 빼앗아간 사자다 깜짝 놀라고 분했을 것이다.	감정: 두려움 배고파서 점심을 먹은 것 뿐인데 사자는 당황스럽다.
'꽃을 줄까?' '노래를 불러줄까?' '뿔에 그림을 그려줄까?'	감정: 슬픔 엄마가 생각나서 속상하고 그냥 슬프다.	감정: 슬픔 가젤의 마음을 풀어주고 싶은데 뜻대로 되지 않아 속상하고 서럽다.
'널 슬프게 해서 미안해'	감정: 기쁨 사자의 진심이 느껴져 조금은 홀가분해졌을 것이다.	감정: 슬픔 가젤의 아픔이 느껴져 사자도 괴롭고 후회된다.
'진정한 사과란 어떻게 하는 것일까?'	- 상대의 마음이 풀릴 때 까지 하는 것이다 - 상대가 슬픈 만큼 나도 슬퍼야 한다. - 가만히 옆에 있어 준다.	

[상황에 맞는 감정 단어를 사용하여 가젤과 사자의 마음을 표현하기]

☞ 자신의 감정을 표현하는 것도, 다른 사람의 감정을 읽는 것도 훈련이다. 아이들은 감정을 표현해보자고 하면 슬프다. 싫다. 화가 난다. 기쁘다 등 한정된 단어만 사용한다. 여러 가지 감정 단어를 모르는 아이들을 위해 감정 카드를 활용하여 가젤과 사자의 감정을 다양하게 읽어보자. 감정표현을 잘하는 아이일수록 상대방에 대한 공감 능력도 뛰어나다.

▣ 진정한 사과 연습하기

진정한 사과의 단계를 알아보고 상황에 맞게 연습해본다.

[사과의 단계]
① 자신의 잘못을 인정하기
② 사과하는 말하기(미안해 말 뒤에는 조건이 붙거나 자기를 정당화하는 말을 하지 않기)
③ 상대방에게 어떻게 했으면 좋을지 물어보기(대답 듣기)
④ 앞으로는 어떻게 하겠다고 약속하기

사과의 단계	사자가 작아졌어	내가 친구를 밀쳐서 넘어졌을 때
인정	너의 엄마를 빼앗아서 (너를 슬프게 해서)	내가 너를 밀쳐서
후회	정말 미안해	정말 미안해
책임	내가 잘못했어	내가 잘못했어
상대의견 물어보기 상대 의견 듣기	어떻게 하면 너의 화가 풀릴까?	어떻게 하면 너의 화가 풀릴까? 앞으로는 밀치지 않았으면 좋겠어 (상대 의견)
약속하기	앞으로는 엄마를 빼앗지 않을게(앞으로는 너를 슬프게 하지 않을게)	알았어, 앞으로는 밀치지 않도록 조심할게

☞ 아이들에게 일어날 수 있는 상황을 가정하여 직접 연습해보자.

미디어 리터러시와 성교육

인터넷 세상 속 성 표현물

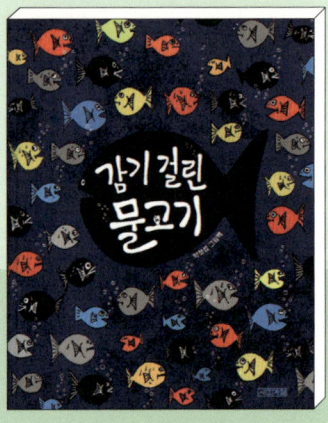

감기 걸린 물고기
박정섭 글·그림, 사계절

중요 질문 및 내용

- 소셜 미디어 리터러시
- 아귀와 같이 남을 속이는 성 표현물을 대중매체에서 찾아보고 비판적 사고력 갖기
- 소문에 대처하는 우리들의 자세, PMI 토의하기
- '물고기야 속지 마!' 교육연극

소셜 미디어 리터러시

인터넷 이용이 일반화되고 정보통신기술의 발전과 맞물려 최근 사회적 문제가 되는 것이 음란물이다. 가정에서 아무리 조심한다고 해도 인터넷과 스마트폰을 하지 않는다면 몰라도 SNS, 포털사이트 카페, 실시간 인터넷 방송, 스마트폰 애플리케이션 중개형 인터넷 장터, 스팸 메일, P2P/웹하드 서비스, 인터넷 팝업, 배너광고, 블로그 등을 통해서 비자발적으로 음란물에 접촉하는 경우가 많아지고 있다.

2016년 한국형사정책연구원 조사에서 아동·청소년을 대상으로 한 성적 학대 및 착취 시 이용되는 통신기기 1순위는 스마트폰과 데스크톱으로 각각 42%와 42.4%를 차지했다. 이 두 범주를 합하면 약 85%로 일반 음란물에 이용되는 통신기기 또한 비슷하리라 짐작할 수 있다. 데스크톱과 달리 스마트폰은 작고 편리하여 부모의 간섭을 받지 않고도 많은 것을 할 수 있다. 스마트폰을 사용하기 시작하는 처음에는 스마트폰에 과다 몰입하지 않고 공부에 지장이 없도록 사용규칙을 잘 정해 놓아야 한다. 또한, 음란물을 접하는 경로가 되고 있는 소셜미디어에 대해서도 특별한 관심을 가져야 한다.

소셜 미디어는 카카오톡, 트위터, 페이스북, 카카오스토리, 인스타그램, 핀터레이스, 블로그, 틱톡, 위챗, 라인, 유튜브, 링크드인, 웰던투(welldone to), 텔레그램과 같은 소셜 네트워킹 서비스(social networking service, SNS)에 가입한 이용자들이 서로 정보와 의견을 공유하면서 대인 관계망을 넓힐 수 있는 플랫폼을 말한다.

2004년 페이스북이 등장했을 때 페이스북 최고경영자인 마크 저커버그는 하버드대학 교지 〈하버드 크림슨(Harvard Crimson)〉과의 인터뷰에서 페이스북에 참여하는 욕구를 이렇게 표현했다. "페이스북은 인간에게 존재하는 원초적 본능을 토대로 한다. 누구나 소속 본능, 약간의 허영심, 어느 정도의 관음증을 갖고 있다." 사람들이 SNS를 통하여 표현하고자 하는 기본 욕망은 자기도취, 즉 나르시시즘(narcissism)과 노출증이고, 채우고자 하는 것은 관음증이 큰 역할을 한다고 분석하였다.* 관음증의 대상은 사소하게는 상대방 모르게 SNS를 들여다보는 것에서부터 은밀한 사생활의 영역에 속하는 것까지 포함한다. 더 나아가서는 불법으로 올린 음란물을 공유하거나, N번 방과 같이 성 착취하는 불법 영역까지도 넘나든다.

영국의 영화이론가 로라 멀비(Laura Mulvery)는 1981년 할리우드 영화 연구에서 적시증(남의 알몸이나 성교하는 장면을 몰래 훔쳐봄으로써 성적 만족을 얻는 증세)의 쾌락은 보는 자와 대상이 분리되어 있다는 사실에 기인하며, 이런 쾌락에 덧붙여 영화의 관객이 동일시의 과정을 통해서도 즐거움을 얻는다고 주장했다. 관객도 자기 앞에 벌어진 광경 속으로 빠져들어 영화 속 한 장면의 일부가 된다는 것이다. N번 방 관전자들의 참여 심리도 이와 같다고 볼 수 있다.** 이런 심리를 펼칠 수 있는 SNS가 텔레그램이다. 텔레그램은 철저한 보안성을 기반으로 사생활이 보장된다. 1대 1 비밀 대화창을 이용하면 대화 내용이 상대방만 읽을 수 있도록 암호화되어 전송되면 대화를 하는 상대 단말기에서만 암호를 풀 수 있다. 또한, 서버에 보관된 대화 내용은 회사 측에서도 들여다볼 수 없는 이유로 범죄에 사용하였을 때 수사당국에서도 그 내용을 수사하기 어렵다. 이런 보안성과 사생활 보장이 N번 방, 성희롱과 같은 각종 성범죄에 사용되고 있다.

---

* 한상기, 『한상기의 소셜 미디어 특강』, 에이콘(2014), 211쪽
** 강준만, 『인문학은 언어에서 태어났다』, 인물과 사상사(2018), 175쪽

소속감은 외로움을 잘 느끼는 청소년의 특성과도 관련이 있다. 외로움을 많이 느끼는 청소년 시기 SNS는 떼어놓을 수 없는 소통 도구이다. 또래 대화방에서 이탈되면 '왕따'가 될까 봐 두렵고, 그룹에 끼지 못하면 은근히 걱정되기도 한다. 현실에서 대인관계의 안정감을 찾지 못하는 아이들은 SNS에서 존재감을 찾으려고 한다. 댓글을 달고, 팔로우 수를 늘리고 '좋아요' 수에 매달리기도 하고 나쁜 유혹에 빠지기 쉽다.

'카페인'이라는 말이 있는데 여기에서 카페인은 커피의 카페인이 아니다. 한국인이 가장 많이 쓰는 카카오톡. 페이스북. 인스타그램을 줄인 말이다. SNS를 하다 보면 내가 올린 글이 관심을 못 받으면 우울하기도 하고, 휴대폰을 분실하거나 집에다 놓고 온다든지 하여 SNS 내용을 확인 못하는 상황에 놓이게 되면 집에 놓고 온 휴대폰이 계속 생각나고 일이 손에 잡히지 않고 불안하다. 더 나아가 타인의 SNS에 올라오는 여행, 맛집, 특별한 것을 올린 사진이나 글을 보면 부럽기도 하다. 사진이나 글은 보이고 싶지 않은 부분을 감추고 얼마든지 화려하게 연출할 수 있다. 허영심으로 덧씌운 사진과 글을 보며 나만 빼고 타인들은 다 잘 나가는 것 같은 상대적 박탈감을 느끼게 되어 '카페인 우울증'이란 말도 등장했다.

소통을 위한 다양한 소셜 미디어는 정보 획득, 대화, 공유, 평판, 존재 상태, 그룹 등의 다양해진 순기능과 더불어 왕따, 가짜뉴스, N번 방, 음란물의 공유 등 역기능도 많이 나타나고 있다. 이에 아직 판단력이 미숙한 아동, 청소년에게 스마트폰 속 인터넷 세상과 소통하고 정보를 얻을 때 무엇을 조심해야 하고 어떻게 올바르게 이용해야 하는지를 알려줘 문명의 이기에 끌려다니는 존재가 아니라 주도적으로 이용할 수 있는 능력을 갖춘 존재가 될 수 있도록 해야 한다.

물고기도 감기에 걸릴까?

깊은 바닷속 자신들을 보호하기 위해 무리를 이루어 다니는 작은 물고기를 배고픈 아귀 한 마리가 잡아먹을 궁리를 한다. '아이고 배고파! 어떻게 하면 저것들을 잘 먹었다고 소문나지?'

'애들아~ 빨간 물고기가~ 감기에 걸렸대~' 처음에 물고기들은 '흥! 무슨 소리야?' 콧방귀를 뀐다. 하지만 아귀는 '감기 걸리면 열이 펄펄 나잖아. 그래서 빨간 거야! 그런 것도 몰랐어?' 그럴싸한 근거에 헷갈리며 똘똘 뭉쳐있던 물고기 무리에 균열이 가기 시작한다. '괜히 빨간 게 아니야!' 의심하고, '우리한테 옮을지도 몰라.' 걱정하고 '같은 색끼리 뭉치자!' 편을 가른다. 결국, 빨간 물고기가 자신은 원래부터 빨간색이라고 변명하지만 받아들여지지 않고 무리에서 쫓겨나 아귀의 밥이 된다. 이후 노란 물고기, 파란 물고기가 아귀의 거짓 소문에 당한다. 아귀의 거짓 소문에 휘둘리는 물고기 떼의 모습을 보고 있노라면 답답함에 이야기 속으로 들어가 '지금 너희들 아귀한테 속고 있는 거야'라고 큰소리로 외치고 싶다.

빨간 물고기, 파란 물고기, 노란 물고기가 먹히고 '소문은 누가 내는 거지? 믿어도 되는 거야? 이상하지 않아? 진짜 감기에 걸린 걸까? 감기에 걸린 물고기 본 적 있어?' 그나마 비판력을 가진 검정 물고기가 나타난다. 우리 현실에서도 필요로 하는 능력이다. 아귀는 우리가 사는 세상에 다른 형태로 많이 존재한다. 그것이 대중매체일 수도 있고 소셜 미디어일 수도 있고 사람일 수도 있다. 비판력을 가지지 않으면 언제 어디서든 아귀에 당할 수 있다.

현실 세계에서는 아귀에게 모든 물고기가 먹히면 끝인 경우가 많지만 『감기 걸린 물고기』는 아귀의 '재채기'로 살아나는 해피엔딩이다. 현실

세계에서의 거짓에 대해 해결책을 찾기 위해선 『감기 걸린 물고기』를 읽은 후 『그 소문 들었어?』를 안내한다. 이 책은 소문에 대한 해결책으로 '소문은 먼저 슬그머니 다가오지만, 진실은 스스로 나서지 않으면 찾을 수 없어'. '누군가에게 유리한 소문이 세상을 바꾸어 버릴 때도 있지. 그러니까 몇 번이라도 확인해야 해. 저 높이 솟아 있는 산은 정말 산일까? 이 강은 엉뚱한 방향으로 흐르고 있지 않을까? 모두가 걸어가는 길 끝에는 무엇이 기다리고 있을까?'라고 적극성과 비판의식을 가져야 한다고 말하고 있다.

『감기 걸린 물고기』는 한 번에 쭉 읽지 않고, 아귀가 각각의 물고기를 속일 때 어떻게 속이는지 "다음 장면에서 아귀는 어떻게 말할까요?"라고 퀴즈 형식으로 진행하면 수업이 흥미롭게 진행이 된다. 다 읽고 난 후 우리 주변에서 "아귀처럼 살며시 다가와 우리를 속이는 것은 무엇이 있을까요? 선생님은 요즘 휴대전화기가 고장 났다며 연락 달라는 문자를 몇 번 받았습니다. 여러분은 어떤가요? 이런 문자 받아 본 적이 없나요?". "저는 청첩장 링크 피싱 문자 받아 봤어요", "택배 도착했다는 문자요", "우리 형은 애인인척하며 고양이가 다쳤다면서 지금 돈이 없어서 그런 데 돈을 보내 달라고 했어요". 이렇게 예시를 들어 질문하면 한 반에서 40% 정도 자신이나 가족이 그런 문자를 받았고 실제 피해를 본 예도 있었다고 말한다. "피싱 문자에서 보듯이 우리가 조금만 허술하게 생각하면 우린 언제든지 아귀에게 먹힐 수 있습니다. 여러분이 사용하는 대중매체도 마찬가지입니다. 여러분이 인터넷에서 평소 많이 보거나 사용하는 채널, SNS는 무엇이 있나요?" "게임요", "유튜브", "카톡요", "밴드요", "웹툰요". 초등학생들이라 생각보다 인스타그램이나 페이스북은 한 반에 3~4명 정도만 사용하고 있다. "자 그렇다면 유튜브, 카톡, 밴드, 인터넷 속에도 아귀는 숨어 있습니다. 왜 숨어서 여러분을 유혹하고 속이는 걸까요?" "돈요." 맞습니다.

대부분 돈 때문입니다. 여러분이 게임을 많이 해야 돈을 많이 벌고, 여러분이 유튜브를 많이 봐야 조회 수로 돈을 벌 수 있습니다. 콘텐츠가 평범해서는 사람들을 끌어들일 수 없으므로 좀 더 자극적으로 좀 더 야하게 만듭니다. 게임 캐릭터를 보세요. 현실과 다르게 굉장히 비현실적인 몸매를 가지고 노출이 많은 의상을 입고 싸웁니다. 음란물 또한 그렇습니다. 여러분 누구도 음란물 속 주인공이 되고 싶은 사람은 없을 것입니다. 음란물 속 사람들은 여러분이 보게 하려고 현실과 다르게 연기하고 있습니다. 음란물은 대부분 연기이거나, 상대방의 동의를 받지 않고 몰래 찍은 것들이기 때문에 그런 것을 처음 접하는 사람들에게 착각을 불러일으킬 수 있습니다. '아 정말 이렇게 하는 거구나' 라고요. 웹툰, 웹 소설 또한 청소년들에게 잘못된 가치관을 갖게 표현한 글과 그림인 경우가 많습니다. 속지 말아야 합니다. 포털사이트 네이버나 다음, 카카오톡, 유튜브에서 청소년을 보호하기 위해서 청소년에게 해로운 음란물이나, 사진, 글 등을 거르지만, 아귀들은 이것을 피하려고 댓글을 통해 유인한다든지 SNS로 불러들인 다음 해당 사이트로 이동하는 방식으로 속이고 있습니다. 디지털 그루밍 성폭력도 게임 속 채팅이나 랜덤 채팅 애플리케이션이라는 소개팅 웹에서도 많이 일어납니다. 아귀는 처음부터 자신의 존재를 드러내지 않고 상대방을 속이기 위해 똑똑함을 발휘합니다. 그래서 비판의식을 가져야 합니다. 비판의식은 『감기 걸린 물고기』에서 나오는 아귀와 같은 것들에게 여러분이 속지 않는 열쇠를 제공해줍니다."

각종 유해 정보가 넘쳐나는 시대에 진실을 찾아보고 확인하는 것은 자신의 몫이고, 끊임없이 질문하고 확인하는 과정에서 거짓으로부터 나와 사회를 지킬 수 있는 능력이 언제보다 필요한 세상이다. 이것이 미디어 리터러시다. 사람들이 미디어에 접근하고 비평하고 창조하거나 조작할 수 있도록 하는 능력을 말한다. 『감기 걸린 물고기』와 『그 소문 들었어?』를 활용해 가짜뉴스, 스마트폰 사용과 SNS를 통한 음란물의 공유, 사이버 블링, 성희롱, 성 상품화, SNS의 바른 사용 방법과 예절에 적용할 수 있다.

그림책이 수업과 만나면

◼ 가짜일까? 진짜일까? 미디어 속 진짜인 척 우리를 속이는 것 찾기

	【미디어 리터러시】 우리 주변에서 아귀처럼 살며시 다가와 우리를 속이는 것에는 무엇이 있을까? 내가 경험했거나 들어본 적 있는 사례를 말로 표현하거나 적어본 후 각 사례를 비판해보고 조심해야 할 점은 무엇인지 알아본다.
(Me) 사용해요	YOUTUBE( ), 게임( ), 웹툰( ), 웹 소설( ), 밴드( ), 카카오톡( ), 랜덤 채팅 어플리케이션(소개팅 앱)( )
스미싱	- 엄마, 나야 핸드폰이 액정이 나가서 지금 사이트로 문자 보내는 거야. 부탁이 있어서 문자 보냈는데 보면 답 줘~
보이스 피싱	- 당신의 계좌가 범죄에 연루되었어요. 피해자 입증을 위해 현금을 인출해서 금감원에 전달해야 합니다.
성 표현물	- 게임 속 비현실적 몸매(가슴 노출, 허리, 엉덩이 섹시 콘셉트) - 웹툰에서 성희롱 언어
미디어 리터리시	- 대중매체는 돈을 벌기 위해 좀 더 자극적이고 선정적인 콘텐츠를 개발한다. 게임 속 비현실적 몸매는 가짜다. - 웹툰, 웹 소설 또한 청소년들에게 잘못된 가치관을 갖게 표현한 글과 그림이 많다. 속지 말아야 한다.

☞ 스미싱: SMS(문자메시지)와 피싱(Phishing)의 합성어로 신뢰할 수 있는 사람 또는 기업이 보낸 것처럼 가장하여 개인 비밀정보를 요구하거나 휴대폰 소액 결제를 유도하는 것

☞ 보이스 피싱(voice phishing): 전기통신금융사기로 범행 대상자에게 전화를 걸어 금융감독원이나 수사기관을 허위 사실을 말하면서 협박하여 불안감을 조성하는 방법으로 송금을 요구하거나 특정 개인정보를 수집하는 사기 수법

■ PMI 토론

'소문은 나쁘기만 할까?'를 논제로 하여 소문의 장점(P), 단점(M), 창의적 대안이나 재미있는 점(I)을 적어본다.

P (장점)	• 홍보 효과가 있다. (맛집, 개업, 학원) • 숨겨져 있던 진실이 드러난다. (N번 방) • 원하는 정보를 손쉽게 얻을 수 있다.
M (단점)	• 소문은 공동체를 분열시킨다. (감기 걸린 물고기) • 소문 대상자에게는 큰 고통이 될 수 있다. • 사람들을 현혹한다. • 누가 소문을 냈는지 몰라 책임을 물을 수 없다.
I (창의적 대안이나 재미있는 점 찾기)	• 진실 검증이 필요하다. • 비판의식을 키운다. • 소문을 퍼트리지 않는다. • 소문은 눈덩이처럼 불어나는 속성이 있다.

◨ '물고기야 속지 마!' 교육연극

등장 물고기: 해설 물고기, 갈색 아귀, 빨간 물고기, 노란 물고기, 파란 물고기, 검정 물고기, 회색 물고기, 조개, 해파리

———————————— 1막 ————————————

해설 물고기: 깊은 바닷속에 갈색 아귀 한 마리가 배가 고파 작은 물고기들을 잡아먹을 궁리를 하고 있었어요.

갈색 아귀: 아이, 배고파! 어떻게 하면 저것들을 잘 먹었다고 소문나지? 옳지! 그 방법이 있었지 히히….

갈색 아귀: 애들아~ 빨간 물고기가 감기 걸렸대~~~

빨간, 노란, 파간, 검정, 회색 물고기(다 같이): 흥! 무슨 소리야?

갈색 아귀: 감기 걸리면 열이 펄펄 나잖아. 그래서 빨간 거야! 그런 것도 몰랐어?

검정 물고기: 감기가 뭐야?

노란 물고기: 나도 몰라

빨간 물고기: 물고기가 무슨 감기에 걸려!

☞ 『감기 걸린 물고기』 내용을 그대로 옮기면 대본으로 사용할 수 있다.

> 미디어 리터러시와 성교육

디지털 성폭력

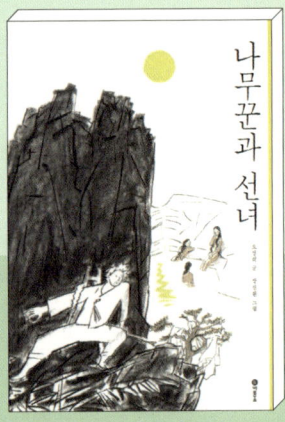

나무꾼과 선녀
오정희 글, 장선환 그림, 비룡소

중요 질문 및 내용

- ✖ 디지털 미디어 리터러시 (디지털 성폭력)
- ✖ 『나무꾼과 선녀』에서 찾을 수 있는 잘못된 가치관은 무엇일까?
- ✖ 만다라트 토론으로 등장인물들을 심층분석하고 디지털 성폭력 예방법 찾아보기
- ✖ 소셜 미디어(SNS)의 위험성과 건전하고 안전한 사용을 위한 Why-How 법

디지털 미디어 리터러시(디지털 성범죄)

디지털 성범죄는 카메라 등의 매체를 이용하여 상대의 동의 없이 신체를 촬영하여 유포·협박·저장·전시하거나, 사이버 공간·미디어·SNS 등에서 자행하는 성적 괴롭힘을 의미한다. 디지털 성범죄는 1990년대 이후 PC, 스마트폰, 저장 장치, SNS 등의 미디어 발달과 인터넷 속도의 가속화와 함께 생겨나기 시작했다. 디지털은 음란물을 제로에 가까운 비용으로 저장, 복제하여 빛의 속도로 언제, 어디서나 누구에게나 전달할 수 있다. 따라서 판단력이 미숙한 어린 아동이나 청소년도 무차별적으로 접근할 수 있게 되었다. 그러다 보니 처음에는 호기심이나 장난으로 시작하여 어느 순간 범죄자나 피해자로 이어지기도 한다. 2021년 남성 미성년자를 성추행하고 성착취물을 저장, 제작, 배포한 범인은 "트위터에서 노예와 주인 놀이를 보고 호기심에서 시작했다"라고 하였다. 인터넷 검색 사이트를 통해서도 쉽게 볼 수 있는 키워드 '노예놀이'는 주로 트위터를 통해서 이뤄지는 일종의 '역할놀이'다. 각각 노예와 주인 역할을 맡아 노예는 주인 지시에 철저히 복종한다. 주인 지시에는 신체 노출 사진이나 영상을 찍으라는 등의 성적인 행위와 엽기적인 가학 행위까지 포함된다.*

디지털 성범죄는 갑자기 생긴 것이 아니다. '아시아경제 인터넷 뉴스 'N번 방, 악마를 만든 사회 ①~④기사'**를 통하여 우리 사회에 깊이 침투한 온라인 성범죄의 흐름을 살펴보면 문제가 발생할 때마다 사회는 적극적으로 관심을 가지지 않았고, 언론은 선정적으로 보도하기에만 바빴으

---

* https://www.segye.com/newsView/20210626503550?OutUrl=daum
** 아시아경제 인터넷 뉴스 'N번 방, 악마를 만든 사회 ①~④
   :https://www.asiae.co.kr/article/2020032723594648334'

며, 사법기관은 솜방망이 처벌로 범죄의 뿌리를 제거하지 못했다. 이러한 안일한 대처가 오늘날 N번 방 같은 범죄조직을 만들었다.

■ 1997년 빨간 마후라

14세 여중생과 17세 남고생 2명의 성관계 비디오가 여학생의 동의 없이 유포된 사건이다. 비디오에 등장하는 여중생이 붉은 스카프를 두르고 있어 '빨간 마후라' 사건으로 알려졌다. 이 사건은 피해자의 일상을 파괴했다. 이 사건을 기점으로 '불법 촬영' 비디오는 본격적인 유행이 되었고, 이는 N번 방에 입장한 관전자들의 원형이라 볼 수 있다. 이때 언론은 피해자에 대한 제대로 확인되지 않은 사실을 자극적으로 보도했고, '청소년보호법'은 오직 '청소년들이 음란물을 보는 행위 자체'만 금지했다. 또한, 대중문화는 유사 영화나 노래를 만들어 오히려 음란 비디오 보는 것을 부채질했다.

■ 2000년대 'OO 양 비디오'

피해자(유명 연예인)의 이름을 따서 'OOO 양 비디오'로 '명명'한 자체가 2차 가해를 가져왔다. 이때도 피해자의 일상을 파괴하여 피해 여성만 스크린을 떠나는 결과를 가져왔다. 이런 비디오들은 1999년 가정용 인터넷이 보급되기 시작하여 음란물 유포가 언제, 어디서나, 누구나 가능하게 되었다. 이때도 언론은 '가십거리 찾기' 식 선정적 보도에만 열을 올렸다.

■ 2003~2006년 '김본좌'와 '김하나'의 등장

국내에 유통한 일본 포르노의 70%를 공급하고, 1만 4천 개의 음란물을 3년간 유포하여 2006년 구속된 김본좌는 가명으로 당시 나이 28세였다.

당시에 음란물을 많이 공급하는 것이 숭배의 대상이 되어 잘못된 영웅화가 만들어지기도 했다. 이 외에도 가명으로 등장한 '김하나'는 사용자를 끌어들이기 위해 스팸 메일을 발송하여 불특정 다수를 범죄의 대상으로 삼았다.

■ 1999년~2016년(17년) '소라넷'

초기엔 '성매매 후기 사이트'로 시작하여 2000년대 중반부터 본격적으로 불법 촬영물을 대규모로 업로드하거나 유포하면서 '플랫폼'의 기능을 했다. 회원 수는 약 100만 명이다. 성매매 업소 여성들을 일종의 '캐릭터'로 등장시켜 품평하고, 성관계의 구체적인 상황을 묘사하는 등 일종의 '야한 소설'로 발전시켰다. 상대방의 동의를 받지 않고 몰래 찍은 성관계 영상을 일컫는 '국산 야동'이라는 신조어도 여기서 등장했고, 나중에는 실시간으로 성범죄를 모의하고 의식이 없는 여성을 성폭행하는 '스너프 필름'(snuff film)도 공유되었다.

■ 2018 웹하드 카르텔

소라넷에서 웹하드 카르텔로 이동하며 타인의 고통을 이용해 수익을 창출했다. 다양한 동영상을 올리는 업로더 업체, 불법 자료를 거르는 필터링 업체, 피해자에게 돈을 받고 영상을 삭제해주는 디지털 장의업체가 영상을 걸러주거나 지워주는 척하며 돈을 받고 다시 유포하면서 또 돈을 버는 '삼중 수익구조'를 가지고 있어 한 번 유통된 영상을 영구 삭제하기 어려운 면이 있었다.

■ 2019년 웰컴투 비디오(손정우, 24세)

세계 아동·청소년 성 착취물 유포 사이트를 운영했는데 심지어 2세~6세 아동도 포함되었다. 미국, 영국 등 32개국이 공조 수사해 검거했으나, 국제적 범죄라는 이유로 미국에서의 형량은 30년이지만 국내에서는 징역 1년 6개월의 솜방망이 처벌이 내려졌다.

■ 2020년 N번 방

웹하드 서비스와 온라인 사이트에서 텔레그램, 인터넷 메신저와 SNS로 이동했다. 미성년자 등 수십 명의 여성을 협박하여 촬영을 강요해 만든 음란물을 유포했다. 약 80개의 성 착취 텔레그램 방을 열었다. 관전자는 26만 명으로 추정되며 확인된 피해자는 536명이고, 이 중 미성년자는 301명이었다. 제일 어린 운영자 12세, 제일 어린 피해자 9세이다.

하인리히의 법칙(Heinrich's law)은 1 : 29 : 300의 법칙이다. 어떤 대형 사고가 발생하기 전에는 그와 관련된 수십 차례의 가벼운 사고와 수백 번의 징후가 반드시 나타난다는 것을 뜻하는 통계적 법칙이다. 큰 사고는 우연히 또는 어느 순간 갑작스럽게 발생하는 것이 아니라 그 이전에 반드시 가벼운 사고들이 반복되는 과정에서 발생한다는 것이다. 성과 관련한 사건이 발생할 때마다 언론과 법은 기사팔이와 솜방망이 처벌을, 어른들은 성적 욕구를 채우기에 바빠 내버려 둔 결과이다. 따라서 또 다른 N번 방 사건이 발생하지 않도록 언론과 법은 문제점을 적극적으로 알리고 해결책 찾고 법을 강화해야 한다. 또한, 예방 교육 속에 미디어 리터러시 교육을 포함시켜 미디어에 속지 않도록 비판력을 향상시켜야 한다.

나무꾼과 노루(사슴)의 잘못된 가치관

『감기 걸린 물고기』는 미디어에 '속지 말아요'로, 『나무꾼과 선녀』는 '속이지 말아요'로 연결하여 이야기할 수 있다. 내가 주체가 되어 속지 않는 것과 나를 속이는 미디어에 대해 다각도로 생각하다 보면 이에 대한 비판의식을 가질 수 있다.

초등 고학년 중에 『나무꾼과 선녀』의 내용을 모르는 아이는 없다. 그런 아이들에게 책을 읽어주기 전 "오늘은 디지털 성폭력에 대해 알아보려고 합니다. 디지털 성폭력을 알아보는데 왜 『나무꾼과 선녀』를 읽으려고 할까요?" 이렇게 물어보면 대답을 하는 경우는 그리 많지 않다. 책 내용에 대해 비판적으로 생각해본 적이 없기 때문이다.

그림책은 다 읽어주지 않고 필요한 부분만 읽어준다. '옛날 옛적에 노루의 생명을 구해준 나무꾼은 노루가 알려준 대로 선녀들이 목욕하는 곳에 가서 몰래 날개옷을 훔쳤고, 결국에는 날개옷이 없어 하늘로 돌아가지 못한 선녀를 집으로 데리고 간다.' (중략)

읽은 후 다시 물어본다. "만약에 나무꾼과 선녀가 지금 살고 있다면 나무꾼은 무엇이 문제가 될까요? 어떤 잘못된 가치관을 가지고 있을까요? 이렇게 물으면 가장 먼저 "날개옷을 훔쳤어요"라고 대답을 한다. 더 이상 문제를 발견하지 못하면 선녀들이 목욕하는 것을 몰래 훔쳐보는 장면을 다시 보여주고 질문한다. "여기선 무엇이 문제일까요?" "숨어서 훔쳐보고 있어요", "몰래 남의 몸의 보는 것에 대해 어떻게 생각하나요?" "우리가 목욕탕에서 목욕하는 것을 보는 것과 같아요". "만약에 요즘처럼 핸드폰을 가지고 있다면 어떻게 했을까요?" "사진 찍었을 거 같아요" "맞습니다. 그렇다면 나무꾼의 잘못된 가치관에 대해 더 이야기해볼까요?" 이렇게 아이들의 비판 능력을 일깨워 주면 정말 생각하지도 못한 이야기들이 나온다. "선녀가 자신의 의사를 제대로 표현하지 못하도록 하였고, 선녀가 옷도 없고 깊은 산속에서 도와주는 사람이 없는 상태로 만들어 '동의'를 할 수밖에 없게 그물에 가둬놓았습니다." 몰래카메라, 사기 결혼, 거짓말, 감금, 납치 등의 더 많은 이야기가 나온다.

"그렇다면 여러분, 착하다면 이런 행동들이 용서가 될까요? 효자라면 이런 행동이 용서가 될까요? 아닙니다. 용서해서는 안 됩니다. 법으로 처벌받아야 합니다. 또한, 착한 사람도 효성이 깊은 사람도 자신의 욕망 앞에서는 언제든지 잘못할 수 있습니다. 여러분도 조심해야 하는 부분입니다."

이번에는 사슴에 관해서도 이야기해볼까요? 사슴도 지금 살고 있다면 어떤 잘못된 가치관을 가지고 있을까요?. "사슴은 선녀의 개인정보를 나무꾼에게 주었어요". "맞습니다. 현대적으로 해석한다면 '개인정보 유포'입니다. 사슴이 나무꾼에게 선녀 이야기만 하지 않았어도 나무꾼은 나쁜 짓을 하지 않았을 거예요. 이런 걸 법률 용어로 교사(敎唆)라고 합니다. 그런데 사슴이 진짜 잘못한 게 또 하나 있습니다. 그것은 자신이 입은 은혜에 대한 보답을 본인의 것이 아닌 선녀를 통해서 하려고 했다는 것입니다. 사슴이 선녀를 통하지 않고 나무꾼에서 은혜를 갚는 방법은 무엇이 있을까요?" "소개팅해줍니다." "사슴뿔을 잘라줍니다." "돈을 줍니다"라고 대답을 한다.

"이번에는 선녀에 대해 이야기해볼까요. 선녀는 잘못이 있을까요?" 이렇게 질문하면 선녀는 대부분 잘못이 없다고 한다. 그런데 일부 학생 중에 "선녀는 옷을 벗고 목욕을 누가 볼 수 있는 장소에서 했기 때문에 잘못입니다"라고 말한다. 이런 경우 다시 질문한다. "그렇다면 바닷가에서 비키니 수영복을 입고 수영하는 사람을 성폭행해도 될까요? 사진을 마음대로 찍어도 될까요? 내가 가슴이 보이는 옷을, 짧은 치마를 입고 있다면 성폭행을 해도 될까요? 어린아이가 옷을 다 벗고 있다면 성폭행해도 될까요?"라고 묻는다. 그러면 아니라고 대답한다. "성폭행은 노출의 문제라기보다는 올바른 가치관의 문제입니다. 나의 행위에 대해 상대방이 '동의'를 정확히 했는지가 중요합니다."

나무꾼과 선녀 이야기를 디지털 성폭력으로 연결하여 현대적으로 해석하면 결혼하고 싶은 욕구, 호기심, 이익을 위해 사이버 공간 뒤에 숨어서 상대의 동의 없이 신체 등을 몰래 보거나 촬영, 유포, 공유하는 것과 같다. 또한, 상대방을 도와주는 척하며 안심시킨 후 자신이 원하는 방향으로 이끄는 그루밍 성폭력 형태를 가지고 있다. 옛이야기라 생각 없이 넘어가거나 문제점을 발견하지 못하면 여자를 얻기 위해서는 상대방의 동의를 받지 않아도 되고 속여도 된다는 인식을 심어줄 수 있다.

요즘 디지털 성범죄의 가해자, 피해자가 되는 10대 청소년이 적지 않다. 디지털 성폭력 예방을 위해서는 상대방의 동의 없이 사진이나 영상을 촬영하거나 전송하면 안 되고, 모르는 사람이 전송한 링크나 파일도 함부로 클릭하지 말아야 한다. 또한, 게임, 웹툰, 채팅 웹이나 SNS에서 알게 된 잘 모르는 사람에게 자신의 학교명, 사진, 이름, 나이, 성별을 알리지 말고, 다른 사람의 사진이나 영상을 SNS에 올리겠다고 협박해도 안 된다.

그림책이 수업과 만나면

▣ 『나무꾼과 선녀』에 나오는 등장인물을 파악하고 잘못된 가치관 찾기

토론 주제 : "만약에 나무꾼과 선녀에 나오는 사건이 현재라면 무엇이 문제가 될까? 등장인물들은 어떤 잘못된 가치관을 가지고 있을까?" 만다라트 토론을 통해 비판적 사고 확장하기

절도	사기결혼	거짓말		범죄				의심하지 않음	선녀	
납치	나무꾼	감금		선녀를 통해 은혜를 갚음	노루	몰카				
나무꾼의 일을 방해	비동의	몰카		개인정보 유포	교사	비동의				
		↖			↑		↗			
		동생을 찾으러 오지 않음	←	나무꾼	노루	선녀	→	자식의 잘못을 혼내지 않음	묵인	방조
	선녀 언니들	동생을 버림		선녀 언니들	나무꾼과 선녀	나무꾼 어머니			나무꾼 어머니	
				사냥꾼	디지털 성폭력의 유형	디지털 성폭력 예방				
		↙			↓		↘			
				비동의 유포	유통	몰카		동의를 받는다	동의 없이 유포 (X)	
	사냥꾼				디지털 성폭력의 유형	사진 합성		신고	디지털 성폭력 예방	

318 그림책 성교육

☞ 만다라트 토론

1) 대주제를 한가운데에 적는다.

2) 대주제 주변 빈칸 8개에는 관련 소주제를 적는다.

3) 나머지 네모 칸 8개 한가운데는 소주제를 하나씩 적는다.

4) 각각 소주제에 해당하는 아이디어를 적고 생각을 확장시킨다. (개인, 또는 모둠별 가능)

------------------ 참고 자료 ------------------

■ 나무꾼

- 선녀 옷을 훔쳤다. (절도)
- 몰래 목욕하는 것을 보았다. (몰래카메라)
- 선녀를 궁지에 몰아 놓고, 도와주는 척하며 선녀와 결혼함
- 선녀를 속임, 거짓말, 사기 결혼, 선녀를 납치, 감금했다.
- 사냥꾼의 일을 방해하였다.
- 착한 사람도, 효자도 어떤 상황이 되면 나쁜 짓을 할 수 있다.

■ 노루(사슴)

- 선녀의 개인정보 유포(선녀라는 것, 목욕하는 곳, 선녀 옷이 없고 아이 셋 낳으면 하늘나라로 못 감)
- 자신의 것으로 은혜를 갚아야 하는데 선녀를 통해 은혜를 갚았다. 차라리 사슴뿔을 주거나 인간을 소개팅해줬어야 한다.
- 선녀가 목욕하는 것을 몰래 보았다.
- 범죄를 저지를 생각이 없었던 나무꾼에게 선녀의 정보를 줘 나쁜 일

을 하게 만들었다.(교사)

- 지금 살고 있다면 휴대전화기로 찍어 저장, 유포한 것이다.

◘ 소셜 미디어(SNS)의 위험성과 건전하고 안전한 사용을 위한 Why-How 법*

Why-How 법을 이용하여 평소 SNS로 학업이나 현실에서의 삶을 등한시하는 게 문제라면 이것을 해결하기 위해 사용

SNS의 위험성 (근본적인 원인 찾기)		건전하고 안전한 SNS의 사용 (근본적 대책을 찾기)	
Why?	Why?	How?	How?
시간 낭비	• 정보의 홍수 • 선택의 어려움 • 자극적인 정보가 많다. • 휴식할 때 SNS 활동	시간 낭비 줄이기	• 자기 조절이 안 된다면 주변 사람들에게 도움 구하기 • SNS 앱 지우기 • 다른 활동이나 취미를 가진다. • 사용규칙 정하기 • 밤늦게는 사용하지 않기
무분별한 정보의 확산	• 동의하지 않은 나의 정보 도용당함 • 생각 없이 올린 말과 사진으로 위험해질 수 있음 • 한 번 올린 자료는 삭제가 어렵다.	나와 타인의 정보, 저작권 보호	• 저작권에 유의하며 정보 습득 • 출처 밝히기 • 동의할 때 이용약관 잘 읽어보기 • 사진과 글 올릴 때 조심하기 • 경고성 메시지 삽입

* 정문성, 『토의·토론 수업방법 84』, 교육과학사(2019), 257쪽

타인의 시선과 관심에 집착하게 됨	• 조회 수, 댓글 수, 친구 수에 집착 • 내가 올린 글에 관심을 받지 못하면 우울하다. • 조작되고 행복한 순간만 올린다.	자기 자신 사랑하기, 자아존중감 높이기	• 현실에서 친구 만나고 대화하기 • 있는 그대로의 모습을 사람들에게 보여주기 • 자기 자신을 타인에게 잘 보이려고 애쓰지 않기 • 나의 장점을 찾기
불법, 사칭, 유포	• 익명성의 문제 • 음란물 공유, 유포, 확산 • 피싱 사기를 당할 수 있다 • 왜곡	불법, 사칭 막기	• 피싱 문자나 전화가 오면 무시하기 • 링크 주소를 함부로 누르지 않기 • 제도 개선하기(인터넷 실명제 시행, 처벌 강화)

☞ Why-How 법은 먼저 원인을 찾고, 이에 따른 해결 방안을 만들어 문제를 해결하는 방법

미디어 리터러시와 성교육

욕과 비속어, 인터넷 댓글

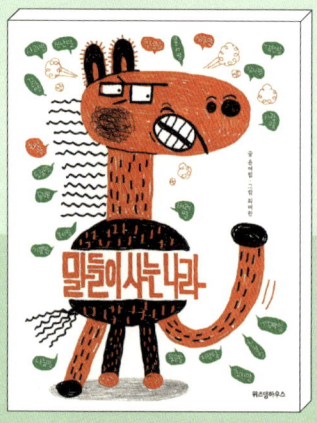

말들이 사는 나라
윤여림 글, 최미란 그림, 위즈덤하우스

중요 질문 및 내용

- 우리 주변에서 흔히 사용되는 욕(비속어)에는 무엇이 있을까?
- 왜 바른 언어 사용이 중요할까?
- 5Why 기법으로 바른 언어 사용의 중요성 알아보기

미디어 속 욕과 댓글

 욕은 남의 인격을 무시하는 모욕적인 말을 말한다. 이성보다 나쁜 감정이 우선할 때는 우선 짧은 단어가 효과적이고 위협적이다. 욕설 대부분은 지극히 원시적인 형태를 통한, 누구라도 이해하기 쉬운 단어를 동원해야 하므로 대부분 인간 본능에 가까운 단어들이 사용된다. 가장 대표되는 것이 성기, 성교, 배설물과 밀접한 관계를 지니는 것이 많다. 욕은 성이나 똥오줌에 연결하기도 하고 불륜이나 패륜에 빗대기도 한다. 그것은 욕이 성을 똥오줌 다루듯 하는 것과 마찬가지로 불륜이나 패륜 등의 악덕 또한 똥오줌 보듯 한다는 것을 의미한다.

 초등학교에서 고등학교로 올라갈수록 욕설은 더욱 험악해지고 중학교 1~2학년이 가장 심각한 것으로 나타났다. 초등학교는 '바보' '씨' '쓰레기' '멍청이' 등이 높은 순위를 차지한 것에 비해 중·고교에서는 'ㅈ되다' '쓰발놈' '쓰새끼' '엠창' 등 성(性)과 관련한 비속어가 높은 순위였다. 이런 비속어를 사용한 학생은 전체 대상자 216명 중 205명으로 95%였다. 학생 대부분이 별다른 문제의식 없이 일상어에서 욕설을 섞어 쓰고 있다는 얘기다.*

 한국교총의 초·중·고 교사 285명을 대상으로 설문 조사한 결과, '학생들이 욕설을 사용하는 이유가 무엇이라고 생각하는가?' 라는 질문에 응답자의 39.3%가 '습관적으로' 라고 대답했으며, 22.1%는 '친구들로부터 소외될까 봐' 라고 대답했다. 전문가들은 청소년의 욕설 사용이 늘어나는 것에 대해 "청소년기의 공교육과 가정교육이라는 양대 축이 모두 망가진

---

* https://news.v.daum.net/v/20151009021705796

결과"라고 말한다. 가정에서 부모·자식 간의 대화가 단절되고 학교 교육은 입시 위주로 이뤄져 인성 교육에는 상대적으로 소홀한 상황에서 인터넷과 대중매체가 언어 파괴를 부채질하며 또래 집단 사이에서의 욕설이 일상용어로 통용되는 현상이 반복되고 있다. 최근에는 과도한 스마트폰 사용으로 SNS상의 언어가 아예 일상 언어를 대체하고 왜곡하는 현상이 심화하고 있다.

여기서 간과하지 말아야 할 것은 '친구들로부터 소외될까 봐'로 답한 것이다. 이 부분에서 기성세대는 아이들의 불안한 마음을 읽고 필요한 것이 무엇일까 고민해야 한다.

욕이 청소년 언어문화를 지배하게 된 배경에는 영화나 드라마에 등의 대중매체의 역할이 크다. 대중매체는 욕과 비속어를 은연중에 권하고 있다. 욕을 영화의 재미를 살리는 양념으로, 연예 프로에서 진행을 위한 윤활유로 사용된다. 인터넷도 한몫한다. 또래 집단에서 아이들은 온라인게임과 메신저를 통해 욕을 학습하고 실생활에 응용한다. 대부분의 인터넷 사이트는 채팅하거나 댓글을 달 때 욕이나 성적인 표현을 금칙어로 지정해 쓸 수 없도록 하고 있다. 이를 피하여 글을 쓰려는 네티즌들은 줄임말, 변형된 단어를 사용하게 된다. 남궁기 연세의료원 정신과 교수는 "스트레스를 풀거나 또래 집단의 동질감을 유지하기 위해 자주 쓰는 것으로 보인다"며 "악의 없는 비속어 사용은 나이가 들면서 자연스럽게 정화될 수 있지만 지나친 남용은 언어습관을 해치거나 정서불안 등의 문제를 초래할 수 있다"고 지적했다.*

인터넷 채팅이나 댓글을 달 때도 신중해야 한다. 사이버 공간에서의 익

---

* https://www.chosun.com/site/data/html_dir/2009/12/16/2009121602148.html

명성과 현실에서 마주칠 일이 없다는 생각 때문에 더 공격적으로 될 수 있음을 미국 스탠퍼드대의 심리학자 필립 짐바르도(Philip Zimbardo)의 시험을 예로 설명한다. 짐바르도가 1971년에 행한 사회심리적 시험 결과는 가학적 성격 타입이 아닌 사람들도 상황이 바뀌면서 쉽게 가학적 행태를 보일 수 있다는 사실을 보여주었다. 비 가학적 성격 타입의 사람들에게 죄수들을 통제하는 임무를 맡겼더니 이들도 잔인성, 모욕, 비인간화의 행태를 보이며 통제하기 시작했고 그 정도는 급속도로 상승했다는 것이다.* 눈에 보이지 않고, 자신의 실명과 얼굴이 공개되지 않는다는 익명성을 이용하여 인터넷상에서는 아무 거리낌 없이 상대방에게 상처가 되는 말을 서슴없이 내뱉는다. 이런 댓글로 인하여 가장 큰 피해를 보고 있는 사람 중에는 연예인, 스포츠 스타 등 공인이 많다.

조장희 가천대 의대 뇌과학연구소장은 "언어폭력을 당하면 스트레스 호르몬인 '코르티솔'이 과다하게 분비돼 뇌량과 해마를 위축시킬 수 있다"라며 "뇌량과 해마, 전두엽 등의 뇌 부위가 발달하는 아동기와 청소년기에 심한 언어폭력을 겪으면 뇌에 지속적인 문제를 남길 수 있다"라고 말했다. 천근아, 연세대 의대 소아청소년정신과 교수는 "변연계가 본능에 가속도를 높이려고 할 때 전두엽이 나서서 제동을 걸어줘야 하는데 10대 때는 전두엽의 통제력이 약하다"라며 "가정과 학교에서 생활 규칙을 명확하게 하는 것이 도움이 된다"라고 설명했다.**

내 생각과 내 말이 곧 내 정신 상태이다. 말은 마음속에 있는 것을 겉으로 표현한 것이다. 말은 세상을 바꾸는 힘도, 엄청난 파괴력도 갖고 있다.

---

* 강준만, 『대중문화의 겉과 속』, 인물과 사상사(2018), 450쪽
** https://www.donga.com/news/It/article/all/20120420/45663549/1

말 말 말

『말들이 사는 나라』는 타는 말이 아니라 입에서 나오는 말이 사는 나라를 말한다. 이곳에는 감사말, 배려할, 동정말, 신난말, 칭찬말, 도움말, 사랑말, 웃음말, 감탄말, 용서말, 사과말, 나눔말 등 착한말과 '쳇, 다 싫어!' 투덜말, '내가 꼬리로 해도 잘 만들겠다' 심술말, '화가 나서 너 안 보고 싶어!' 나쁜말 삼총사가 산다. 나쁜말 삼총사 때문에 착한 말들은 너무 힘들다. 나쁜말 삼총사에게 투덜거리고 심술부리고 화를 내고 싶었지만, 착한 말밖에 할 줄 모르는 착한 말들은 아무 말 못 하고 그저 나쁜말 삼총사를 피해 자기들끼리만 논다. 기분이 나빠진 나쁜말 삼총사는 나라를 떠난다. 그러던 어느 날, 하늘나라에서 구름 요정이 동실동실 내려왔다. 처음에는 착한 말들에게 목마르면 비를 내려주고 추우면 햇살을 주고, 케이크도 주고, 재미있는 만화 영화도 보여 줬지만, 시간이 지나며 감당할 수 없는 요구를 한다. 하지만 착한 말만 할 줄 아는 착한 말들은 구름 요정의 부당한 요구에 싫다고 말하지도 화내지도 못한다. 결국 나쁜 말들이 돌아와 구름 요정을 물리친다.

『말들이 사는 나라』는 항상 좋은 말만 쓰는 것과 항상 나쁜 말을 쓰는 것에 대해 생각해보게 한다. 항상 나쁜 말을 쓰면 안 되겠지만, 부담스러운 일을 거절하거나, 부당한 상황을 벗어나기 위해서, 자신을 지키기 위해서 착한 말이든 나쁜 말이든 지혜롭게 사용하는 것이 중요하다는 메시지를 담고 있다. 성폭력의 위험한 상황에서 착한 말만 쓴다면 어떻게 될까? 모든 성폭력 상황에서 거부의 표현으로 "안 돼요. 싫어요. 그러지 마세요"라고만 말한다면 어떻게 될까? 성폭력 상황은 아주 다양하다. 아는 사람일 수도, 모르는 사람일 수도, 무기를 가지고 있을 수도, 도심일 수도, 사람이 없는 외딴곳일 수 있다. 그러므로 성폭력 상황을 피하기 위해 가해자에게 하는 말도 상황을 봐가며 적절하게 사용해야 한다. 왜냐하면 가해자는 자신의 범죄가 발각되지 않게 하려고 어떤 일을 저지를지 알 수 없기 때문이다. 상황을 고려하지 않고 가해자를 자극하는 말을 하여 소중한 목숨까지 잃는 경우가 있을 수 있음을 사전 예방 교육에서 알려 줘야 한다. 가해자를 자극하는 말을 하여 소중한 목숨까지 잃는 경우가 있어 아이들에게 상황에 따른 적절한 언어 선택과 주의가 필요하다는 것을 교육해야 한다.

평소 바른 말 고운 말을 쓰라고 가정과 학교에서는 가르친다. 그리고 나쁜 말은 안 된다고 가르친다. 하지만 요즘은 일상에서 친구들과 주고받는 말에서 욕과 비속어가 붙는 것이 문제이다. 아이들은 비속어나 욕을 다른 친구들이 쓰니까 생각 없이, 재미로, 친근감의 표시로, 친구보다 세 보이고 싶을 때 사용하는 경우가 많다. 그게 일상화되어 나쁘다는 것조차도 인식하지 못한다. 평소 아무 생각 없이 쓰는 욕 중에는 생식기와 관련되어 있고 자신의 가족과 부모를 비하하는 내용을 담고 있음에도 많은 경우 모르고 사용하는 경우가 많다. 욕은 성과 관련한 욕의 어원을 설명하는 것만으로도 욕을 덜 쓰게 된다. 욕에 대한 어원은 고학년에서는 사춘기 내 몸의 변화와 생식기에 대한 설명한 후에 하면 효과가 높다.

하루가 다르게 변화하는 정보화 사회가 되고 스마트폰으로 언제든지 유튜브, SNS, 인터넷 등을 할 수 있다. 디지털기기의 발달로 우리에게 유익한 점도 많아졌지만, 이에 따른 문제점도 갈수록 늘어나고 있다. 그중 악성 댓글로 인한 피해도 정보화 사회의 큰 문제점 중 하나이다. 특히 익명성을 바탕으로 한 악성 댓글은 위험수위가 높다. 그래서 나온 대안이 인터넷 실명제이다. 인터넷 실명제가 처음 명시된 것은 2004년 3월 12일 익명성을 악용한 불법 선거운동을 사전에 방지하고자 제정된 '공직 선거 및 선거 부정 방지법'을 통해서이다. 그러나 헌법재판소가 인터넷 실명제가 표현의 자유 등을 심각하게 침해하고 국내 인터넷 이용자들이 실명제를 시행하지 않는 외국 웹사이트로 몰리는 등의 이유로 2012년 8월 23일 위헌을 결정했다. 이후에도 인터넷 실명제는 악성 댓글 감소라는 긍정적 측면과 표현의 자유를 억압한다는 부정적 측면이 맞서며 논쟁이 되고 있다. 논쟁이 되는 부분을 교실에서 찬·반 토론을 실시하면, 자료를 조사하고 토론을 하는 과정에서 인터넷 실명제의 장단점과 대안점을 여러 각도에서 생각해보게 되어 이후 사이버 공간에서 자신의 의견이나 생각을 표현할 때 상대방의 인격을 존중해야 하고 댓글도 조심해야겠다는 생각을 가진다.

보통 인터넷 기사, 상품평, 이용 후기, 유튜브 등에 댓글을 통해 자기 생각을 표현하고, 타인과 자기 생각이나 의견을 나누면서 공감대를 형성할 수 있다. 때론 부당함이나 사회의 부조리가 드러나는 통로가 되기도 된다. 다만, 일부 익명성을 방패로 타인의 인격을 무시하고 공격하고 모함하는 악성 댓글을 올리는 것이 문제다. 그렇다고 인터넷 댓글을 막는다면 악성 댓글로 인한 사회적 문제는 해결된 것처럼 보일 수 있지만, 근본적인 문제가 감춰질 수 있다. 따라서 댓글을 유지시켜 표현의 자유는 주되 욕설 등의 일부 단어는 사용하지 못하게 차단하고 신고기능을 강화해야 할 것이다. 그리고 이차적으로는 어린 시절부터 미디어 리터러시 교육을 통하여 미디어에 대한 비판의식을 갖도록 하여 온라인에서나 오프라인에서나 타인의 사생활과 생각을 존중하는 마음을 가지도록 해야 한다. 또한 건전한 비판의식은 살리고 악성 댓글을 추방하는 캠페인 등을 벌여서 타인에게 상처를 주는 악성 댓글이 줄어들도록 해야 한다.

그림책이 수업과 만나면

▣ 생각 근육 키우기 5WHY

생각 문제 : 친구 사이에 바른 언어 사용이 왜 중요할까?	
(1) WHY	왜 평소 욕이나 비속어를 많이 쓸까?
	친구들 대부분 쓰고 있고 나만 안 쓰면 친구들한테 소외될까 봐
(2) WHY	왜 친구들 대부분은 욕이나 비속어를 사용하게 되었을까?
	다른 친구들이 사용하니까 별생각 없이 사용함
(3) WHY	왜 나는 별다른 생각 없이 사용하게 되었을까?
	친구들 사이에는 격식이나 예의를 차릴 필요가 없어서
(4) WHY	왜 친구 사이에는 격식이나 예의를 차리지 않아도 될까?
	친구는 편하기 때문이다. 하지만 친구 사이에도 말로 오해가 될 수 있는 부분이 있어 예의가 필요하다.
(5) WHY	왜 친구 사이에 예의는 왜 필요할까?
	친구는 내 마음을 가장 잘 알아주는 사람이고, 나의 많은 시간을 같이 하기 때문이다.
결론	평소 친구에게 친근감의 표현으로 욕이나 비속어는 친근감의 표현이었지만, 나의 말로 친구한테 상처를 주거나 오해를 받을 수 있다. 내 마음을 알아주고 나와 많은 시간을 같이하는 소중한 친구에게 욕이나 비속어보다는 바른 말을 사용해야 한다.

☞ 문제에 대한 근본적인 원인을 찾기 위한 5번의 질문 '5 Why'.

5번의 Why를 통하여 표면으로 나타나는 이유가 아닌 진정한 원인을 찾아내어 각 관점의 명확한 원인을 발견하는 것이다. Why에 대한 대답보다는 질문을 잘하는 것이 관건이고 핵심이다.

◐ 평소 많이 쓰는 '욕'을 조사해보고, 성과 관련한 '욕'의 어원 알아보기

- 여성의 생식기를 격이 낮고 속되게 하는 말로 '씹'은 '씨를 받아먹는 입'에서 '씨입'으로 '씨입'에서 '씹'으로 변화되었다. '씨발'은 십일 할을 소리가 나는 대로 적은 것으로 여기서 '씹'은 여자의 성기를 의미하며, '씨발'은 남녀가 성관계한다는 의미이다. 엄마와 성관계 한다는 뜻을 가진 욕이 '니미 씨발'이라고 하면 아이들 표정이 심각해진다.

- '존나', '졸라', '좆나'에서 '좆'은 남성의 성기를 뜻하고, '나'는 '난다'의 준말 또는 성관계를 말하는 것이기도 하다. '좆까'는 남자의 성기를 찬다.

- 쌍은 말의 자체 뜻은 없지만 신분 계급이 있었던 시대에 신분이 낮았던 사람들을 '상놈'이라고 낮춰 부르던 것을 욕으로 쓰다 보니 쌍놈이 된 것이다.

- '지랄'은 지랄병, 입에 거품을 물고 쓰러지는 뇌전증(간질)을 말한다.

- '빡치다'는 '화나다', '짜증나다', '어이없게 화나다', '어이없게 짜증나다'

☞ 아이들은 욕에 대한 어원을 모르고 쓰는 경우가 있다. 욕의 어원을 설명하는 것만으로도 욕 사용하는 것을 조심하고 횟수가 줄어든다.

◘ 나쁜 말을 착한 말로 바꾸기 활동(평소 사용하는 부정적인 말을 긍정적인 언어로 바꾸기)

• 짜증나 → 기분이 나빠 • 눈깔아 → 눈 쳐다 보지 마 • 쌥쳐 → 조용히 해줄래? • 깝치지마 → 가만히 있어 • 꺼져 → 저리가 • 미친 → 정신없는 • 싸가지 없다 → 예의가 없다 • 재수가 없어 → 기분이 좋지 않다. • 아닥(아가리 닥쳐라) → 조용히 해라	• 씨발 → 이런 못마땅한 • 존나 → 엄청, 매우, 정말, 진짜 • 지랄 → 헛소리하네 • 쌍년. 병신 → 바보 • 빡치다 → 화나게 하다 • 개새끼 → 나쁜 사람 • 닥쳐 → 조용히 해 / 가만히 있어 • 또라이 → 독특한 사람 • 니미 → 네 엄마

☞ 한글 워드 프로세서(HWP)에서 '맞춤법 검사' 기능을 사용하면, 나쁜 말을 착한 말로 바꾸기 활동을 쉽게 할 수 있다.

◘ 『말들이 사는 나라』와 내 마음속에 사는 말 그리기

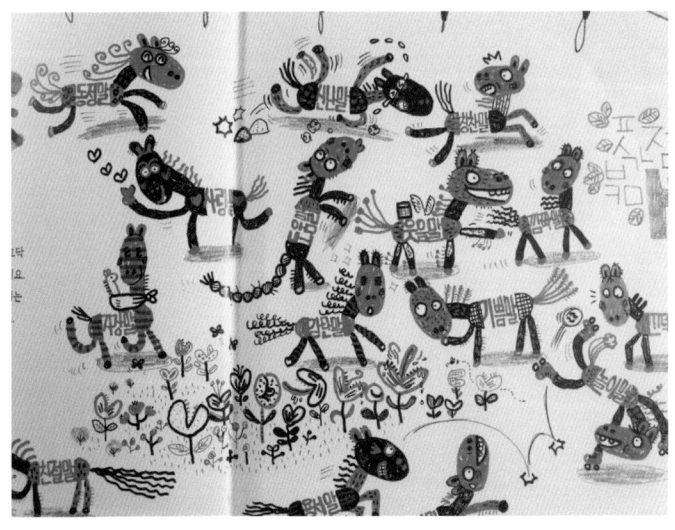

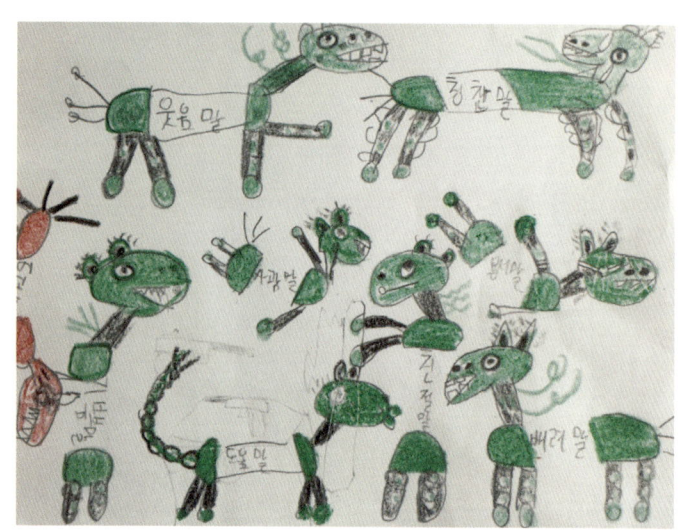

《이 책에 소개된 그림책들》

감기 걸린 물고기, 박정섭 글·그림, 사계절, 2016
그 소문 들었어, 하야시 기린 글, 쇼노 나오코 그림, 천개의바람, 2017
꽃할머니, 권윤덕 글·그림, 사계절, 2010

나 꽃으로 태어났어, 엠마 주리아니 글·그림, 비룡소, 2014
나는 다른 동물이면 좋겠다, 베르너 홀츠바르트 글, 슈테파니 예쉬케 그림, 아름다운사람들, 2012
나무꾼과 선녀, 오정희 글, 장선환 그림, 비룡소, 2011
나의 첫 질문 책, 레오노라 라이틀 글·그림, 우리학교, 2020
내 몸은 나의 것, 린다 월부어드 지라드 글, 로드니 페이트 그림, 문학동네, 2007
내 안에 나무, 코리나 루켄 글·그림, 나는별, 2021
너는 누구니?, 류일윤 글, 노은정 그림, 글뿌리, 2006
너는 어떤 씨앗이니?, 최숙희 글·그림, 책읽는곰, 2013

동의, 레이첼 브라이언 글·그림, 아울북, 2020
돼지책, 앤서니 브라운 글·그림, 웅진주니어, 2001

말들이 사는 나라, 윤여림 글, 최미란 그림, 위즈덤하우스, 2019
메리는 입고 싶은 옷을 입어요, 키스 네글리 글, 원더박스, 2019
미안해 그리고 사랑해, 사라 에마누엘 부르그 저, 푸른날개, 2007

빨간 모자, 에런 프리시 글, 로베르토 인노첸티 그림, 사계절, 2013

사자가 작아졌어!, 정성훈 글·그림, 비룡소, 2015

생명의 무게, 류일윤 글, 이형주 그림, 글뿌리, 2017

아기는 어디서 오는 걸까요?, 소피 블랙올 글·그림, 키즈엠, 2014

악어오리 구지구지, 천즈위엔 글·그림, 예림당, 2003

여우, 머거릿 와일드 글, 론 브룩스 그림, 파랑새, 2012

여자아이의 왕국, 이보나 흐미엘레프스카 글·그림, 창비, 2011

왜냐면, 안녕달 글·그림, 책읽는곰, 2017

용기란 뭘까?, 허은미 글, 이영림 그림, 소담주니어, 2019

우리 가족 만나볼래?, 율리아 귈름 글·그림, 후즈갓마이테일, 2017

우리 몸 털털털, 김윤경 글, 한승임 그림, 웅진주니어, 2007

우리 몸의 구멍, 허은미 글, 이혜리 그림, 길벗어린이, 2000

이상한 곳에 털이 났어요, 배빗콜 글·그림, 삼성당, 2008

적당한 거리, 전소영 글·그림, 달그림, 2019

종이 봉지 공주, 로버트 문치 글, 마이클 마첸코 그림, 비룡소, 1998

좋아서 껴안았는데, 왜?, 이현혜 글, 이효실 그림, 천개의바람, 2015

줄리의 그림자, 크리스티앙 브뤼엘 글, 안 보졸렉 그림, 이마주, 2019

쥐구멍에 숨고 싶은 날, 이지수 글, 영민 그림, 키즈엠, 2016

털이 좋아, 김규정 글·그림, 바람의아이들, 2018

100만 번 산 고양이, 사노 요코 글·그림, 비룡소, 2002

《참고 자료》

나의 첫 젠더 수업, 김고연주, 창비, 2017

초경파티, 노지은 외, 또하나의문화, 2017

만화로 보는 성차별의 역사, 도로테 베르네르, 한빛비즈, 2019

발도르프 성교육, 마티아스 바이스 외, 씽크스마트, 2019

관계를 읽는 시간, 문요한, 더퀘스트, 2018

나는 성차별에 반대합니다, 엠마누엘 피케, 나무야, 2019

토의·토론 수업방법 84, 정문성, 교육과학사, 2017

성교육 색다르게 스마트하게, 조현아 외, 높은산, 2019

세계불평등 보고서 2018, 파쿤도 알바레도 외, 글항아리, 2018

학교에서의 성인권교육 교수학습과정안, 한국양성평등교육진흥원, 한국양성평등진흥원, 2013

Society and the adolescent self-image, Princeton, Rosenberg, M., NJ:Princeton University Press, 1965

인공임신중절 실태조사, 한국보건사회연구원, 2018

젠더 온(https://genderon.kigepe.or.kr/)

한국양성평등진흥원 블로그(https://blog.naver.com/kigepe10)

성인지통계 시스템(gsis.kwdi.re.kr)

네이버 백과사전

초등독서수업 끝판왕

전6권

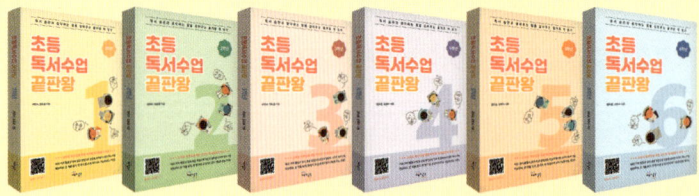

학생들에게 있어 독서 능력은 변화하는 미래 세계에 잘 적응하고 대처할 수 있는 기초 체력입니다. 학습의 튼튼한 기초 체력은 꾸준한 독서 습관, 생각하는 힘, 함께하는 즐거운 책 읽기가 어우러질 때 비로소 완성됩니다. 이 책에서 이 3가지 모두를 조화롭게 경험할 수 있습니다.

각 독서협회 및 기관이 선정한 수상 도서와 추천도서 엄선
학년별 특성에 맞는 다양한 활동과 바로 뽑아 쓰는 '독서 활동지'
하브루타, 온 작품 읽기, 한 학기 한 권 읽기 만능 가이드

초등독서수업 끝판왕 · 1학년 | 228쪽 | 15,000원
초등독서수업 끝판왕 · 2학년 | 228쪽 | 15,000원
초등독서수업 끝판왕 · 3학년 | 220쪽 | 15,000원
초등독서수업 끝판왕 · 4학년 | 224쪽 | 15,000원
초등독서수업 끝판왕 · 5학년 | 256쪽 | 16,000원
초등독서수업 끝판왕 · 6학년 | 288쪽 | 17,000원